中文翻译版

干眼临床实践指南

Dry Eye Disease: A Practical Guide

〔美〕弗朗西斯·S.马（Francis S. Mah）
〔美〕米歇尔·K.蕾希（Michelle K. Rhee）　主编

王丽强　黄一飞　主译

科学出版社

北京

图字：01-2020-0970 号

内 容 简 介

　　本书共分 4 部分 19 章，对干眼的诊疗做了扼要精准的介绍。第一部分为干眼的基础知识，包括流行病学、发病机制和分类；第二部分为干眼的检查与诊断，包括病史采集、评分、相关试验和眼睑功能检查；第三部分通过临床实践的 9 种不同情况对干眼实施的管理方案进行讨论研究并总结出治疗模式；第四部分介绍干眼的相关检查和诊疗设备及流程，包括治疗性接触镜、假体替代物、羊膜治疗、睑板腺热治疗和针灸及中西医辅助治疗等。

　　本书突出学科前沿进展，内容紧凑，是一部密切联系临床实践的指南性读物，为眼科医师解决广大干眼患者的临床问题提供了简洁实用的路径和方法，可供眼科医师、技师、护士、科研人员及干眼患者阅读。

图书在版编目（CIP）数据

干眼临床实践指南 /（美）弗朗西斯·S. 马（Francis S. Mah），（美）米歇尔·K. 蕾希（Michelle K. Rhee）主编；王丽强，黄一飞主译. — 北京：科学出版社，2022.8

书名原文：Dry Eye Disease: A Practical Guide
ISBN 978-7-03-071065-9

Ⅰ.①干⋯　Ⅱ.①弗⋯ ②米⋯ ③王⋯ ④黄⋯　Ⅲ.①眼病—诊疗—指南　Ⅳ.①R591.41-62

中国版本图书馆CIP数据核字（2021）第257359号

责任编辑：杨小玲　许红霞 / 责任校对：张小霞
责任印制：肖　兴 / 封面设计：吴朝洪

科学出版社 出版
北京东黄城根北街16号
邮政编码：100717

http://www.sciencep.com

北京九天鸿程印刷有限责任公司　印刷
科学出版社发行　各地新华书店经销
*
2022年8月第 一 版　开本：787×1092　1/16
2022年8月第一次印刷　印张：13 1/2
字数：318 000
定价：**135.00元**
（如有印装质量问题，我社负责调换）

《干眼临床实践指南》翻译人员

主　　译　王丽强　黄一飞

副 主 译　董　莹　王　群

译　　者　（按姓氏笔画排序）

丁文琦　刁玉梅　于　洋　王　群

王丽强　王君怡　王惠仪　方逸凡

刘安琪　孙图南　李　钊　李开秀

李宗源　李晓琦　杨　哲　杨昆昆

杨艳峰　吴　洁　吴腾云　张世锋

陈铭雄　黄一飞　黄雨蕾　董　莹

献　　词

　　谨以本书献给我们的患者，他们对医师的信心激励着眼科医师团队在改善干眼的诊疗中不断探索。

　　献给指引我们的医学前辈，Chonggi L. Mah（放射诊断学医学博士）和 Jai Jeen Rhee（心脏病学医学博士），他们是我们医学科学生涯中的榜样，一直指导和启迪着每一个人前进。

关 于 主 编

弗朗西斯·S. 马（Francis S. Mah），医学博士。自 2000 年开始从事眼科临床工作，主要专业领域为角膜疾病、激光和白内障手术。

Mah 博士在美国康奈尔大学和达特茅斯学院完成本科学业后，就读于俄亥俄医学院，以全班第一的成绩毕业。然后在匹兹堡大学医学中心担任住院医师，其中包括一年的总住院医师，在此处他先后获得角膜、眼表疾病和屈光手术的专项资助并持续参与了临床研究的相关培训项目。在他的学术和职业生涯中获得了许多奖项，如 Pharmacia 和 Upjohn 杰出住院医师奖，以及美国眼科学会资深研究员成就奖。

在匹兹堡大学医学中心完成专业训练后，Mah 博士被聘为学校的老师，担任临床视力研究中心主任和 Charles T. Campbell 眼科微生物学实验室主任，还担任角膜疾病、眼表疾病和屈光手术治疗部联合主任，此外曾担任过器官康复教育眼库主任和国家足球联盟匹兹堡铁人队的随队眼科医师。

Mah 博士是多种眼科期刊（从干眼、LASIK 手术到外眼感染性疾病）的同行评审专家。他出版了一系列专著，并进行了广泛的学术交流和演讲。Mah 博士在多个学术组织中担任过领导职务，作为美国食品药品监督管理局（FDA）的成员，担任过美国角膜临床专业委员会主席、白内障及屈光手术学会主席，并在美国眼科学会作为角膜治疗首选模式的联合主席，还曾担任眼科微生物学和免疫组学执行副总裁达 5 年之久。

目前，Mah 博士是角膜和眼表疾病治疗部主任，加利福尼亚州拉霍拉市 Scripps 诊所屈光手术治疗部的联合主任。

米歇尔·K. 蕾希（Michelle K. Rhee），医学博士，角膜和白内障外科手术医师，主要专业领域为干眼、眼库技术与管理、隐形眼镜安全性管理。她是西奈山伊坎医学院眼科主任，临床医学副教授，纽约视力恢复及眼库主任，隐形眼镜协会（CLAO）主席。Rhee 博士以优异成绩毕业于普林斯顿大学，在纽约西奈山伊坎医学院完成前期人文和医学课程，后进入匹兹堡大学医学中心任住院医师，其间在纽约眼 - 耳科医院工作并获得角膜专业专项资助，还在纽约州立大学 Downstate 医学中心完成了针灸医师培训。

Rhee 博士现就职于美国眼科学会眼科新闻和教育网络部门，是角膜诊治实践模式首席小组成员，并入选 2017 年美国眼科学会领导发展计划。她还担任美国眼库协会（the Eye

Bank Association of America）科学项目委员会主席。此外，Rhee 博士在伊坎医学院医学教育系兼职，指导医学生的眼科选修课。除撰写论文外，Rhee 博士就隐形眼镜的安全性、眼库技术与管理、白内障和屈光手术等问题在国内外进行过多场学术报告。

（黄一飞　译；王丽强　校）

编 著 者

Guillermo Amescua, MD(Chapter 9)
Associate Professor of Clinical Ophthalmology
    Medical Director of the Ocular Surface
    Program
Department of Ophthalmology
Bascom Palmer Eye Institute
University of Miami
Miller School of Medicine
Miami, Florida

Alex Barsam, MD(Chapter 10)
Ophthalmology Residency
Department of Ophthalmology
St. Louis University Eye Institute
St. Louis University School of Medicine
St. Louis, Missouri

Ashley R. Brissette, MD, MSc, FRCSC(Chapter 15)
Assistant Professor of Ophthalmology
Department of Ophthalmology
Weill Cornell Medicine
New York, New York

Frank X. Cao, MD(Chapter 12)
Ophthalmologist
Missouri Eye Institute
Joplin, Missouri

Lorenzo J. Cervantes, MD(Chapter 2)
Ophthalmologist
Cornea, External Disease, and Refractive
    Surgery
Connecticut Eye Specialists
Shelton, Connecticut

Audrey A. Chan, MD, FRCSC(Chapter 8)
Assistant Clinical Professor
Department of Ophthalmology
University of Alberta
Edmonton, Alberta, Canada

Deepinder K. Dhaliwal, MD, LAc(Chapter 19)
Professor of Ophthalmology
Director, Cornea and Refractive Surgery
    Services
Medical Director, Laser Vision Center
Director and Founder, Center for Integrative
    Eye Care
Associate Medical Director, Charles T.
    Campbell Ocular Microbiology Laboratory
University of Pittsburgh Medical Center
Pittsburgh, Pennsylvania
Immediate Past President, CLAO, The Eye
    and Contact Lens Association

Katherine Duncan, MD(Chapter 5)
Oculoplastic Surgeon
MD EyeCare

Greater Baltimore Medical Center
Towson, Maryland

Marjan Farid, MD(Chapter 1)
Associate Clinical Professor
Gavin Herbert Eye Institute
University of California, Irvine
Irvine, California

Anat Galor, MD, MSPH(Chapter 3)
Associate Professor of Ophthalmology
Bascom Palmer Eye Institute
Department of Ophthalmology
University of Miami
Miami Veterans Administration Medical
    Center
Miami, Florida

Morgan R. Godin, MD(Chapter 18)
Ophthalmologist
Department of Ophthalmology
Cornea and Refractive Surgery Division
Duke University Eye Center
Durham, North Carolina

Preeya K. Gupta, MD(Chapters 7 & 18)
Associate Professor of Ophthalmology
Duke University School of Medicine
Cornea and External Disease Division
Duke University Eye Center
Durham, North Carolina

Albert S. Hazan, MD(Chapter 11)
Associate Adjunct Surgeon
Department of Ophthalmology
New York Eye and Ear Infirmary of Mount
    Sinai
New York, New York

Kourtney Houser, MD(Chapter 14)
Assistant Professor of Ophthalmology
University of Tennessee Health Science Center
Memphis, Tennessee

Deborah S. Jacobs, MD(Chapter 16)
Associate Professor of Ophthalmology
Department of Ophthalmology
Massachusetts Eye and Ear
Associate Professor of Ophthalmology
Harvard Medical School
Boston, Massachusetts

Emily J. Jacobs, MD(Chapter 6)
Ophthalmologist
Department of Ophthalmology
New York Eye and Ear Infirmary of Mount
    Sinai
New York, New York

Bennie H. Jeng, MD(Chapter 17)
Professor and Chair
Department of Ophthalmology and Visual
    Sciences
University of Maryland School of Medicine
Baltimore, Maryland

Stephen C. Kaufman, MD, PhD(Chapter 12)
Professor of Ophthalmology
Medical College of Wisconsin Eye Institute
Milwaukee, Wisconsin

Michelle J. Kim, MD(Chapter 7)
Clinical Associate
Duke University School of Medicine
Cornea and External Disease Division
Duke University Eye Center
Durham, North Carolina

Terry Kim, MD(Chapter 18)
Professor of Ophthalmology
Duke University School of Medicine
Chief, Cornea and External Disease Division
Director, Refractive Surgery Service
Duke University Eye Center
Durham, North Carolina

Elyse J. McGlumphy, MD(Chapter 17)
Chief Resident
University of Maryland Medical Center
Baltimore, Maryland

Sotiria Palioura, MD, PhD(Chapter 9)
Voluntary Assistant Professor
Department of Ophthalmology
Bascom Palmer Eye Institute
University of Miami
Miller School of Medicine
Miami, Florida

Victor L. Perez, MD(Chapter 10)
Professor of Ophthalmology
Duke Ophthalmology
Duke University School of Medicine
Durham, North Carolina

Stephen C. Pflugfelder, MD(Chapter 14)
Professor and Director, Ocular Surface Center
James and Margaret Elkins Chair
Department of Ophthalmology
Baylor College of Medicine
Houston, Texas

Nataliya Pokeza, MD(Chapter 12)
Ophthalmologist
Wills Eye Hospital
Cornea Service

Corneal Associates, PC
Philadelphia, Pennsylvania

Allison Rizzuti, MD(Chapter 12)
Clinical Assistant Professor
State University of New York Downstate
    Medical Center
New York, New York

Kelsey Roelofs, MD(Chapter 8)
Ophthalmologist
Department of Ophthalmology
University of Alberta
Edmonton, Alberta, Canada

Bryan Roth, MD(Chapter 4)
Ophthalmology Residency
Baylor College of Medicine
Houston, Texas

John Sheppard, MD, MMSc(Chapter 15)
President, Virginia Eye Consultants
Professor of Ophthalmology
Eastern Virginia Medical School
Norfolk, Virginia

Patricia B. Sierra, MD(Chapter 13)
Ophthalmologist
Cornea, Cataract and Refractive Surgery
Sacramento Eye Consultants
Sacramento, California

Christopher E. Starr, MD(Chapter 15)
Associate Professor of Ophthalmology
Director, Cornea Fellowship
Director, Refractive Surgery Service
Director, Ophthalmic Education
Weill Cornell Medicine

New York Presbyterian Hospital
New York, New York

Christos Theophanous, MD(Chapter 16)
Ophthalmology Residency
Department of Ophthalmology and Visual
　　Science
University of Chicago
Chicago, Illinois

Danielle Trief, MD, MSc(Chapter 11)
Assistant Professor of Ophthalmology
Edward S. Harkness Eye Institute
Columbia University Medical Center
New York, New York

Felipe A. Valenzuela, MD(Chapter 10)
Clinical Fellow
Department of Ophthalmology
Bascom Palmer Eye Institute
University of Miami
Miller School of Medicine
Miami, Florida

Nandini Venkateswaran, MD(Chapter 3)
Ophthalmology Residency
Bascom Palmer Eye Institute
University of Miami
Miami, Florida

Elizabeth Viriya, MD(Chapter 15)
Clinical Assistant Professor
Department of Ophthalmology

NYU Langone Medical Center
New York, New York

Priscilla Q. Vu, MD, MS(Chapter 1)
Ophthalmology Residency
University of California, Irvine
Irvine, California

Walt Whitley, OD, MBA(Chapter 15)
Director of Optometric Services
Residency Program Supervisor
Virginia Eye Consultants
Norfolk, Virginia

Elizabeth Yeu, MD(Chapter 4)
Assistant Professor of Ophthalmology
Eastern Virginia Medical School
Partner, Virginia Eye Consultants
Medical Director Cornea, Cataract, Anterior
　　Segment and Refractive Surgery
Virginia Surgery Center
Norfolk, Virginia

Jenny Y. Yu, MD, FACS(Chapter 5)
Assistant Professor
Oculoplastics, Orbital, and Aesthetics Surgery
Department of Ophthalmology and
　　Otolaryngology
University of Pittsburgh Medical Center
Pittsburgh, Pennsylvania

Siwei Zhou, MD(Chapter 19)
Ophthalmology Residency

译 者 前 言

干眼的治疗经历了近百年的发展历史。早在 1930 年，Duke Elder 教授提出了"角膜干燥症"（keratitis sicca）一词，用以描述与"泪液分泌不足"有关的临床疾病。此后的发展相对缓慢。直到近年，由于人们的生活方式和用眼习惯的改变，干眼的发病率逐渐增高，已经成为威胁眼部健康的大众性疾病。同时，随着对干眼病理生理学机制研究的深入，加上新的诊断和治疗手段不断涌现，干眼的临床研究和诊治都发生了日新月异的变化，成为眼科的一个热门话题。

在这一形势下，国内外干眼专家有关该病的共识相继推出且定期更新，使广大眼科医师和相关的临床工作者对干眼的认识不断深入，诊治水平不断提升。最新的干眼共识强调，干眼不是一种单一的疾病，而是多因素引起的慢性眼表疾病，是由于泪液的质、量及动力学异常导致的泪膜不稳定或眼表微环境失衡，可伴有眼表炎症、组织损伤及神经异常，造成眼部多种不适症状和（或）视功能障碍。

当前国内外有关干眼的著作颇多，但我们认为本书独具特色。首先，撰写者为干眼方面的权威专家，在诊治干眼方面造诣颇深并在国际学术界具有一定的影响力。其次，全书以循证文献为基础，体现出了国际干眼研讨会的完整报告及有关干眼评估和管理试验（DREAM）的最新共识。再次，本书内容翔实，从干眼的流行病学到病理机制，从临床分类、诊断到治疗模式等多方面详细、全面介绍了干眼领域的最新动态。我们在阅读的过程中收获颇丰，决定将其内容介绍给广大读者，希望能为广大基层眼科医生提供指导和帮助，为干眼患者造福。

本书涉及面广，不仅有基础研究，还有临床实践，既有系统的理论，还涉及具体的设备和方法，甚至还有中国针灸对干眼的治疗，增加了翻译的难度。为了让读者准确理解原著，我们在翻译中除了尽量保持原汁原味外，还结合自己的临床工作体会适当地增加了译者注。然而因知识水平有限，译文可能出现疏漏和错误，尚望读者及时指出，加以改进。

在本书出版之际，特别感谢黄一飞教授的亲自指导和校对，感谢各位译者的辛勤努力，也感谢科学出版社编辑老师的认真编校和热情支持。

王丽强
中国人民解放军总医院眼科
2021 年 9 月

前　言

随着当前干眼患者的逐日增多，编写一部实用指南以回顾、指导及更新医师的临床治疗体系具有重要价值。从流行病学到发病机制，从临床分类、诊断到治疗，我们的目的是提供全面的科学信息，同时也为繁忙的临床工作者提供良好的使用体验。本书中的关键内容已做了重点标注，临床场景是用来让读者进行批判性思考的，以便于将当前对干眼的理解应用到实际诊疗工作中。由于我们在书中讨论了干眼的手术效果和佩戴隐形眼镜的关系，所以希望不仅所有眼科专业的医师，还包括在培训和实践的各个阶段所有的验光师都对本书感兴趣。这本《干眼临床实践指南》是 SLACK 在 2007 年和 2017 年国际干眼研讨会（DEWS Ⅰ 和 Ⅱ）发表完整报告之后的第一本专著，也可以说是理解这种复杂疾病的转折点。本书还涵盖了最新的生物标志物诊断、睑板腺功能障碍治疗技术和综合医学信息。

在本书即将出版之际，恰逢华盛顿举行美国白内障和屈光手术学术会议，会上介绍了干眼评估和管理试验（DREAM）并将结果在《新英格兰医学杂志》上公开发表。于是我们重新评估了自己撰写的内容，特别在关于 ω-3 脂肪酸的使用方面。我们赞赏研究人员在检验 ω-3 脂肪酸中所做的贡献，这项研究提高了我们对干眼的认识，但我们认为干眼治疗中尚不能排除所有 ω-3 脂肪酸的应用，目前它仍是一项重要的治疗选择。

非常感谢我们的专家和经验丰富的作者，感谢他们辛勤的付出和慷慨的分享。为了体现全书多元化的观点，我们邀请了来自北美各地不同实践环境，包括大学和私立机构中的佼佼者参与了撰写。

Tony Schiavo、Julia Dolinger、Joseph Lowery 及其 SLACK 公司中的杰出团队，他们优秀的组织协调和对创作人员卓有成效的激励在完成本书的撰写中功不可没。

最后，我们要感谢我们的家人，感谢他们给予的无尽的爱和支持。

Francis S. Mah 博士

Michelle K. Rhee 博士

（王丽强　译；黄一飞　校）

目　　录

第四部分　治疗干眼的设备和手术

第一部分

疾 病 背 景

第 1 章

流 行 病 学

发病、流行及疾病影响

Priscilla Q. Vu, Marjan Farid

【本章要点】

● 全球干眼的患病率为 5% ~ 34%。
● 老龄和女性是干眼的主要危险因素。
● 重度干眼患者生存质量与心绞痛、肾透析和髋骨折的患者相当。
● 一项研究显示，美国干眼患者人均年花费 783 美元用于疾病的治疗，全国每年总花费达 384 万美元。

随着当前对干眼（dry eye disease，DED）的进一步了解和诊断技术的提高，美国眼科学会发现 DED 患者数量远超报道。目前认为，DED 与多种危险因素相关，易感人群也在进一步扩展，并明显影响患者的生活质量，因此提供高效且有效的治疗手段至关重要。本章对 DED 流行病学的认知进行总结。

一、患病率

全球 DED 的患病率为 5% ~ 34%，但关于发病率的研究尚缺乏 [1]。在美国最大规模横断面研究（cross-sectional studies，是指在某一特定时间对某一定范围内的人群，以个人为单位收集和描述人群的特征并进行疾病或健康状况调查的一种常用流行病学方法——译者注）中，即女性健康研究显示，50 岁以上女性 DED 的患病率为 7.8%，约 323 万人（N = 39 876）[2]。另一项大规模的医师健康研究显示，在美国 50 岁以上男性 DED 患者达 168 万人（$N = 25\ 444$）[3]。不同研究之间患病率的差异归因于不同的诊断标准、研究人群、疾病过程及主观症状。2007 年，DED 首次被国际干眼协会给予确切定义，即为泪液和眼表综合因素导致的眼部不适、视力损害、泪膜不稳定及潜在眼表损害，常伴随泪液渗透压增高及眼表炎症[4]。这一定义虽然改进了对 DED 患病率的研究，但相关研究仍会受到人群及地理差异的限制。

2007 年，在国际干眼研讨会（DEWS Ⅰ）上将患者分为三种类型，即蒸发过强型干眼（evaporative dry eye, EDE）、水液缺乏型干眼（aqueous-tear deficient dry eye, ADDE；包括干燥综合征和非干燥综合征）和混合型干眼（EDE 和 ADDE 混合型）[4]。当时有一项纳入299 例患者的回顾性研究显示，71% 的 DED 患者属于这三种类型中的一种[5]。目前研究显示 EDE 或 EDE/ADDE 混合型最为常见，其中睑板腺功能障碍是 EDE 发生的最主要病因[5, 6]。

二、危险因素

尽管不同研究中 DED 的危险因素有差异，但是老龄和女性是公认的危险因素[1-3]。女性 DED 患者是男性的 2 倍[2, 3]。女性健康研究显示，女性 DED 的患病率随着年龄的增长而递增，由 50 岁以下的 5.7% 增加到 75 岁以上的 9.8%[2]。DED 的危险因素还包括激素波动、系统性疾病、感染、癌症治疗、眼部手术、药物、营养缺乏及环境暴露（表 1-1）[1]。

表 1-1　干眼的危险因素

女性	眼科手术
老龄	屈光手术
激素	角膜移植手术
雄激素缺乏	药物使用
卵巢衰竭	抗组胺药
激素替代疗法	抗抑郁药
系统性疾病	β 受体阻滞剂
自身免疫 / 结缔组织病	利尿药
干燥综合征	抗胆碱能类
类风湿关节炎	异维 A 酸
毒性弥漫性甲状腺肿（Graves 病）	营养不良
糖尿病	维生素 A 缺乏症
结节病	ω-3 和 ω-6 脂肪酸缺乏
感染	环境
HIV/HTLV-1 感染	低湿度和多风环境
丙型肝炎	城市设置
肿瘤相关	工业暴露
骨髓移植（移植物抗宿主病）	视频终端 / 电脑使用
放射治疗	佩戴隐形眼镜
化学治疗	

此外，工作性质和生活环境也影响 DED。在印度，制革厂工人由于处于长期高温、粉尘及化学暴露的环境，DED 的患病率明显增加[7]。在韩国，处于低湿度、高日晒地区的城镇居民更容易患 DED[8]。日本一项研究显示，超过 60% 的计算机工作者被诊断为 DED[9]。在加纳，DED 症状更容易出现在多风、低湿度及有空调的房间[10]。在发达国家，使用视频终端工作的人逐渐增多是造成 DED 患病率增加的一个重要因素[1, 9]。

值得注意的是，DED 也与一系列疾病相关。一项中国台湾的研究显示，DED 与多种疾病相关，包括缺血性心脏病、高脂血症、心律失常、周围血管病、脑卒中、偏头痛、重症肌无力、类风湿关节炎、系统性红斑狼疮、哮喘、肺循环障碍、糖尿病及其并发症、甲状腺功能亢进、肝病、消化性溃疡、乙型肝炎、贫血、抑郁、精神病、无转移的实体肿瘤等[11]。另一项来自英国的研究显示，DED 与年龄、哮喘、湿疹、过敏、白内障手术、类风湿关节炎、骨关节炎、偏头痛、脑卒中、抑郁、骨盆痛、肠易激综合征和慢性广泛疼痛综合征相关[12]。但是 DED 与这些疾病相关的具体机制尚不清楚。

三、疾病影响

DED 是一种慢性、长期、进展性的疾病，一旦被诊断，患者可逐渐出现眼表损伤及视力损害等症状，并在一定程度上影响社交[13]。眼表损伤的表现包括症状出现的频率和严重程度，如眼干、刺激、治疗不耐受及其他不适症状[13]。视力相关症状包括视觉质量及对日常生活的干扰[13]。DED 患者在日常活动中容易遇到更多困扰、生活质量下降及工作效率降低。此外，患者也更易出现抑郁和焦虑。DED 可造成社会资源和生产力的极大消耗，因此寻找合适的治疗手段至关重要（表 1-2）。

表 1-2 干眼的影响

日常活动困难	生活质量下降
阅读	慢性衰弱症状
开车	焦虑和抑郁
工作效率损失	**管理成本升高**

（一）日常活动和工作效率

有研究显示，DED 患者的计算机功能性阅读时间和驾驶时间均显著降低[14, 15]，阅读速度[16] 及驾驶反应能力也下降[17]。一项网络横断面调查显示 DED 严重程度与工作效率和日常活动能力的下降相关（$N = 9034$）[18]。在美国，某项前瞻性横断面研究表明，158 例初次使用处方药物的 DED 患者丧失了 0.36% 的工作时间（相当于每 7d 减少 5min）和约 30% 的绩效，并且工作能力及非工作相关的活动能力均下降[19]。尽管实际缺勤天数可能微不足道，但对工作效率的影响是难以估量的。

（二）生活质量和情绪障碍

有一种正式的效用评估方法，用以了解特定的健康状况或疾病对患者生活的相对影响，并已在 DED 患者中应用 [20, 21]。相关研究显示重度 DED 对患者生活质量的影响等同于心绞痛、肾脏透析及髋部骨折 [20, 21]。在一系列问卷调查中，与健康的同龄人相比，DED 患者的生活质量呈现持续下降 [15, 20-24]。疲劳、疼痛评分及心理健康、社交功能评分均有所降低 [25]。还有一项研究显示，DED 症状对患者日常休闲活动的干扰平均每年达到 123 天 [26]。

DED 与焦虑和抑郁类疾病的发生相关 [27-30]。有一项包含 22 个研究，涵盖 290 万例患者的 Meta 分析发现，在 DED 患者中焦虑和抑郁的发病率高于对照组，在原发性干燥综合征患者中该发病率更高 [31]。

（三）费用

一项研究表明，在美国 DED 的管理成本约为每人每年 783 美元，每年总花费达 384 万美元 [32]。另一项针对 6 个欧洲国家的研究显示，眼科医师所管理的 1000 例 DED 患者的花费各国不等，法国为 27 万美元，英国则高达 110 万美元 [33]，其中包括门诊问询、诊断检查及治疗费用 [33]。法国每人每年用药成本为 22 美元，而英国为每人每年 535 美元 [33]。在亚洲，DED 患者每年人均药品费用是（323±219）美元，临床诊疗费用是（165±101）美元，总计（530±384）美元 [34]。在新加坡，2008 年和 2009 年 DED 的年度支出总计超过 150 万美元，人均 22~24 美元 [35]。预计这些费用将随人口的增长而增加。

据估计，美国 DED 患者因工作生产率下降而导致的间接年度成本为每人 11 302 美元，总成本负担为 554 亿美元 [32]。因轻度和重度 DED 症状导致缺勤的工作日分别为每人 8.2 天和 14.2 天，工作生产力总损失分别为 91 天和 128.2 天 [32]。在日本，通过间接成本分析，因工作生产力的损失，每人每年所需成本约 741 美元 [36]。另一项研究发现，DED 患者平均一年有 208 天出现症状，因症状而缺勤 5 天 [26]。在日本，通过工作生产力计算，平均每个员工少生产 6160 美元，工资下降 1178 美元 [37]。

此外，根据最近的发展趋势，预计今后的该项费用还会增加，且女性的费用高于男性 [38, 39]。相较于男性，女性更有可能寻求治疗，花费更多，且更容易对治疗不满 [38]。有一项研究表明，环孢素 A 和磺胺甲泼尼龙外用药物治疗 DED 的平均支出从 2001 年的 55 美元增加到 2006 年的 299 美元，女性的支出多于男性（244 美元 vs 122 美元）[39]。

四、小结

DED 影响了多达 1/3 的人口，由于研究人群和 DED 诊断的差异性，真正的流行病学数据仍然难以确定。随着诊断和治疗的不断进步，加之疾病病理生理学机制的进一步研究，我们相信能够在实践过程中更容易地识别这些患者。医师在 DED 管理中的作用将扩展到所有的眼科诊疗护理专业，且 DED 管理的持续进步对生活质量和生产力将会产生更深远的影响。

（王君怡 译；黄一飞 校）

参 考 文 献

[1] The epidemiology of dry eye disease: report of the Epidemiology Subcommittee of the International Dry Eye WorkShop(2007). Ocul Surf. 2007;5(2):93-107.

[2] Schaumberg DA, Sullivan DA, Buring JE, Dana MR. Prevalence of dry eye syndrome among US women. Am J Ophthalmol. 2003;136(2):318-326.

[3] Schaumberg DA, Dana R, Buring JE, Sullivan DA. Prevalence of dry eye disease among US men: estimates from the Physicians' Health Studies. Arch Ophthalmol. 2009;127(6):763-768.

[4] The definition and classification of dry eye disease: report of the Definition and Classification Subcommittee of the International Dry Eye WorkShop(2007). Ocul Surf. 2007;5(2):75-92.

[5] Lemp MA, Crews LA, Bron AJ, Foulks GN, Sullivan BD. Distribution of aqueous-deficient and evaporative dry eye in a clinic-based patient cohort: a retrospective study. Cornea. 2012;31(5):472-478.

[6] Bron AJ, Tomlinson A, Foulks GN, et al. Rethinking dry eye disease: a perspective on clinical implications. Ocul Surf. 2014;12(2 Suppl):S1-S31.

[7] Gupta RC, Ranjan R, Kushwaha RN, Khan P, Mohan S. A questionnaire-based survey of dry eye disease among leather tannery workers in Kanpur, India: a case-control study. Cutan Ocul Toxicol. 2014;33(4):265-269.

[8] Um SB, Kim NH, Lee HK, Song JS, Kim HC. Spatial epidemiology of dry eye diseases: findings from South Korea. Int J Heath Geogr. 2014;13:31.

[9] Kawashima M, Yamatsuji M, Yokoi N, et al. Screening of dry eye disease in visual display terminal workers during occupational health examinations: the Moriguchi study. J Occup Health. 2015;57(3):253-258.

[10] Asiedu K, Kyei S, Boampong F, Ocansey S. Symptomatic dry eye and its associated factors: a study of university undergraduate students in Ghana. Eye Contact Lens. 2017;43(4):262-266.

[11] Wang TJ, Wang IJ, Hu CC, Lin HC. Comorbidities of dry eye disease: a nationwide population-based study. Acta Ophthalmol. 2012;90(7):663-668.

[12] Vehof J, Kozareva D, Hysi PG, Hammond CJ. Prevalence and risk factors of dry eye disease in a British female cohort. Br J Ophthalmol. 2014;98(12):1712-1717.

[13] Lienert JP, Tarko L, Uchino M, Christen WG, Schaumberg DA. Long-term natural history of dry eye disease from the patient' s perspective. Ophthalmology. 2016;123(2):425-433.

[14] Liu Z, Pflugfelder SC. Corneal surface regularity and the effect of artificial tears in aqueous tear deficiency. Ophthalmology. 1999;106(5):939-943.

[15] Miljanovic B, Dana R, Sullivan DA, Schaumberg DA. Impact of dry eye syndrome on vision-related quality of life. Am J Ophthalmol. 2007;143(3):409-415.

[16] Ridder WH 3rd, Zhang Y, Huang JF. Evaluation of reading speed and contrast sensitivity in dry eye disease. Optom Vis Sci. 2013;90(1):37-44.

[17] Deschamps N, Ricaud X, Rabut G, Labbe A, Baudouin C, Denoyer A. The impact of dry eye disease on visual

performance while driving. Am J Ophthalmol. 2013;156(1):184-189.e183.

[18] Patel VD, Watanabe JH, Strauss JA, Dubey AT. Work productivity loss in patients with dry eye dis- ease: an online survey. Curr Med Res Opin. 2011;27(5):1041-1048.

[19] Nichols KK, Bacharach J, Holland E, et al. Impact of dry eye disease on work productivity, and patients' satisfaction with over-the-counter dry eye treatments. Invest Ophthalmol Vis Sci. 2016;57(7):2975-2982.

[20] Schiffman RM, Walt JG, Jacobsen G, Doyle JJ, Lebovics G, Sumner W. Utility assessment among patients with dry eye disease. Ophthalmology. 2003;110(7):1412-1419.

[21] Buchholz P, Steeds CS, Stern LS, et al. Utility assessment to measure the impact of dry eye disease. Ocul Surf. 2006;4(3):155-161.

[22] Friedman NJ. Impact of dry eye disease and treatment on quality of life. Curr Opin Ophthalmol. 2010;21(4):310-316.

[23] Rajagopalan K, Abetz L, Mertzanis P, et al. Comparing the discriminative validity of two generic and one disease-specific health-related quality of life measures in a sample of patients with dry eye. Value Health. 2005;8(2):168-174.

[24] Li M, Gong L, Chapin WJ, Zhu M. Assessment of vision-related quality of life in dry eye patients. Invest Ophthalmol Vis Sci. 2012;53(9):5722-5727.

[25] Garcia-Catalan MR, Jerez-Olivera E, Benitez-Del-Castillo-Sanchez JM. [Dry eye and quality of life]. Arch Soc Esp Oftalmol. 2009;84(9):451-458.

[26] Hirsch JD. Considerations in the pharmacoeconomics of dry eye. Manag Care. 2003;12(12 Suppl):S33-S38.

[27] Li M, Gong L, Sun X, Chapin WJ. Anxiety and depression in patients with dry eye syndrome. Curr Eye Res. 2011;36(1):1-7.

[28] Labbe A, Wang YX, Jie Y, Baudouin C, Jonas JB, Xu L. Dry eye disease, dry eye symptoms and depression: the Beijing Eye Study. Br J Ophthalmol. 2013;97(11):1399-1403.

[29] Paulsen AJ, Cruickshanks KJ, Fischer ME, et al. Dry eye in the beaver dam offspring study: prevalence, risk factors, and health-related quality of life. Am J Ophthalmol. 2014;157(4):799-806.

[30] Na KS, Han K, Park YG, Na C, Joo CK. Depression, stress, quality of life, and dry eye disease in Korean women: A population-based study. Cornea. 2015;34(7):733-738.

[31] Wan KH, Chen LJ, Young AL. Depression and anxiety in dry eye disease: a systematic review and meta-analysis. Eye(Lond). 2016;30(12):1558-1567.

[32] Yu J, Asche CV, Fairchild CJ. The economic burden of dry eye disease in the United States: a decision tree analysis. Cornea. 2011;30(4):379-387.

[33] Clegg JP, Guest JF, Lehman A, Smith AF. The annual cost of dry eye syndrome in France, Germany, Italy, Spain, Sweden and the United Kingdom among patients managed by ophthalmologists. Ophthalmic Epidemiol. 2006;13(4):263-274.

[34] Uchino M, Yokoi N, Uchino Y, et al. Prevalence of dry eye disease and its risk factors in visual display terminal users: the Osaka study. Am J Ophthalmol. 2013;156(4):759-766.

[35] Waduthantri S, Yong SS, Tan CH, et al. Cost of dry eye treatment in an Asian clinic setting. PLoS One.

2012;7(6):e37711.

[36] Yamada M, Mizuno Y, Shigeyasu C. Impact of dry eye on work productivity. Clinicoecon Outcomes Res. 2012;4:307-312.

[37] Uchino M, Yokoi N, Uchino Y, et al. Prevalence of dry eye disease and its risk factors in visual display terminal users: the Osaka study. Am J Ophthalmol. 2013;156(4):759-766.

[38] Schaumberg DA, Uchino M, Christen WG, Semba RD, Buring JE, Li JZ. Patient reported differences in dry eye disease between men and women: impact, management, and patient satisfaction. PLoS One. 2013;8(9):e76121.

[39] Galor A, Zheng DD, Arheart KL, et al. Dry eye medication use and expenditures: data from the medical expenditure panel survey 2001 to 2006. Cornea. 2012;31(12):1403-1407.

第 2 章

发病机制和分类

Lorenzo J. Cervantes

【本章要点】

◐ 自 1930 年以来，干眼（DED）的定义就一直在变化。目前，泪膜的稳态已成为定义干眼的核心因素。

◐ 炎症反应和高渗透压是干眼发病机制中不可缺少的环节，这两个因素在干眼的发生中可形成"恶性循环"。

◐ 干眼主要分为 4 个亚型：水液缺乏型、睑板腺功能障碍型、黏蛋白缺乏型和暴露相关型。

◐ 以下情况可引起干眼或加重干眼：药疹、眼部过敏、结膜松弛和佩戴角膜接触镜等。

◐ 干眼的症状：眼部不适、干涩、烧灼感 / 刺痛感、异物感、畏光和（或）视物模糊。

1930 年，Duke Elder 提出了"角膜干燥症"（keratitis sicca）一词，用以描述与"泪液分泌不足"有关的临床疾病，其特点是角膜点状混浊，有时伴有卷丝，常伴有少量黏性分泌物的慢性结膜炎症 [1]。基于前期的病例，他猜测这类疾病可能是先天的 [2]，也可继发于手术或创伤 [3,4]，或发生在绝经期妇女中 [5]。

自那时起，关于干眼的定义及发病因素的讨论不胜枚举。一些干眼患者的症状比较明确，如主诉"我只有在长时间玩电子游戏时才会觉得眼睛干涩"。另一些患者主诉则可能会比较复杂，如"我自从做了白内障手术和 LASIK 手术（laser-assisted in situ keratomileusis，准分子激光原位角膜磨镶术——译者注）以后总觉得眼干涩""我刚得了麦粒肿（睑腺炎）""我的风湿科医师说我的类风湿关节炎正处于活动期"。鉴于干眼会影响患者的日常生活和身心健康 [6,7]、不同类型干眼的治疗费用越来越高 [8,9]，加上医师们在治疗严重干眼时的困惑 [10]，我们必须深入地认知干眼。

在这一章中，我们会讨论 DED 的病理特征。首先定义维持眼表健康所需的功能单位，然后理解这些功能单位一旦出现失调后对眼表的影响。分析 DED 的病理因素是如何引发恶性循环，并随着时间推移，使患者病情不断恶化，使治疗变得越来越困难的。此外，我们还将定义 DED 的最新分类，以便更好地理解该疾病。

一、如何定义干眼

"干眼"这个通俗的名字其实并没有反映出该疾病的复杂性，而它的定义过程却恰恰能反映这一点。在 1995 年时美国眼科机构干眼临床研究研讨会曾称之为"一种泪液缺乏或泪液蒸发过多而引起的、可导致眼表面损伤并伴有眼部不适症状的泪膜异常"[11]。到了 2007 年，国际干眼研讨会上专家将干眼定义为一种多因素疾病，可导致不适症状、视力下降、眼表损伤和泪膜不稳定，这种疾病伴随着泪液渗透压增高和眼表炎症反应[12]。而美国眼科学会关于干眼和睑缘炎的最新临床实践指南[13] 指出，干眼是指由于泪液分泌减少或泪液蒸发过多导致的一组泪膜紊乱，与眼部不适和（或）视觉症状及其他眼表疾病有关。此外 DED 在临床上也被称为"泪液功能障碍综合征"（dysfunctional tear syndrome，DTS），这个概念是 2006 年泪液功能障碍综合征研究组提出的[14]。所谓的"角结膜炎干燥症""干眼病（症）"和"泪液功能障碍综合征"这些名称都曾被互相替代和使用过。

2017 年，"DED"的定义发生了重要演变，特别强调正常泪膜的缺失在干眼病理机制中的重要意义。角膜、前节和屈光学会召集了一个专门小组[15]，他们把 DTS 称为一种由一系列病因引起的泪膜质和（或）量的紊乱，常涉及泪膜一个或多个成分的异常，并可导致眼表的一系列体征和症状。泪膜任何成分的质和（或）量的改变都可能会引起 DTS，它是一种与泪膜异常有关系的、包含多种亚类的慢性疾病。此后的国际干眼研讨将干眼定义为一个以泪膜稳态失衡为特征的多因素疾病，多伴随着眼表症状，病因是泪膜不稳定和高渗透压、眼表炎症损伤及感觉神经异常[16]。

二、发病机制

在正常状态下，泪腺、副泪腺、眼睑、睑板腺、结膜、角膜与泪膜共同维持眼表的稳态和健康。除了干燥刺激，以上任何一个成分的功能障碍都会导致泪膜破裂、渗透压增高、干涩和慢性机械性刺激，并影响眼表的各种结构（图 2-1），其中炎和高渗透压引起的恶性循环起着至关重要的作用。DED 的症状一般由三叉神经感觉神经元的激活引起，包括眼部不适、干涩、灼热感、异物感、畏光和视力下降 / 波动[15,16]。

（一）泪腺

主泪腺由一个较大的眶部泪腺（主泪腺）和一个较小的睑部泪腺（副泪腺）组成，副泪腺可产生大量浆液性分泌物，形成泪膜的水性成分。Krause 腺和 Wolfring 腺，这两种副泪腺约占总泪腺组织质量的 10%[17]。主泪腺和副泪腺均受副交感神经和交感神经支配，神经反射弧起源于眼表[18-21]，刺激鼻黏膜[22] 也可促进泪腺分泌。腺体内部空间分布

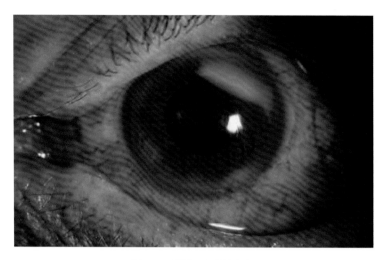

图 2-1　混合型干眼患者

虽然该患者呈现急性表现，角膜边缘被浸润，但不应被忽视其潜在的病理改变。她的睑板腺充血和发炎，下眼睑表现出严重松弛。如不解决所有问题则可能会导致症状反复发作并整体恶化

了大量包括 B 细胞、T 细胞、树突状细胞、单核细胞、中性粒细胞和肥大细胞等在内的免疫细胞 [23]。对腺体的损伤（如射线暴露或者自身免疫疾病）可导致炎症细胞浸润和腺体细胞减少 [24]。

（二）眼睑

眼睑可通过清洁和润滑眼球来保护眼表，提供防止干燥和外部伤害的物理屏障。皮肤提供了最外层保护屏障。眼睫毛可防止碎屑入眼。皮肤下的眼轮匝肌有助于眼睑的闭合和泪液的泵功能 [16]，并可使泪小点紧贴巩膜而有利于泪液引流 [25]。睑板为眼睑的结构提供稳定性，并容纳睑板腺。面神经损伤可导致眼睑麻痹，如贝尔麻痹。睑板退行性变和睑板松弛可导致眼睑位置异常（睑外翻 / 睑内翻）。正常情况下，自发眨眼平均每分钟发生 15 ~ 20 次 [26]。瞬目频率在 DED 中会增加，在神经营养性角膜炎或驾驶、阅读、看电视、玩电子游戏、做手术等活动中 [27-31]，以及强干燥刺激时，眨眼会减少。

（三）泪膜

睁眼时，泪水分布于 3 个部位：穹窿内、半月皱襞和泪膜 [16]。泪膜负责润滑眼表、清除病原体、营养角膜，并提供光滑的屈光界面 [32]。泪液包括 3 个主要成分，即水液、黏蛋白和脂质。水液成分含有蛋白质和电解质，主要是泪腺的产物。泪液量降低与泪液总量减少及泪液分泌率下降有关 [33, 34]。黏蛋白成分的作用是促进泪膜与眼表的黏附，它由结膜杯状细胞、结膜上皮细胞和角膜上皮细胞形成。维生素 A 缺乏和使用角膜接触镜等情况会引起杯状细胞的密度和黏蛋白成分的减少 [35]。脂质成分在稳定泪膜、避免水分快速蒸发中发挥重要作用。脂质成分主要由睑板腺产生，睑板腺分布于睑板中 [36]。纯净的油脂分泌物熔点在 10 ~ 40℃，故而在体温下呈液态 [37, 38]。睑板腺疾病和脂质成分异常是 DED 的最常见原因 [39]。

泪膜功能障碍表现为泪膜破裂时间短（图 2-2）。水样成分分泌减少或蒸发过快会导致泪液渗透压增高。泪液渗透压与干眼程度有关[40]，研究提示，泪液高渗透压是干眼患者不适感、眼表损伤和炎症的主要原因[12, 41-44]。包括白细胞介素 -1 β、白细胞介素 -16、白细胞介素 -33、粒细胞集落刺激因子和转化生长因子 - α 在内的多种细胞因子和促炎因子在 DED 患者中会明显升高，而且与干眼严重程度相关[45]。

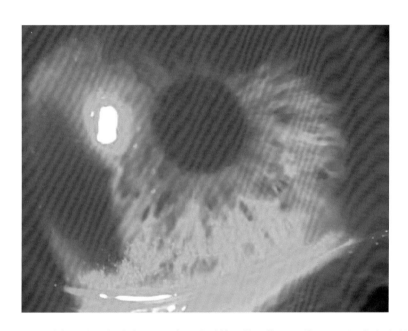

图 2-2　此病例患有干燥综合征，且每天在计算机前工作 8h，检查可见泪膜破裂时间缩短和累及眼表的上皮病变

（四）结膜

结膜分布在眼球表面（球结膜）和眼睑内表面（睑结膜），参与泪液中水样成分和黏蛋白的产生[46]。杯状细胞占结膜上皮基底细胞数量的 5% ～ 10%，是泪膜黏蛋白的主要来源[47]。类天疱疮、重症多形性红斑（Stevens-Johnson 综合征）、维生素 A 缺乏、化学伤等眼表疾病和外部环境因素，如湿度、温度和污染等会影响杯状细胞的密度[48-50]。

（五）角膜

角膜通过上皮细胞的更新和神经调节保持其表面的光滑。角膜上皮最深层的上皮细胞是唯一具有有丝分裂能力的细胞，由它分裂和分化产生的翼状细胞最终分化成构成表层的上皮细胞[39]。分化过程一般需要 7 ～ 14d，之后表层的细胞会脱落入泪膜[51]。缺氧或机械刺激等病理因素会加快角膜上皮细胞凋亡和脱落的速率，当凋亡和脱落速率高于成熟速率时，会导致上皮病变[52, 53]（图 2-3）。

在单纯疱疹或带状疱疹病毒感染者、晚期糖尿病患者和局部麻醉药滥用的患者中，角膜感觉减退可导致角膜完整性破坏，常表现为持续性角膜上皮缺损或上皮伤口愈合延迟[54]。

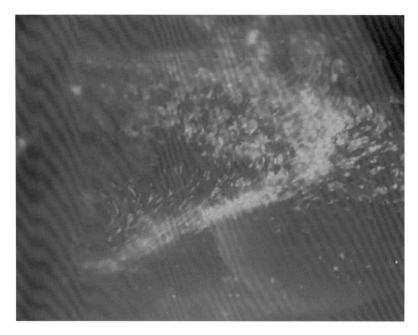

图 2-3　当上皮细胞的更新速率超过正常细胞分裂成熟速率时，可以看到螺旋样的上皮病变

若角膜手术切口切断角膜神经会降低角膜敏感性、泪液反射性分泌和上皮修复。角膜神经是三叉神经的分支，是由冷感受器激发泪液分泌反射和由多模式痛觉感受器（痛觉感受器）激发不自主瞬目反射的传入神经。刺激角膜冷感受器可增强泪液分泌这一生理反射，在高渗环境下会表现为产生神经冲动的频率增加，从而使泪液增加[55]。而眼被麻醉后会表现出无意识瞬目频率降低[56]。神经活动可通过表达多种信号分子来促进角膜上皮增殖，这样可能在角膜损伤后的修复过程中具有一定的促进作用[57]。

（六）恶性循环

DED 处理中之所以具有复杂性，主要由于病理过程中存在"恶性循环"[58]（图 2-4）。炎症和高渗透压是 DED 病理过程中必不可少的两个因素，两者都可以作为这个恶性循环中的起因和结果。例如，一例干燥综合征的患者会出现水样成分缺乏，并导致眼表炎症反应和高渗透压。于是出现泪膜不稳定、微生物繁殖和炎症细胞浸润的进一步加剧，进而导致睑板腺分泌物的减少。而腺体导管的堵塞可以导致泪膜脂质成分的功能失调并增加泪膜的不稳定性，还会通过残留的分泌物恶化睑缘局部的炎症反应。随着炎症反应逐步慢性化，眼睑结构会出现异常，眼表暴露并使其干燥情况继续恶化。这种恶性循环可以由任何一环节诱发，并随着时间的推移造成炎症反应和 DED 的各种相关症状与体征。

图 2-5 展示了 DED 患者的典型表现。可见泪膜功能障碍和炎症反应随时间逐渐加重直到某一阈值时，即引起慢性症状。若不加干预，症状和体征会持续恶化。想要打破恶性循环、维持炎症和缺水程度保持在出现症状和体征的阈值之下，那么针对病因的治疗手段和维持措施都是必须采取的。尽管如此，疾病也可能并无法完全缓解，然而如果干预足够早、

治疗合理的话可以使患者不出现症状。不过，在重症病例中，想保持无临床症状的状态非常困难，甚至是不可能的（图 2-6）。

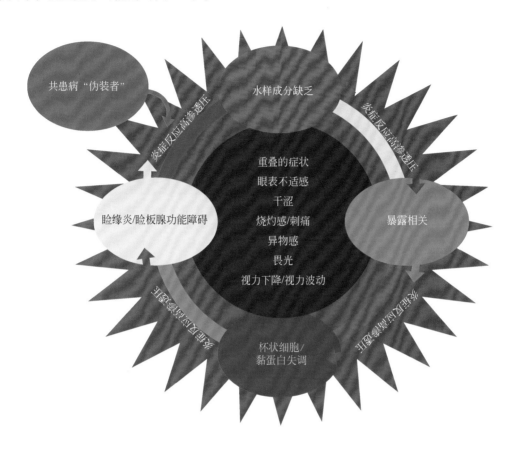

图 2-4 DED/DTS 的恶性循环示意图

恶性循环可以在任意环节上启动，炎症和高渗透压可由 DED 引起，同时也造成 DED 进一步加重

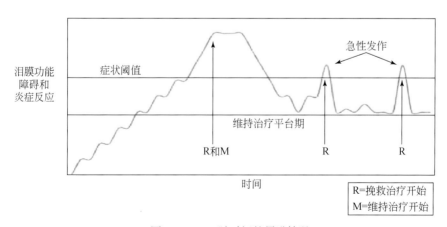

图 2-5 DED 随时间的累进情况

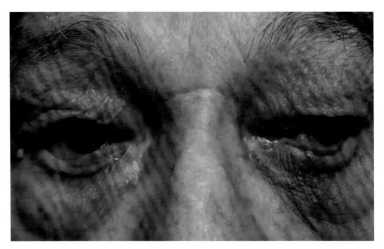

图 2-6　该患者多年来只用润滑滴眼液治疗眼部的慢性症状。随着帕金森病的进展，其睑板腺充血发炎，左下眼睑出现急性睑板腺炎，慢性炎症导致了双侧睑外翻

三、干眼分类

目前，国际上最新的分类是 2017年在国际干眼研讨会（DEWS Ⅱ）上制订的（DTS panel approach），干眼被分为四种主要类型[15]。

- 水液缺乏型
- 睑板腺功能障碍（meibomian gland dysfunction，MGD）型
- 杯状细胞 / 黏蛋白缺乏型（杯状细胞分泌黏蛋白减少）
- 暴露相关型

同一例患者存在多个亚型是很常见的。另外，还有一类被称为"DTS 伪装伴发"型的附加类型，是指一种具有类似或促成 DTS 表现的情况，具体见表 2-1。

表 2-1　干眼 / 泪液功能失调综合征的主要亚型

水液缺乏型	暴露相关型
泪腺功能障碍	贝尔麻痹
神经营养性角膜炎	帕金森病
干燥综合征	睑外翻
睑板腺功能障碍型	"兔眼"
睑缘炎	"注视"行为
前部	**"DTS 伪装伴发"型**
后部	药源性角膜病变
杯状细胞 / 黏蛋白缺乏型	眼过敏
Stevens-Johnson 综合征	mucus fishing 综合征
维生素 A 缺乏	结膜松弛
佩戴角膜接触镜	眼睑松弛综合征
热或化学伤	

（一）水液缺乏型

此型以泪膜中水分减少为特征。眼部水分主要是由泪腺分泌的。水分分泌减少可能是由于泪腺或泪腺导管的功能障碍或损伤导致的。水分减少会造成泪河减小和泪液渗透压增高 [59-61]。根据患者是否患有干燥综合征，水液缺乏型还可进一步划分为亚组 [62, 63]。干燥综合征是一种慢性自身免疫性疾病，以泪腺、唾液腺等外分泌腺炎症细胞浸润为特征，还表现出自身抗体产物引起的全身症状、免疫复合物沉积和其他器官的淋巴细胞浸润 [64]。同种异体移植后的移植物抗宿主反应通过相类似的自身免疫机制也会引发严重的干眼 [65]。水液缺乏型相较于其他类型并不常见 [66]。

（二）睑板腺功能障碍型

2011 年，国际睑板腺功能障碍协作组将睑板腺功能障碍（MGD）型定义为一种常见的疾病，可能并无症状，或症状仅局限于受影响的眼睑。可由 MGD 相关的眼表疾病，如蒸发过快性干眼引起，MGD 加重了眼部的水液缺乏 [67]。多由睑缘炎导致，一般前部睑缘炎会影响眼睑皮肤、睫毛和睫毛毛囊。后部睑缘炎会影响睑板腺和睑板腺导管。

前部睑缘炎的原因包括脂溢性、变应性、葡萄球菌感染型、疱疹型、寄生虫（如螨虫）和真菌感染性。不同类型的睑缘炎可以合并发生于同一名患者 [68, 69]。葡萄球菌或其他细菌在睑缘过度繁殖，会引起睑缘红疹、萎缩、结痂及睫毛根部的毛囊炎、组织卷缩或脓疱 [70]。后部睑缘炎多由 MGD 引起，通常表现为末端导管阻塞和（或）腺体分泌物的质量/数量的变化 [71]。正常时由上下眼睑的睑板腺分泌的睑脂可以在眨眼动作的帮助下，在泪膜的水成分上形成一层薄薄的油层，从而减少了水分的蒸发。而睑脂性质的改变可能导致泪液快速破裂，促使眼表干燥 [72, 73]。眼睑后缘的改变包括新生血管、毛细血管扩张、分泌物变薄或混浊、腺体开口堵塞，都造成了 MGD 的主要特征（图 2-7）[74]。在干眼患者中，86% 的患者会出现 MGD 相关症状，这是最常见的 DED 类型之一 [66]。

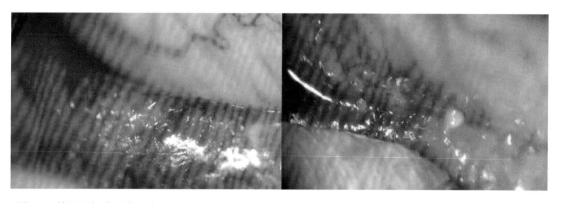

图 2-7　挤压睑板腺可出现大量睑板腺分泌物，严重的睑缘充血和毛细血管扩张提示有睑板腺分泌物的残留

（三）杯状细胞/黏蛋白缺乏型（杯状细胞减少）

杯状细胞减少的患者会出现黏蛋白生成的减少 [75]。黏附在细胞膜上的黏蛋白糖基与水

样成分中的可溶性基团相互作用，会影响泪膜的表面张力、促进泪液的扩散。杯状细胞丢失和（或）黏蛋白缺乏会影响泪膜的稳定性。虽然泪膜破裂时间缩短在 MGD 患者中常见，但也同样会出现在杯状细胞缺乏和（或）黏蛋白缺乏型干眼的患者中 [49, 76, 77]。

杯状细胞缺乏可能由瘢痕性结膜炎造成，如 Stevens-Johnson 综合征、毒性表皮松解、类天疱疮、热和化学烧伤、维生素 A 缺乏和流行性角结膜炎等。另外，习惯性使用多种滴眼液，如抗青光眼药物的使用患者，或有佩戴角膜接触镜史的患者会出现杯状细胞减少 [78, 79]。维生素 A 缺乏在发展中国家的儿童、妊娠期和哺乳期妇女中非常常见 [80]。接受胃旁路手术会造成维生素 A 缺乏，进而导致严重的眼表症状，包括干眼、夜盲甚至最终致盲。现今肥胖和胃旁路分流术的数量不断增加，所以要求患者和医师加强对补充维生素 A 治疗的认识 [81]。

（四）暴露相关型

由解剖缺陷、功能障碍或眼睑位置异常导致的眼表过度干燥是暴露性相关 DTS 的原因。眼睑不能完全闭合或眼睑位置异常，使部分眼表暴露于外部环境中的时间增加 [82]。眼表暴露时间过长可引起和加重泪膜功能障碍 [83, 84]。

患有贝尔麻痹、帕金森病或其他神经系统疾病的患者可能会出现眼睑闭合不全。在神经营养性角膜炎中，眨眼反射会严重受损。即使没有明显的突眼，Graves 病也会使角膜敏感度降低 [85]。情境性干眼是指当人的注意力集中于某项任务时，如驾驶、阅读、看电视或使用手持电子设备时，眨眼反射会受到抑制 [86]。"兔眼"（眼红）可能与眼睑成形术、眼睑瘢痕和甲状腺眼病引起的并发症有关 [87]。

（五）"DTS 伪装伴发"型

"伪装伴发"（co-conspirator）一词是由 DTS 小组提出的，指的是对泪膜和眼表的影响，可能伪装或加重 DTS 的临床情况。这些临床情况包括上方角膜缘角结膜炎、Thygeson 浅表点状角膜炎、mucus fishing 综合征、隐形眼镜引起的损伤、化学毒性损伤、过敏性 / 特应性结膜炎、结膜松弛、眼睑松弛综合征和角膜痛觉过敏等。最常见的是局部抗青光眼药物引起的药源性病变 [88]。应用皮肤和眼部产品后引起的并发症可能与过敏或药物毒性有关 [89]。临床上通常很难将这些临床情况与 DTS 的各个类型区分开来，但若不能及时识别并给予诊断和治疗，可能会使干眼病情加重甚至永久化 [15]。

四、小结

DED 的定义随着时间的推移而演变。它最新的定义是一种以泪膜内稳态丧失为特征的眼表多因素疾病，并伴有眼部症状，其中泪膜不稳定和高渗透压、眼表炎症和损伤，以及神经感觉异常起到病因学作用 [16]。泪腺、眼睑、睑板腺、泪膜、结膜和角膜的功能障碍导致眼表炎症高渗透压并出现恶性循环，随着时间的推移逐步导致症状和体征恶化。DED 可分为水液缺乏型、睑板腺功能障碍型、杯状细胞 / 黏蛋白缺乏型、暴露相关型，通常在有症状的患者中可发现一种到多种类型。

（吴腾云　译；黄一飞　校）

参 考 文 献

[1] Duke-Elder WS. Keratitis sicca. Br J Ophthalmol. 1930;14(2):61-65.

[2] Coppez. Un cas d'absence congenitale de la secretion lacrymale. Rev. gén. d'Ophtal., T. 341, 1920.

[3] Wagenmann. Ber. vers. ophthal. Ges., Heidelberg, S.172, 1893.

[4] Wagenmann. Einiges ueber die Erkrankung der Tranenorgane besonders auch der Tranendrusen. Munch. Med. Wochenschr., Bd. XVI, S. 682, 1902.

[5] Fuchs A. Funktionstorung der Speichel und Tranendrusen. Ophthal. Ges., Wien, 1919.

[6] Mathews PM, Ramulu PY, Swenor BS, Utine CA, Rubin GS, Akpek EK. Functional impairment of reading in patients with dry eye. Br J Ophthalmol. 2017;101(4):481-486.

[7] Tounaka K, Yuki K, Kouyama K, et al. Dry eye disease is associated with deterioration of mental health in male Japanese university staff. Exp Med. 2014;233(3):215-220.

[8] Galor A, Zheng DD, Arheart KL, et al. Dry eye medication use and expenditures: data from the medical expenditure panel survey 2001 to 2006. Cornea. 2012;31(12):1403-1407.

[9] Chan CC, Crowston JG, Tan R, Marin M, Charles S. Burden of ocular surface disease in patients with glaucoma from Australia. Asia Pac J Ophthalmol(Phila). 2013;2(2):79-87.

[10] Asbell PA, Spiegel S. Ophthalmologist perceptions regarding treatment of moderate-to-severe dry eye: results of a physician survey. Eye Contact Lens. 2010;36(1):33-38.

[11] Lemp MA. Report of the National Eye Institute/Industry workshop on clinical trials in dry eyes. CLAO J. 1995;21:221-232.

[12] Report of the International Dry Eye WorkShop(2007). Ocul Surf. 2007;5:69-204.

[13] Cornea/External Disease Preferred Practice Pattern Panel. Dry Eye Syndrome PPP—2013. https://www.aao.org/preferred-practice-pattern/dry-eye-syndrome-ppp--2013. Accessed February 2, 2017.

[14] Behrens A, Doyle JJ, Stern L, et al., Dysfunctional Tear Syndrome Study Group. Dysfunctional tear syndrome: a Delphi approach to treatment recommendations. Cornea. 2006;25:900-907.

[15] Milner MS, Beckman KA, Luchs JI, et al. Dysfunctional tear syndrome: dry eye disease and associated tear film disorders: new strategies for diagnosis and treatment. Curr Opin Ophthalmol. 2017;27(Suppl):3-47.

[16] Bron AJ, de Paiva CS, Chauhan SK, et al. TFOS DEWS II pathophysiology report. Ocul Surf. 2017;15(3):438-510.

[17] Allansmith MR, Kajiyama G, Abelson MB, Simon MA. Plasma cell content of main and accessory lacrimal glands and conjunctiva. Am J Ophthalmol. 1976;82(6):819-826.

[18] Dartt DA. Neural regulation of lacrimal gland secretory processes: relevance in dry eye diseases. Prog Retin Eye Res. 2009;28(3):155-177.

[19] Dartt DA. Signal transduction and control of lacrimal gland protein secretion: a review. Curr Eye Res. 1989;8(6):619-636.

[20] Botelho SY. Tears and the lacrimal gland. Sci Am. 1964;211:78-86.

[21] Hodges RR, Dartt DA. Regulatory pathways in lacrimal gland epithelium. Int Rev Cytol. 2003;231:129-196.

[22] Gupta A, Heigle T, Pflugfelder SC. Nasolacrimal stimulation of aqueous tear production. Cornea. 1997;16(6):645-648.

[23] Wieczorek R, Jakobiec FA, Sacks EH, Knowles DM. The immunoarchitecture of the normal human lacrimal gland. Relevancy for understanding pathologic conditions. Ophthalmology. 1988;95(1):100-109.

[24] Zoukhri D. Effect of inflammation on lacrimal gland function. Exp Eye Res. 2006;82(5):885-898.

[25] Kakizaki H, Zako M, Miyashi O, et al. The lacrimal canaliculus and sac bordered by the Horner's muscle form the functional lacrimal drainage system. Ophthalmology. 2005;112(4):710-716.

[26] Tsubota K. Tear dynamics and dry eye. Prog Retin Eye Res. 1998;17(4):565-596.

[27] Alex A, Edwards A, Hays JD, et al. Factors predicting the ocular surface response to desiccating environmental stress. Invest Ophthalmol Vis Sci. 2013;54(5):3325-3332.

[28] Moore QL, De Paiva CS, Pflugfelder SC. Effects of dry eye therapies on environmentally induced ocular surface disease. Am J Ophthalmol. 2015;160(1):135-142.e1.

[29] Ousler GW 3rd, Rodriguez JD, Smith LM, et al. Optimizing reading tests for dry eye disease. Cornea. 2015;34(8):917-921.

[30] Jansen ME, Begley CG, Himebaugh NH, Port NL. Effect of contact lens wear and a near task on tear film break-up. Optom Vis Sci. 2010;87(5):350-357.

[31] Tsubota K, Shimmura S, Shinozaki N, Holland EJ, Shimazaki J. Clinical application of living-related conjunctival-limbal allograft. Am J Ophthalmol. 2002;133(1):134-135.

[32] Lipham WJ, Tawfik HA, Dutton JJ. A histologic analysis and three-dimensional reconstruction of the muscle of Riolan. Ophthl Plast Reconstr Surg. 2002;18(2):93-98.

[33] Yokoi N, Bron AJ, Tiffany JM, Maruyama K, Komuro A, Kinoshita S. Relationship between tear volume and tear meniscus curvature. Arch Ophthalmol. 2004;122(9):1265-1269.

[34] Tung CI, Perin AF, Gumus K, Pflugfelder SC. Tear meniscus dimensions in tear dysfunction and their correlation with clinical parameters. Am J Ophthalmol. 2014;157(2):301-310.

[35] Klyce SD, Beuerman RW. Structure and function of the cornea. In: Kaufman HE, Barron BA, McDonald MB, Waltman SR, eds. The Cornea. New York, NY: Churchill Livingstone; 1988:3-54.

[36] Colorado LH, Alzahrani Y, Pritchard N, Efron N. Time course of changes in goblet cell density in symptomatic and asymptomatic contact lens wearers. Invest Ophthalmol Vis Sci. 2016;57(6):2560-2566.

[37] Tiffany JM. The lipid secretion of the meibomian glands. Adv Lipid Res. 1987;22:1-62.

[38] Butovich IA, Lu H, McMahon A, et al. Biophysical and morphological evaluation of human normal and dry eye meibum using hot stage polarized light microscopy. Invest Ophthalmol Vis Sci.2014;55(1):87-101.

[39] Lemp MA, Beuerman RW. Tear film. In: Krachmer JH, Mannis MJ, Holland EJ, eds. Cornea. 3rd ed. Beijing, China: Mosby Elsevier; 2011:41-46.

[40] Nishida T, Saika S. Cornea and sclera: anatomy and physiology. In: Krachmer JH, Mannis MJ, Holland EJ, eds. Cornea. 3rd ed. Beijing, China: Mosby Elsevier; 3-24.

[41] Suzuki M, Massingale ML, Ye F, et al. Tear osmolarity as a biomarker for dry eye disease severity. Invest

Ophthalmol Vis Sci. 2010;51(9):4557-4561.

[42] Farris RL, Gilbard JP, Stuchell N, et al. Diagnostic tests in keratoconjunctivitis sicca. CLAO J. 1983;9:23-28.

[43] Gilbard JP, Farris RL, Santamaria J 2nd. Osmolarity of tear micro volumes in keratoconjunctivitis sicca. Arch Ophthalmol. 1978;96:677-681.

[44] Gilbard JP, Rossi SR, Gray KL. A new rabbit model for keratoconjunctivitis sicca. Invest Ophthalmol Vis Sci. 1987;28:225-228.

[45] Gilbard JP, Rossi SR, Gray KL. Tear film and ocular surface changes after closure of the meibomian gland orifices in the rabbit. Ophthalmology. 1989;96:1180-1186.

[46] Na KS, Mok JW, Kim JY, Rho CR, Joo CK. Correlations between tear cytokines, chemokines, and soluble receptors and clinical severity of dry eye disease. Invest Ophthalmol Vis Sci. 2012;53(9):5443-5450.

[47] Nelson JD, Cameron JD. The conjunctiva: anatomy and physiology. In: Krachmer JH, Mannis MJ Holland EJ, eds. Cornea. 3rd ed. Beijing, China: Mosby Elsevier; 25-31.

[48] Thoft R, Friend J. Ocular surface evaluation. In: Francois J, Brown S, Itoi M, eds. Proceedings of the symposium of the International Society for Corneal Research. Doc Ophthalmol Proc Series 20. The Hague, The Netherlands; 1980.

[49] Nelson JD, Wright JC. Conjunctival goblet cell densities in ocular surface disease. Arch Ophthalmol. 1984;102(7):1049-1051.

[50] Ralph RA. Conjunctival goblet cell density in normal subjects and in dry eye syndromes. Invest Ophthalmol. 1975;14(4):299-302.

[51] Waheed MA, Basu PK. The effect of air pollutants on the eye. I. The effect of an organic extract on the conjunctival goblet cells. Can J Ophthalmol. 1970;5(3):226-230.

[52] Hanna C, Bicknell DS, O'Brien JE. Cell turnover in the adult human eye. Arch Ophthalmol. 1961;65:695-698.

[53] Esco MA, Wang Z, McDermott ML, Kurpakus-Wheater M. Potential role for laminin 5 in hypoxiamediated apoptosis of human corneal epithelial cells. J Cell Sci. 2001;114(Pt 22):4033-4040.

[54] Li L, Ren DH, Ladage PM, et al. Annexin V binding to rabbit corneal epithelial cells following overnight contact lens wear or eyelid closure. CLAO J. 2002;28(1):48-54.

[55] Bisla K, Tanelian DL. Concentration-dependent effects of lidocaine on corneal epithelial wound healing. Invest Ophthalmol Vis Sci. 1992;33(11):3029-3033.

[56] Parra A, Gonzalez-Gonzalez O, Gallar J, Belmonte C. Tear fluid hyperosmolality increases nerve impulse activity of cold thermoreceptor endings of the cornea. Pain. 2014;155(8):1481-1491.

[57] Borges FP, Garcia DM, Cruz AA. Distribution of spontaneous inter-blink interval in repeated measurements with and without topical ocular anesthesia. Arq Bras Oftalmol. 2010;73(4):329-332.

[58] Kowtharapu BS, Stahnke T, Wree A, Guthoff RF, Stachs O. Corneal epithelial and neuronal interactions: role in wound healing. Exp Eye Res. 2014;125:53-61.

[59] Baudouin C, Messmer EM, Aragona P, et al. Revisiting the vicious circle of dry eye disease: a focus on the pathophysiology of meibomian gland dysfunction. Br J Ophthalmol. 2016;100(3):300-306.

[60] Mishima S, Gasset A, Klyce SD Jr, Baum JL. Determination of tear volume and tear flow. Invest Ophthalmol.

1966;5:264-276.

[61] Scherz W, Dohlman CH. Is the lacrimal gland dispensable? Keratoconjunctivitis sicca after lacrimal gland removal. Arch Ophthalmol. 1975;93:281-283.

[62] Li DQ, Chen Z, Song XJ, et al. Stimulation of matrixmetalloproteinases by hyperosmolarity via a JNK pathway in human corneal epithelial cells. Invest Ophthalmol Vis Sci. 2004;45:4302-4311.

[63] Lemp MA, Crews LA, Bron AJ, et al. Distribution of aqueous-deficient and evaporative dry eye in a clinic-based patient cohort: a retrospective study. Cornea. 2012;31:472-478.

[64] Thompson N, Isenberg DA, Jury EC, Ciurtin C. Exploring BAFF: its expression, receptors and contribution to the immunopathogenesis of Sjögren's syndrome. Rheumatology(Oxford). 2016;55(9):1548-1555.

[65] Damato BE, Allan D, Murray SB, Lee WR. Senile atrophy of the human lacrimal gland: the contribution of chronic inflammatory disease. Br J Ophthalmol. 1984;68:674-680.

[66] Ivanir Y, Shimoni A, Ezra-Nimni O, Barequet IS. Prevalence of dry eye syndrome after allogeneic hematopoietic stem cell transplantation. Cornea. 2013;32(5):e97-e101.

[67] Martinez JD, Galor A, Ramos-Betancourt N, et al. Frequency and risk factors associated with dry eye in patients attending a tertiary care ophthalmology center in Mexico City. Clin Ophthalmol.2016;10:1335-1342.

[68] Nichols KK, Foulks GN, Bron AJ, et al. The International Workshop on Meibomian Gland Dysfunction. Invest Ophthalmol Vis Sci. 2011;52:1917-2085.

[69] McCulley JP, Dougherty JM, Deneau DG. Classification of chronic blepharitis. Ophthalmology. 1982;89:1173-1180.

[70] Jackson WB. Blepharitis: current strategies for diagnosis and management. Can J Ophthalmol. 2008;43:170-179.

[71] Arita R, Fukuoka S, Morishige N. New Insights into the lipid layer of the tear film and meibomian glands. Eye Contact Lens. 2017;43(6):335-339.

[72] Nichols KK, Foulks GN, Bron AJ, et al. The International Workshop on Meibomian Gland Dysfunction: executive summary. Invest Ophthalmol Vis Sci. 2011;52(4):1922-1929.

[73] Shine WE, McCulley JP. The role of cholesterol in chronic blepharitis. Invest Ophthalmol Vis Sci.1991;32:2272-2280.

[74] Shine WE, Silvany R, McCulley JP. Relation of cholesterol-stimulated Staphylococcus aureus growth to chronic blepharitis. Invest Ophthalmol Vis Sci. 1993;34:2291-2296.

[75] McCulley JP, Shine WE. Meibomian secretions in chronic blepharitis. Adv Exp Med Biol.1998;438:319-326.

[76] Bowling B. Kanski's Clinical Ophthalmology: A Systematic Approach. 8th ed. Cambridge, MA: Elsevier;2016.

[77] Pflugfelder SC, Tseng SC, Yoshino K, et al. Correlation of goblet cell density and mucosal epithelial membrane mucin expression with rose Bengal staining in patients with ocular irritation. Ophthalmology. 1997;104:223-235.

[78] Tei M, Spurr-Michaud SJ, Tisdale AS, Gipson IK. Vitamin A deficiency alters the expression of mucin genes by the rat ocular surface epithelium. Invest Ophthalmol Vis Sci. 2000;41:82-88.

[79] Kunert KS, Tisdale AS, Gipson IK. Goblet cell numbers and epithelial proliferation in the conjunctiva of patients with dry eye syndrome treated with cyclosporine. Arch Ophthalmol. 2002;120:330-337.

[80] Doughty MJ. Contact lens wear and the goblet cells of the human conjunctiva: a review. Cont Lens Anterior Eye. 2011;34:157-163.

[81] Akhtar S, Ahmed A, Randhawa MA, et al. Prevalence of vitamin A deficiency in South Asia: causes, outcomes, and possible remedies. J Health Popul Nutr. 2013;31(4):413-423.

[82] Lee WB, Hamilton SM, Harris JP, Schwab IR. Ocular complications of hypovitaminosis a after bariatric surgery. Ophthalmology. 2005;112(6):1031-1034.

[83] Lemp MA. Breakup of the tear film. Int Ophthalmol Clin. 1973;13:97-102.

[84] Tsubota K, Nakamori K. Effects of ocular surface area and blink rate on tear dynamics. Arch Ophthalmol. 1995;113:155-158.

[85] Abelson MB, Ousler GW 3rd, Nally LA, et al. Alternative reference values for tear film breakup time in normal and dry eye populations. Adv Exp Med Biol. 2002;506:1121-1125.

[86] Achtsidis V, Tentolouris N, Theodoropoulou S, et al. Dry eye in Graves ophthalmopathy: correlation with corneal hypoesthesia. Eur J Ophthalmol. 2013;23(4):473-479.

[87] Moon JH, Kim KW, Moon NJ. Smartphone use is a risk factor for pediatric dry eye disease according to region and age: a case control study. BMC Ophthalmol. 2016;16(1):188.

[88] Latkany RL, Lock B, Speaker M. Nocturnal lagophthalmos: an overview and classification. Ocul Surf.2006;4:44-53.

[89] Aydin Kurna S, Acikgoz S, Altun A, Ozbay N, Sengor T, Olcaysu OO. The effects of topical antiglaucoma drugs as monotherapy on the ocular surface: a prospective study. J Ophthalmol. 2014;2014:460-483.

第二部分

检查与诊断

第 3 章

眼表疾病指数及病史

Nandini Venkateswan, Anat Galor

【本章要点】

● 干眼（DED）在不同患者中的临床表现不同，症状多样，如异物感、刺激感、疼痛、严重畏光和视物模糊。

● DED 的诊断没有全标准。DED 临床体征通常低估症状的严重程度和其对患者生活质量的影响，因此患者症状学在 DED 的治疗管理中很重要。

● 记录和量化症状的主观问卷已成为一种诊断和治疗 DED 的实用工具。

传统上 DED 被定义为一种与泪膜和眼表相关的多因素疾病，但它也主要是一种症状性疾病[1]。不同的患者临床表现各异，症状多样，如异物感、刺激感、疼痛、严重畏光和视物模糊[2]。多种测试方法被用于评估 DED 的眼表情况，包括泪液渗透压检测、泪膜破裂时间、荧光素染色、丽丝胺绿染色、Schirmer Ⅰ 和 Schirmer Ⅱ 型检测等。但目前诊断 DED 没有检查方法的金标准[1, 2]。实际上，眼科医师非常依赖患者的病史及症状来指导他们的临床思维，然而临床表现通常低估症状的严重程度和其对患者生活质量的影响[3-5]。目前，记录和量化症状的主观问卷已成为一种诊断和治疗 DED 的实用工具[3, 4]。在本章中，我们将对如何建立患者全面完善病史和问卷调查在 DED 诊断和治疗管理中的作用进行讨论。

一、患者的病史

根据 2013 年美国眼科学会推荐的实践指南，患者的详细病史对获取干眼的重要信息至关重要[6]。病史应该包含对患者体征及症状的描述、体征及症状的持续时间、病情恶化情况及全面的眼病史和其他病史。

　　患者主诉的 DED 症状包括广泛的感觉障碍（如眼部干涩感、刺激、烧灼感、压痛和眼痒）与视觉障碍 [如视物模糊或波动、流泪和（或）接触镜不耐受]。病情恶化常发生在环境改变的情况下（如航空旅行、湿度的变化与风和光的暴露）和导致眨眼活动减少的情形下（如阅读和使用计算机）。一个全面的眼部病史还应该调查既往的眼部手术史（如屈光手术）、眼睑或泪点手术史、面瘫或眼表疾病史、局部或全身用药史，以及接触镜的使用和卫生情况。全面的病史甚至还要涉及皮肤病、全身炎症性疾病、神经系统疾病、慢性疼痛疾病、睡眠障碍（如睡眠呼吸暂停和持续正压气道通气治疗）、特应性疾病、既往需要眼眶放疗的恶性肿瘤、激素水平的变化、慢性病毒感染、创伤、精神健康障碍及全身用药（如抗组胺药、抗抑郁药、利尿药、激素替代、心脏病药和化疗药）等情况。在短暂的门诊就诊时间内，医师很难掌握患者的全部病史，所以临床上医师经常使用问卷来完成详尽病史的采集 [3]。

二、调查问卷的类型

　　目前有一些经过验证的问卷可以用于 DED 的临床评估。2007 年国际干眼工作组发表了一份关于干眼流行病学的报告；其中评估了一些干眼问卷的诊断效用 [1]，确定了干眼问卷的几个特点，这有助于掌握在流行病学研究和随机对照研究中如何合理地使用这些工具。总结出的问卷特点如下 [1]：
- 具有在有效治疗或疾病进展情况下检测和测量症状变化的能力
- 具有检测药物反应的能力
- 具有可重复的能力
- 有明确的召回期限
- 有界定疾病严重程度的阈值作为纳入标准的能力

虽然这些特点主要用于研究性的问卷调查，但它们肯定也可以用在临床实践中。实际上临床医师的目标就是通过使用有效和可靠的干眼问卷，准确地评估患者的症状和生活质量，并协助他们完成诊断和管理 DED[3, 4]。

三、眼表疾病指数问卷

　　眼表疾病指数（ocular surface disease index，OSDI）是在国际干眼工作组报告中明确的有效问卷之一，也是评价 DED 最常用的工具之一 [1]。其于 1997 年由 Allergan 公司的研究小组首次提出，被用来评估 DED 症状及其对视功能的影响。该问卷最初包括 40 道题，但在临床试验中经心理测试分析其效度和信度后，问卷浓缩为 12 道题。用这 12 道题组成的问卷评估 DED 眼部症状存在的情况、在过去 1 周内进行视觉相关活动时症状出现的时间和频率，以及在哪些特定环境中会触发症状的出现。每个问题都有 5 类相应选项，从"从未"到"一直"。对没有经历过视觉相关活动或者特定环境条件触发症状的患者来说则不适合使用该问卷调查。完成该问卷约需 5min，得分从 0 至 100 分不等；DED 根据症状评分分为正常（0 ~ 12 分）、轻度（13 ~ 22 分）、中度（23 ~ 32 分）和重度（33 ~ 100 分）[6, 7]。

　　自 OSDI 确立以来，它已经经历了广泛的可靠性测试。Schiffman 等在 2000 年进行了一项研究，以 DED 患者和正常对照组为研究对象来评估 OSDI 问卷的效度和信度。该研究结果显示，Cronbach alpha（一种内部一致性的检测方法）>0.7，且在整体表现和 3 个分量表（眼部症状、视功能和环境诱因）的评级中从好到优不等。重复测量试验的可靠性也从好到优，这表明问卷结果具有可重复性。此外结果显示，OSDI 也能有效鉴别正常、轻度、中度和重度 DED，这一结论是通过医师评估和疾病严重程度总评分得到的。OSDI 得分也与其他特定的眼部健康状况检测方法有很好的相关性，这些方法包括 McMonnies、美国国立眼科研究院视功能中心（NEIVF）和 Short-Form 的 12 份健康问卷。总之，所有研究表明 OSDI 是一种评价 DED 有效和可靠的方法[8]。

　　不过，OSDI 问卷有一定的局限性。该问卷仅针对少数干眼症状，如畏光、沙砾感、疼痛和视物模糊。问卷探讨了 DED 对视功能的影响及环境因素对症状的影响。但在环境因素方面，它只强调了某些特定的行为因素和诱发因素。尽管它调查了过去 1 周眼部症状及其频率，却没有直接衡量疾病的严重程度或病程。因此，尽管该问卷简单明了，但它只部分地反映了 DED 对患者生活质量的影响[3]。而 Schiffman 等的相关研究发现，该问卷与临床干眼检测结果的相关性很弱[8]，且这一结果得到使用不同问卷的几个研究组的重复验证[9-11]。OSDI 的另一个缺点是将所有题目的结果汇编成一个总分，而不考虑不同题目背后事实上还隐藏着不同的生物机制，如 OSDI 中以沙砾感或眼痛的形式询问自发性疼痛的题目，其映射的机制是神经刺激，而询问视觉症状的题目其映射的机制则是眼表病理学。此外，对有些疼痛的主诉，如对风和光诱发的疼痛，则指的是神经病因学[12, 13]。

　　一般来说，疼痛是根据痛觉系统的状态来分类的；通过完整系统传递的疼痛称为痛觉性疼痛，而通过异常系统传递的疼痛称为神经性疼痛[14]。对于眼来说，痛觉性疼痛是指在一个完整的传递系统下，异常的眼表环境（渗透压高、泪液量减少和蒸发增加）引起的疼痛。而神经性疼痛是指通过改变或致敏的传递系统传导而引起的疼痛。在 DED 中，引起神经敏感的原因很多，包括高的泪液渗透压、眼表炎症、创伤和（或）遗传倾向（某些神经自发地或在较低阈值下产生兴奋）。因此，关注 OSDI 的每个题目结果可能有助于 DED 的诊断和治疗，也有助于识别更有可能是神经性眼痛的患者[13]。

　　Ngo 等[15] 最近进行了一项前瞻性研究，以检测独立进行的与在检查者指导下进行的 OSDI 得分是否相同。该研究发现两组患者的 OSDI 评分无显著差异；然而，检查者的指导确实影响了年龄较大组（>45 岁）的分值变异性。因此，尽管许多在办公室环境下的患者可以独立地进行问卷调查，但可能会有一部分患者受益于指导，从而在问卷调查中获得更准确的结果。然而归根结底，恰当的问卷长度和良好设计已经使 OSDI 成为眼科门诊中一种易于使用的工具[15]。

四、其他可用的调查问卷

　　除 OSDI 外，还有一些有效的问卷被用于评估 DED。其中包括干眼量表 -5（DED-5）、

McMonnies 干眼问卷（MQ）、干眼日常影响评估表（IDEEL）、国家眼病研究所视功能问卷（NEI VFQ-25）、标准化干眼患者评估表（SPEED）、干眼症状评估表（SANDE）等[1]。表 3-1 对 6 种不同问卷的总体特点进行了概括和介绍。

表 3-1　不同问卷特点比较

问卷名称	题目数量	疼痛主诉	视觉主诉	功能评估	生活质量评估	其他问题	分值
OSDI	12	畏光、磨痛、疼痛、酸痛、不适、环境刺激敏感（风、低的湿度、空调）	视物模糊，视力差	在阅读、夜间驾驶、使用计算机方面工作和看电视方面受限	正常/异常	正常/异常	0～100*
DEQ-5	5	不适、眼部干涩感、流泪	正常/异常	正常/异常	正常/异常	正常/异常	0～22*
MQ	12	眼部干涩感、磨痛、酸痛、疲劳、烧灼感、清醒时易激惹、刺激物(烟、雾、空调、热环境、游泳、乙醇)	正常/异常	正常/异常	正常/异常	既往的和目前的治疗、系统性关节炎或甲状腺疾病、黏膜干燥症、药物治疗、"兔眼"	0～45*
IDEEL	57；3 模块	磨痛、沙砾感、烧灼感、刺痛、瘙痒、激惹、刺痒、眼部干涩感、黏着感、水肿、充血、疼痛、酸痛	视物模糊、视疲劳	近距离用眼工作、暗环境工作、驾驶、使用计算机方面的工作、处在香氛或烟的环境中	日常活动受限，对工作和情感健康的影响	治疗满意度	每个模块0～100**
NEI VFQ-25	25；12个分量表	烧灼感、瘙痒、疼痛	视觉质量	在一系列需要近距离和远距离用眼工作时的困难	健康情况、视觉质量、对工作能力的限制、对社会行为的限制、对心理健康的影响	正常/异常	每个分量表0～100，综合得分0～100*
SPEED	4	眼部干涩感、沙砾感、刺痒、酸痛、激惹、烧灼感、流泪	视疲劳	正常/异常	正常/异常	正常/异常	0～28*
SANDE	2	眼部干涩感、激惹	正常/异常	正常/异常	正常/异常	正常/异常	√（频率×严重度）

* 分数越高症状越差。

** 分数越高症状越差，但生活质量和治疗满意度越好。

DEQ-5 是 Chalmer、Begley 和 Caffery 制作的，由 5 个问题组成，用于区分是否患有 DED。得分范围为 0 ~ 22 分，分数越高，说明患 DED 的可能性越大。问卷主要关注疼痛的主诉，包括干涩的存在和强度、眼睛不适和流泪。但需要指出的重点是，它不包括视力主诉、功能状态和生活质量测量等问题；这导致了该问卷不能评估 DED 对视觉功能的影响[16]。然而，对于视力问题频繁的老年人来说，关注 DED 的疼痛问题可能更迫切。由于很难在问卷中梳理出"视力差"背后的深层病因（即 DED 与其他眼部疾病在病理学方面的比较），所以提示在老年人群中，OSDI 评分可能会因 DED 以外的原因而被人为地提高。

McMonnies 和 Ho 开发的 MQ 由 12 个问题组成。问卷评估疼痛主诉，如干燥、沙砾感、疼痛、烧灼感和醒来时刺激感，以及对吸烟、烟雾、空调、加热、游泳和饮酒引起的疼痛。分值为 0 ~ 45 分，分数越高，说明 DED 症状越严重。与 DEQ-5 类似，该问卷没有直接涉及对视力主诉、功能评估和生活质量评估，但其确实询问了以前和现在的 DED 治疗、并发的全身系统疾病（如甲状腺疾病、关节炎或黏膜干燥症）及药物使用情况。这些问题让医师可以更多地了解患者的病史，并探查出可导致 DED 的并发症[17]。

IDEEL 问卷是爱尔康开发的，由 57 个问题组成，包括 3 个模块：干眼症状困扰、干眼对日常生活的影响和干眼治疗满意度。在日常生活和治疗满意度模块中有以下分量表：

● 在日常生活模块中，对日常活动影响、情绪的影响和日常工作的影响
● 在治疗满意度模块中，对治疗效果和与治疗相关的麻烦/不便的满意度

该问卷涵盖了 DED 的多个方面，包括烧灼感、眼干、肿胀、发红等症状，还包括功能和生活质量方面的问题（包括视觉功能与心理、社会和认知方面）。与其他问卷不同的是，患者也被问及他们的治疗满意度以监测病情的进展和改善。每个模块的分数为 0 ~ 100 分；得分越高，症状越差；而生活质量越好，治疗满意度越高[18]。该问卷的一个缺点是它的长度，问题众多使它的完成和评分都很耗时。因此，它通常被用于学术研究而非临床领域。

NEI VFQ-25 问卷是美国国家眼科研究所开发的，用来测量各种慢性眼病患者的视觉相关功能[19]。该问卷中的问题分别属于 12 个分量表，包括一般健康情况、视力、眼痛、近距离活动、社交功能、心理健康、角色困难、依赖性、驾驶、颜色视觉和周边视觉等。在眼痛的亚量表中包括了疼痛、眼部不适、烧灼感和瘙痒。每个分量表的得分为 0 ~ 100 分，并最终产生一个综合总分，得分越高，表明视力相关的疾病越多。该问卷的一个独特之处在于，它不是针对特定情况而设定的，而是针对性地用于各种视力问题调查。研究表明，该问卷在评价白内障、黄斑变性、青光眼视野缺损，甚至在 DED 对视功能的影响方面具有可靠、有效的作用[20]。该问卷的优点是可以在不同疾病之间进行比较，但是缺乏 DED 特定问卷的敏感性，这是它的缺点。此外，它的长度和复杂性使它更像一个研究工具，而并不是适合用于日常临床工作。然而，如果将其用于 DED 的评估，则该问卷和 IDEEL 类似，可以通过分析每个分量表的具体分值以帮助医师更好地确定患者的哪个方面受 DED 的影响最大[21]。

SPEED 问卷由 Tear-Science 开发，是一份基于判定疾病频率和严重程度的问卷，包括 8 个问题，在 3 个月的时间内跟踪日间 DED 症状和长期 DED 症状的变化。根据问卷的频率和严重程度分布总结得分，总分为 0 ~ 28 分，得分越高，表明 DED 症状的出现频率和严重程度越高。该问卷能够准确评估 DED 症状的发生频率和严重程度，区分有症状和无症

状的 DED 患者；然而，与之前讨论的其他问卷类似，它没有涉及功能和生活质量测量[7]。

TearLab 开发的 SANDE 问卷使用 100mm 线性视觉模拟量表，量化了干眼症状的严重程度和频率[22]。该问卷只有 2 个问题，其中一个问题评估症状的出现频率，而另一个问题评估症状的严重程度。频率选项从"很少"到"一直"，严重程度从"非常轻微"到"非常严重"。患者在这个线性刻度上标出他们起始位置，这个距离以"mm"为单位。得分是用症状频率测量值与症状严重程度测量值的乘积所获得的方根来表示的。该问卷在评估 DED 的存在和严重程度方面是有效的，但不包括功能评估和与 DED 有关的生活质量评估。由于许多患者回答问卷时使用不同的词汇来描述 DED 症状，本问卷的好处是将所有这些不同的词汇合并到两个题目下。

考虑到 DED 症状和身体其他部位疼痛的相似性，研究人员对非眼部疼痛常用的诊断和处理问卷是否可用于眼部评估进行了探询[14, 23]。例如，使用在不同回忆周期内标定疼痛强度的 NRS 量表来评估 DED 的疼痛，简单说就是使用一个标尺，定标 0 为"无疼痛感"，且定标 10 为"可想象的最强烈的眼痛"，患者根据自己症状标定疼痛强度的位置以评估疼痛的性质。这种 0 ~ 10 类型的 NRS 量表已被证实为可用于多种人群中的疼痛强度测量[24-28]，并被推荐作为评估慢性疼痛临床试验的主要结局指标[29]。研究通过用 NRS 量表评估了 154 位 DED 患者的眼痛主诉[14]，结果发现：

- 11%（n=17）的受试者至少 1 周内没有眼痛（NRS 0）
- 36%（n=56）的轻度眼痛（NRS 1 ~ 3）
- 34%（n=52）的中度眼痛（NRS 4 ~ 6）
- 19%（n=29）的重度眼痛（NRS 7 ~ 10）

另一种常用的问卷是神经痛症状量表（NPSI）。该量表已被验证为评估神经痛的一种恰当的自我报告工具[30]，可用来量化神经痛的不同方面[31]，而且发现其与机械 / 热触觉痛和利用定量感觉试验评估的痛觉过敏有关[31]。NPSI 的问题询问了 7 种常与神经性疼痛相关的描述词，即烧灼感、压榨样痛、压迫样痛、电击样痛、刀刺样痛、针刺感和麻刺感。一组研究团队对该问卷在 DED 患者中的使用进行了研究，他们将原来有关诱发神经疼痛的相关问题（第 8 ~ 10 题，内容涉及轻触、压迫或冷的物体接触皮肤时是否产生触觉痛和感觉过敏及其严重程度）改为针对眼痛的问题（由风、光和冷热环境产生或诱发的眼部疼痛）[32]。通过这 10 个题目的问卷计算出 NPSI 的眼部总分及有关自发性烧灼感、自发性压迫痛、阵发性疼痛、诱发性疼痛和感觉异常 / 感觉迟钝这 5 个分项的分值。结果发现，在有 DED 症状的患者中，眼部 NPSI 和 NRS 结果之间存在良好的相关性（Pearson $r = 0.66$）[14]。

五、眼表疾病指数的问卷比较

有文献研究比较了 OSDI 问卷和其他问卷的效益。Asiedu 等采用横断面研究比较了 SPEED 和 OSDI 问卷。该研究样本量纳入了 657 位患者，结果发现两份问卷内部一致性较好（Cronbach α：SPEED 问卷为 0.895，OSDI 问卷为 0.897），两份问卷总分是显著相关的（$r = 0.68$）[7]。Amparo 等[22] 采用 OSDI 和 SANDE 问卷对 114 例 DED 患者的症状进行了比较研究，两份问卷的得分与基线值（ $r = 0.64$ ）及基线和随访的得分变化值（ $r = 0.47$ ）均存在显著相关[22]。在一项涉及 154 例特发性 DED 患者的横断面研究中，Kalangara 等发现 DEQ-5 和 OSDI 之间也存在良好的相关性（Pearson $r = 0.64$ ）[14]。

　　这些研究表明，其他有效问卷是可以用来评价 DED 的。然而，与 OSDI 类似，这些问卷也都有各自的缺点。问卷的长度各不相同，这可能限制了它们可使用的患者群体，并且使用不同的量表评估 DED 症状，会很难做出比较。大多数问卷对临床症状学进行探讨，但也有少数问卷对功能限制和视力相关的生活质量进行了探讨。大多数问卷都提供一个总分，但如前所述，像 IDEEL 和 NEI VFQ-25 这样的问卷还为每个分量表提供分数。在笔者看来，一个理想的问卷应该提供一个总分和大量的单个指标来帮助更好地理解每位患者 DED 的病理生理学机制。DED 不同亚组之间的鉴别和症状对视功能和生活质量影响的认知在个性化治疗中起着非常重要的作用。

六、小结

　　患者症状问卷是 DED 诊断和治疗管理的重要辅助手段。虽然有很多问卷可用，但医师不得不最终选择他们认为最合适的问卷来完成临床实践。一些问卷可能成为更有用的筛选工具，而另一些则可以用来检测 DED 的长期进展并进行管理。问卷的使用根据全面病史的需要、客观的检测和临床检查结果来制定后续的治疗及管理方案，这一点是最为重要的。

（李开秀　译；黄一飞　校）

参 考 文 献

[1] The epidemiology of dry eye disease: report of the Epidemiology Subcommittee of the International Dry Eye WorkShop(2007). Ocul Surf. 2007;5(2):93-107.

[2] McGinnigle S, Naroo SA, Eperjesi F. Evaluation of dry eye. Surv Ophthalmol. 2012;57(4):293-316.

[3] Grubbs JR Jr, Tolleson-Rinehart S, Huynh K, Davis RM. A review of quality of life measures in dry eye questionnaires. Cornea. 2014;33(2):215-218.

[4] Friedman NJ. Impact of dry eye disease and treatment on quality of life. Curr Opin Ophthalmol. 2010;21(4):310-316.

[5] Guillemin I, Begley C, Chalmers R, et al. Appraisal of patient-reported outcome instruments available for randomized clinical trials in dry eye: revisiting the standards. Ocul Surf. 2012;10(2):84-99.

[6] Cornea/External Disease Preferred Practice Pattern Panel. Dry Eye Syndrome PPP—2013. https:// www.aao. org/preferred-practice-pattern/dry-eye-syndrome-ppp--2013. Accessed July 30, 2018.

[7] Asiedu K, Kyei S, Mensah SN, et al. Ocular Surface Disease Index(OSDI)versus the Standard Patient Evaluation of Eye Dryness(SPEED): a study of a nonclinical sample. Cornea. 2016;35(2):175-180.

[8] Schiffman RM, Christianson MD, Jacobsen G, et al. Reliability and validity of the Ocular Surface Disease Index. Arch Ophthalmol. 2000;118(5):615-621.

[9] Martinez JD, Galor A, Ramos-Betancourt N, et al. Frequency and risk factors associated with dry eye in patients attending a tertiary care ophthalmology center in Mexico City. Clin Ophthalmol. 2016;10:1335-1342.

[10] Galor A, Feuer W, Lee DJ, et al. Ocular surface parameters in older male veterans. Invest Ophthalmol Vis Sci. 2013;54(2):1426-1433.

[11] Schein OD, Tielsch JM, Munoz B, et al. Relation between signs and symptoms of dry eye in the elderly. A population-based perspective. Ophthalmology. 1997;104(9):1395-1401.

[12] Crane AM, Feuer W, Felix ER, et al. Evidence of central sensitisation in those with dry eye symptoms and neuropathic-like ocular pain complaints: incomplete response to topical anaesthesia and generalised heightened sensitivity to evoked pain. Br J Ophthalmol. 2017;101(9):1238-1243.

[13] Galor A, Levitt RC, Felix ER, et al. Neuropathic ocular pain: an important yet underevaluated feature of dry eye(Lond). 2015;29(3):301-312.

[14] Kalangara JP, Galor A, Levitt RC, et al. Characteristics of Ocular Pain Complaints in Patients With Idiopathic Dry Eye Symptoms. Eye Contact Lens. 2017;43(3):192-198.

[15] Ngo W, Srinivasan S, Keech A, et al. Self versus examiner administration of the Ocular Surface Disease Index. J Optom. 2017;10(1):34-42.

[16] Chalmers RL, Begley CG, Caffery B. Validation of the 5-Item Dry Eye Questionnaire(DEQ-5): discrimination across self-assessed severity and aqueous tear deficient dry eye diagnoses. Cont Lens Anterior Eye. 2010;33(2):55-60.

[17] Nichols KK, Nichols JJ, Mitchell GL. The reliability and validity of McMonnies Dry Eye Index. Cornea. 2004;23(4):365-371.

[18] Abetz L, Rajagopalan K, Mertzanis P, et al. Development and validation of the Impact of Dry Eye on Everyday Life(IDEEL)questionnaire, a patient-reported outcomes(PRO)measure for the assessment of the burden of dry eye on patients. Health Qual Life Outcomes. 2011;9:111.

[19] Mangione CM, Lee PP, Gutierrez PR, et al. Development of the 25-item National Eye Institute Visual Function Questionnaire. Arch Ophthalmol. 2001;119(7):1050-1058.

[20] Revicki DA, Rentz AM, Harnam N, et al. Reliability and validity of the National Eye Institute Visual Function Questionnaire-25 in patients with age-related macular degeneration. Invest Ophthalmol Vis Sci. 2010;51(2):712-717.

[21] Owen CG, Rudnicka AR, Smeeth L, et al. Is the NEI VFQ-25 a useful tool in identifying visual impairment in an elderly population? BMC Ophthalmol. 2006;6:24.

[22] Amparo F, Schaumberg DA, Dana R. Comparison of two questionnaires for dry eye symptom assessment: the Ocular Surface Disease Index and the Symptom Assessment in Dry Eye. Ophthalmology. 2015;122(7):1498-1503.

[23] Qazi Y, Hurwitz S, Khan S, et al. Validity and reliability of a novel Ocular Pain Assessment Survey(OPAS)in quantifying and monitoring corneal and ocular surface pain. Ophthalmology. 2016;123(7):1458-1468.

[24] Caraceni A, Cherny N, Fainsinger R, et al. Pain measurement tools and methods in clinical research in palliative care: recommendations of an Expert Working Group of the European Association of Palliative Care. J Pain Symptom Manage. 2002;23(3):239-255.

[25] Farrar JT, Young JP Jr, LaMoreaux L, et al. Clinical importance of changes in chronic pain intensity measured on an 11-point numerical pain rating scale. Pain. 2001;94(2):149-158.

[26] Paice JA, Cohen FL. Validity of a verbally administered numeric rating scale to measure cancer pain intensity. Cancer Nurs. 1997;20(2):88-93.

[27] Ferreira-Valente MA, Pais-Ribeiro JL, Jensen MP. Validity of four pain intensity rating scales. Pain. 2011;152(10):2399-2404.

[28] Jensen MP, Turner JA, Romano JM. What is the maximum number of levels needed in pain intensity measurement? Pain. 1994;58(3):387-392.

[29] Dworkin RH, Turk DC, Farrar JT, et al. Core outcome measures for chronic pain clinical trials: IMMPACT recommendations. Pain. 2005;113(1-2):9-19.

[30] Bouhassira D, Attal N, Fermanian J, et al. Development and validation of the Neuropathic Pain Symptom Inventory. Pain. 2004;108(3):248-257.

[31] Zelman DC, Dukes E, Brandenburg N, et al. Identification of cut-points for mild, moderate and severe pain due to diabetic peripheral neuropathy. Pain. 2005;115(1-2):29-36.

[32] Spierer O, Felix ER, McClellan AL, et al. Corneal mechanical thresholds negatively associate with dry eye and ocular pain symptoms. Invest Ophthalmol Vis Sci. 2016;57(2):617-625.

第 4 章

还有人做 Schirmer 试验吗

Bryan Roth, Elizabeth Yeu

【本章要点】

♦ 临床诊断已经发展到包括目标检验（泪液渗透压、基质金属蛋白酶 -9、乳铁蛋白、干燥试验）和影像（光学相干断层扫描法、泪液干涉成像法、角膜照相法、睑板照相法）来评估眼睑、泪膜和角膜。

♦ 与耗时 5min 使用吸墨试纸的 Schirmer 试验相比，仅耗时 15s 且使用柔软优质细线的酚红棉线检查，减低了试验导致的反射性泪液分泌。

♦ 目前干眼的诊断没有金标准，但是近年来越来越多的检查项目可供选择。

干眼是临床常见需要评估的主诉和疾病状态，然而评估它的手段在形式和功能上有很大不同。大量的检查旨在评估泪液产生、保留及组成的不同机制。虽然在重复性、敏感性和特异性方面存在一定问题且患者会产生不适感，但以往的主要检查方法（如 Schirmer 试验）仍然被广泛使用 [1-4]。鉴于干眼的潜在病因众多，业界共识目前尚无哪种检测方法被认为是诊断金标准 [1,2,5]。较新的技术，如泪液渗透压测量、生物标志物 [如基质金属蛋白酶 -9（matrix metalloproteinase-9，MMP-9）、乳铁蛋白] 检测或泪河光学相干断层扫描（optical coherence tomography，OCT），都有望帮助进一步阐明特定患者干眼的干燥原因，当然这些检测也有自身的局限性并可能增加患者的额外费用。

我们组织了各种临床检查用以通过预期途径诊断干眼。其中包括评估相关的泪液分泌（包括反射性和基础性分泌）、泪液清除、眼表损伤、泪膜稳定性、泪液量和渗透压情况。评估干眼的严重程度及其原因不仅对有症状的患者很重要，对白内障或屈光不正术前识别是否有干眼发生风险的患者也很重要。

一、常规检查：泪液分泌量和泪膜稳定性

基本分泌和 Schirmer 试验是德国眼科医师 Otto Schirmer 于 1903 年首次描述的[6]，至今仍可以说是临床实践中最常用的检查，它们的概念很简单，可以帮助回答一个基本问题：眼睛是否产生了足够的泪液？

这些检查的非标准化使用包括变化的测量截止值和操作者操作中的不确定性（如对结膜囊残留液体的吸引，所达到的局部麻醉程度）均会导致可变的结果。大量报道表明，这些检查与干眼的其他体征和症状之间存在很高的变异性，且相关性很差[4,7-11]。例如，Lucca 等发现，Schirmer 试验的敏感度为 25%，而特异度达到 90%[12]。其他研究对检查的可重复性也提出了质疑[7,13,14]。Nichols 等报道，与 Schirmer 试验相比，简单的症状评估和泪膜破裂时间（tear break-up time,TBUT）测定都具有更高的可重复性，尽管研究者注意到 Schirmer 试验在疾病的更晚期患者中的应用效果相对更好[4]。

传统上，依据是否滴用局麻药，该检查分别测定基础泪液分泌量和反射性泪液分泌。然而许多学者认为，恰到好处的分离基础和反射性分泌是无法办到的[3,15]，如与 Schirmer 试验试纸相关的单纯眼睑边缘刺激也可能产生明显的反射性分泌[16]。

为了解决 Schirmer 试验上述的许多局限性问题，在 20 世纪 80 年代开发出了酚红棉线检查[17]。该检查使用浸有 pH 敏感酚红的棉线。一旦与弱碱性的泪液接触，线的颜色就会由黄色变为红色。与 Schirmer 试验相比，由于棉线柔软且细腻，因此，可以初步评估无反射分泌的基础泪液分泌。该检查对患者来说舒适性更好（减少了反射性流泪），且执行速度更快（15s vs 5min），适合在成人和儿童人群中进行试验。Chiang 等采用 Schirmer 试验和酚红棉线检查对正常和干眼患者进行了对比检查，得出的结论是，与 Schirmer 试验相比，酚红棉线检查的假阳性率显著降低（3% vs 18%）[18]。然而，该检查仍存在很多局限性，包括可重复性低及与干眼的其他体征和症状的相关性较差等问题。此外在临床实践中，酚红棉线检查的使用在很大程度上受制于该产品的商业可获得性。因此，鉴于其结果具有高可变性，即使是用所谓的极限润湿临界值也很难用于诊断目的[5,19-21]。

Saleh 等[19] 在术前筛查时研究了一群潜在的白内障患者，发现 Schirmer 试验和酚红棉线检查均与症状不符，且这两个检查之间没有相关性。不过，尽管该检查评估了泪液的产生，但其并未尝试评估泪液的功能或泪膜本身的成分。

TBUT 也是一种常用的检测方法，因为它很容易进行临床快速评估，并且荧光素很容易获得。该检查测量末次瞬目至角膜出现首个黑斑的间隔时间。TBUT 可反映出泪膜的不稳定性，当发现患者有泪液生成减少及蒸发增加等相关问题时，常伴有泪膜的不稳定，如与睑板腺疾病相关的泪膜脂质成分功能障碍。与其他干眼检查相同，TBUT 也有重复性差[22]且容易受混淆因素干扰的特点，如经常受到溶解荧光素时滴注的液体量影响[4,23]。

评估眼表是否有荧光素，使用虎红（rose bengal）和丽丝胺绿（lissamine green）染色（均可以溶液或染色条的形式）是在临床上容易实施且公认的诊断干眼的方法。荧光素可对上皮缺损和暴露的基底膜染色。当保护性黏蛋白涂层缺乏时，虎红和丽丝胺绿可使该处的上

皮着色 [24,25]。不过这些模式也存在缺点，如虎红的刺激性及毒性较大，尽管丽丝胺绿对健康的上皮细胞毒性较小，但其本身的刺激是可能导致反射性分泌的 [24,25]。目前已经开发了几种分级方案，如 van Bijsterveld 评分系统，该系统可按区域和染色量评估角膜，以标准化方式监测和评估角膜分级，这在临床应用中特别有用 [26,27]。但要指出的是，临床操作者的操作差异可造成很大的评分差异。

二、新模式

干眼诊断的非侵入性方法，如角膜地形图、泪液干涉成像、泪液蒸发术和泪河高度检查，现在可用于协助诊断 [28]。较新的检查设备试图克服常规检查的某些固有限制，尽管这些设备各有缺点。

（一）光学相干断层扫描

前节光学相干断层扫描（anterior segment optical coherence tomography，AS-OCT）是一项非侵入性检查，尽管价格高，但许多临床机构都已配备。该设备可实现对泪河（通常在下方）的精确定量读数。Savini 等证实，水液缺乏型患者（0.13mm ± 0.07mm）的平均泪河高度（tear meniscus height，TMH）显著低于正常对照组（0.25mm ± 0.08mm）（$P<0.000\ 1$）[29]。

据报道，AS-OCT 具有快速、高分辨率和无创提供有关眼表详细信息的能力，因此在检查和评估泪河方面具有很大的应用潜力 [29-31]，且 AS-OCT 的发现与患者的主诉表现出很好的一致性 [32,33]。Hwang 等展示了使用该技术通过对睑板腺成像的方法，证明其在临床上的多种潜在用途，这表明 AS-OCT 完全可以用于睑板腺疾病 [34]。预期的局限性体现在使用时间、费用及在结膜松弛症和睑缘不连续类疾病中有效性不足等方面。

（二）泪液干涉

干涉成像是另一种成像方式，它可以通过记录泪膜本身的光学干涉（表示存在薄的脂质层）来对患者体内的泪膜进行快速评估 [35,36]。先前的研究表明，当脂质层完好无损时，蒸发只显示有少量的水分流失，这些水分可以通过泪腺功能来弥补 [37]。但是，如果脂质层出现问题，蒸发会增加 4 倍，从而导致干眼症状。Kim 等 [38] 注意到超声乳化术后有加重干眼综合征（dry eye syndrome，DES）的倾向，这是引起患者术后不满的常见原因，Kim 等使用 LipiView（TearScience，即第一台量化白内障手术的设备）评估了白内障手术前后泪膜脂质层的厚度。他们发现，白内障手术后泪膜脂质层明显更薄了，并且该脂质层厚薄与DES 显著相关，这表明临床医师在白内障手术后应对所出现的 DES 恶化情况时应该考虑到泪膜脂质层的问题。

（三）角膜造影

OCULUS 5M 角膜地形图仪（OCULUS）是新型的高级角膜地形图仪，它使用红外光提供无创性角膜描记 TBUT，是 TMH 和近红外成像工具[39-41]。Abdelfattah 等[40] 在眼表疾病组与标准对照组的研究中，对使用这种新工具与更传统方法（如荧光素染色）的检测结果进行了比较。该研究组发现眼表疾病组的 OCULUS TMH 值在统计学上显著高于对照组（0.4mm vs 0.3mm，$P=0.001$），而传统的荧光素值在对照组较高（0.4mm vs 0.2mm，$P=0.01$）[40]。眼表疾病和对照组之间的 OCULUS TBUT 值在统计学上则无显著差异（6.7s vs 8.2s，$P=0.69$），而对照组的荧光素分解时间值在统计学上却显著增加（6.7s vs 5.6s，$P=0.05$）。Tian 等发现，通过此设备测量的 TMH 和 TBUT 值的重复性与再现性都是可接受的，而 TMH 更是如此[39]。这又一次彰显出在缺乏新标准的情况下比较新技术与原有方法的难点，尤其是先前的方法已被证明重复性差时。

（四）渗透压

干眼患者还表现出泪膜渗透压过高。前面提到的技术主要集中在成像以细化泪液表面评估上，但要知道的是泪液的成分可能会提供进一步的诊断线索。以前，测量泪液渗透压的一些困难使得测量变得很麻烦，但是新技术正在迅速改变这种状况，如 TearLab 渗透压系统（TearLab）的问世。它是一种手动工具，可实现接近即时的读数，仅需在泪河上应用即可轻松进行测量。Potvin 等在经过同行评审的大量文献中发现，专家大多支持使用泪液渗透压作为诊断、严重性分级和管理干眼的客观数字手段[42]。渗透压既可重复又准确，并且比常规诊断技术具有更好的敏感性和特异性[42-45]。泪液渗透压检查与其他形式的检查相关性差异很大，这再次印证了不同的诊断检查很可能揭示出疾病的不同方面这一事实[46]。目前，区分健康和干眼的共同标准是，如果两只眼睛的泪液渗透压值升高达 308mOsm /L 时[44,47] 或两只眼睛之间存在差异时可以考虑，但请注意的是使用任何诊断工具都必须在整个临床评估的基础上做出最后结论[44]。

（五）睑板腺红外成像

睑板腺功能障碍（meibomian gland dysfunction，MGD）是 DES 蒸发的常见原因，该异常可以定义为由导管阻塞或腺体分泌物引起睑板腺的慢性弥漫性异常[48]。最终，这些变化导致睑脂分泌改变，泪膜不稳定并最终改变眼表[49]。因为 MGD 作为 DES 的病因具有独立的重要性，所以有许多新技术可用于诊断 MGD。过去在临床环境中已经使用了红外热成像技术，对睑板腺进行二维成像以确认腺体是否丢失[50]；然而，详细的解剖结构尚无法清晰地显现出来。多位研究者报道称，红外图像评分差的患者通常结果与临床体征不相关，这表明需要创建新的评估方法[51,52]。

先前我们提到 OCT 在测量泪河中的用途，它也可用于 MGD 的诊断。MGD 患者的睑板腺长度和宽度均有明显降低，这些参数已证实与眼表症状和临床体征相关[53]。Yoo 等提出，与 OCT 相比，使用红外热成像技术对睑板腺二维成像的解释存在不符现象，这表明 OCT 可能是更准确的诊断形式[54]。

鉴于此成像技术的局限性，其结果必须参考其他临床检查。例如，虽然睑板腺损失和睑板质量呈正相关，但 TBUT 和角膜染色评分仅与睑板等级显著相关，而不与睑板腺损失显著相关，所以裂隙灯检查期间所见的睑板表现仍然是诊断中至关重要的部分[55]。

Eom 等的这一发现[55]说明，像睑板腺红外成像这样的诊断方法是有帮助的，但仅靠睑板腺红外成像做出诊断是不够充分的。此外，Kim 等还指出，尽管睑板腺的形态和功能相关性较好，但在分泌过多的 MGD 或混合机制的 MGD 中仍存在与真实功能差异较大的问题[56]。因此，尽管睑板腺红外成像是一种有用的诊断评估工具，但其特异性还不足以排除功能性 MGD。

（六）生物标志物评估

干眼是一种多因素疾病，需要多因素诊断方法。识别炎症存在与否变得越来越重要，甚至可以帮助指导治疗决策[57]。干眼相关的炎症介质很多，其中 MMP-9 是极佳的炎症生物标志物，因为它既可以上调炎症反应，也可以促进 IL-1 和肿瘤坏死因子 - α 的进一步发展，使炎症累积并持续[58-60]。此外，MMP-9 破坏了泪膜的稳定性，可直接导致角膜屏障功能障碍[61]。已有证据表明，在发展至角膜染色阳性之前，MMP-9 即已升高，并导致 30% 的患者泪膜不稳定[62]。有趣的是，MMP-9 基因敲除小鼠对干眼却具有了抵抗力[63]。

InflammaDry（Quidel）是一种快速的临床检查，可以简单地检测 MMP-9 的存在情况，但它没有给出定量结果。该检查通过识别哪些有症状的干眼患者存在潜在的炎症，可预测患者对治疗的反应，从而影响临床治疗策略[64,65]。Messmer 等发现，MMP-9 导致的干眼患者中 40% 的在临床上表现出明显的炎症反应，该结果与 TBUT、Schirmer 试验、结膜和角膜染色、阻塞的睑板腺导管数量及病理性睑板腺分泌物密切相关[65]。

乳铁蛋白是一种由泪腺产生的糖蛋白，已被广泛研究并发现其具有抗炎特性。据报道泪液乳铁蛋白水平是泪液分泌功能的指标[66]。既往的研究报道显示，在患有原发性、继发性和非干燥综合征的干眼患者中，泪液乳铁蛋白水平与结膜角膜上皮病变的严重程度相关[67]。事实上，Touch Tear 乳铁蛋白微测定法（Touch Scientific，Inc）和 Tearscan（Advanced Tear Diagnostics）方法可以快速检测泪液中的乳铁蛋白，如乳铁蛋白水平较低则提示干眼。有学者建议在治疗干燥综合征时将口服乳铁蛋白作为改善泪液稳定性和眼表状况的治疗方法，并建议尽可能补充营养品[68]。

干燥综合征是一种自身免疫性疾病，通常最初表现的症状都是非特异性的，包括眼干和口干。传统意义上，应用 SS-A、SS-B、抗核抗体和类风湿因子进行生物标志物评估有助于诊断。但现在已经可以通过商业途径获得一种更灵敏的临床诊断检查（Sjö，Bausch + Lomb），其中包括与干燥综合征早期相关的新型自身抗体，即唾液蛋白 1、碳酸酐酶 6 和腮腺分泌蛋白[69,70]。临床上通过针刺采指端血或在诊断实验室采集血样检测这些标志物，与传统的单独检验相比，在诊断干眼方面具有更高的敏感度和特异度，且具有早期诊断的潜力[71-74]。

区分 DES 和眼部过敏可能是对临床鉴别诊断最有力的挑战。美国有 3000 万受季节性过敏影响的人，其中 70% 的主诉有眼部症状，因此制订最佳治疗方案以了解患者主诉非常重要[75]。医师开出的检测过敏配方（Bausch + Lomb）是专门用于 DES 和眼部过敏鉴别的临床诊断性试验，它的塑料试剂盒含 58 种过敏原，通过皮肤点刺提供敏感试验。试验可针对眼的具体情况和区域进行调整，从而使医师恰当地控制眼刺激的相关因素。

三、小结

　　干眼是临床上一个常见的问题，但是可用的众多检查方法常常显示出诊断和评估其严重程度的难度。如前所述，无论是在可靠性、敏感性还是在特异性上，每种检查都有各自的局限性，这就对临床医师提出了挑战。由于干眼可能是泪液产生、保留或泪膜本身组成不佳的结果，目前尚无某一独立检查能有效地诊断每个成分。既然没有可靠的金标准作为比较，如何评估这些新模式也被证明具有很大的挑战性。临床医师应该设法熟练掌握干眼症状和体征，并充分了解每种诊断方法（无论是传统技术还是新技术）的局限性，以便使患者得到最好的服务。

（王惠仪　译；王丽强　校）

参 考 文 献

[1] Smith J, Nichols KK, Baldwin EK. Current patterns in the use of diagnostic tests in dry eye evaluation.Cornea. 2008;27:656-662.

[2] Versura P,Frigato M, Cellini M, et al. Diagnostic performance of tear function tests in Sjögren's syndrome patients. Eye. 2007;21:229-237.

[3] Clinch TE,Benedetto DA,Felberg NT,Laibson PR. Schirmer's test. A closer look. Arch Ophthalmol. 1983;101:1383-1386.

[4] Nichols KK,Mitchell GL,Zadnik K.The repeatability of clinical measurements of dry eye. Cornea. 2004;23:272-285.

[5] International Dry Eye Workshop.Methodologies to diagnose and monitor dry eye disease: report of the Diagnostic Methodology Subcommitee of the International Dry Eye WorkShop. Ocul Surf. 2007;5:108-152.

[6] Schirmer O.Studien zur physiologie und pathologie der tranen-absonderung und tranenabfuhr. Graefes Arch Clin Exp Ophthalmol.1903;56:197-291.

[7] Cho P,Yap M. Schirmer test II.A clinical study of repeatability. Optom Vis Sci. 1993:70:157-159.

[8] Cho P. Schirmer test I.A review. Optom Vis Sci. 1993;70(2):152-156.

[9] Kallarackal GU,Ansari EA,Amos N, et al.A comparative study to assess the clinical use of fluorescein meniscus time(FMT)with tear break up time(TUBT)and Schirmer's tests(ST)in the diagnosis of dry eye. Eye. 2002;16:594-600.

[10] Tomlinson A, Blades KJ, Pearce EI. What does the phenol red thread test actually measure? Optom Vis Sci. 2001;78:142-146.

[11] Senchyna M, Wax MB. Quantitative assessment of tear production: a review of methods and utility in dry eye drug discovery. J Ocul Biol Dis Infor. 2008;1(1):1-6.

[12] Lucca JA,Nunez JN, Farris RL.A comparison of diagnostic tests for keratoconjunctivitis sicca: lactoplate, Schirmer, and tear osmolarity. CLAO J. 1990;16:109-112.

[13] Lee JH,Hyun PM. The reproducibility of the Schirmer test. Korean J Ophthalmol, 1988;2:5-8.

[14] Pinschmidt NW.Evaluation of the Schirmer tear test. South Med J. 1970;63:1256.

[15] Afonso AA, Monroy D, Stern ME, et al. Correlation of tear clearance and Schirmer test scores with ocular irritation symptoms. Ophthalmology. 1999;106:803-810.

[16] Tabak S. A short Schirmer tear test. Contacto. 1972;16:38-42.

[17] Hamano HM, Hori M, Hamano T, et al. A new method for measuring tears. CLAO J.1983;9:281-289.

[18] Chiang B,Asbell PA, Franklin B. Phenol-red thread test and Schirmer test for tear production in normal and dry eye patients. Invest Ophthalmol Vis Sci. 1988;29(Suppl):337.

[19] Saleh TA,Bates AK,Ewings P. Phenol red thread test vs Schirmer's test: a comparative study. Eye. 2006;20:913-915.

[20] Sakamoto R,Bennett ES, Henry VA, et al. The phenol red thread tear test: a cross cultural study. Invest Ophthalmol Vis Sci. 1993;34:3510-3514.

[21] Cho P. The cotton thread test: a brief review and a clinical study of its reliability on Hong Kong-Chinese. Optom Vis Sci. 1993;70:804-808.

[22] Vanley GT, Leopold IH, Gregg TH. Interpretation of tear film breakup. Arch Ophthalmol. 1977;95:445-448.

[23] Johnson ME,Murphy PJ. The effect of instilled fluorescein solution volume on the values and repeatability of TBUT measurements. Cornea. 2005;24:811-817.

[24] Kim J, Foulks GN. Evaluation of the effect of lissamine green and rose bengal on human corneal epithelial cells. Cornea. 1999;18:328-332.

[25] Kim J. The use of vital dyes in corneal disease. Curr Opin Ophthalmol. 2000;11(4):241-247.

[26] Sron AJ,Evans VE, Smith IA. Grading of corneal and conjunctival staining in the context of other dry eye tests. Cornea. 2003;22(7):640-650.

[27] van Bijsterveld OP.Diagnostic tests in the sicca syndrome. Arch Opbthalmol. 1969;82:10-14.

[28] Yokoi N, Komuro A. Non-invasive methods of assessing the tear film. Exp Eye Res. 2004;78:399-407.

[29] Savini G, Barboni P, Zanini M. Tear meniscus evaluation by optical coherence tomography. Ophthalmic Surg Lasers Imaging. 2006;37:112-118.

[30] Wang J, Aquavella J, Palakuru J, et al. Relationships between central tear film thickness and tear menisci of the upper and lower eyelids. Invest Ophtbalmol Vis Sci. 2006;47:4349-4355.

[31] Ibrahim OM, Dogru M, Takano Y, et al. Application of Visante optical coherence tomography tear meniscus height measurement in the diagnosis of dry eye disease. Ophthalmology. 2010;117(10):1923-1929.

[32] Nguyen P, Huang D, Li Y, et al. Correlation between optical coherence tomography-derived assessments of lower tear meniscus parameters and clinical features of dry eye disease. Cornea. 2012;31(6):680-685.

[33] Akiyama R, Usui T, Yamagami S. Diagnosis of dry eye by tear meniscus measurements using anterior segment swept source optical coherence tomography. Cornea. 2015;34(Suppl 11):S115-S120.

[34] Hwang HS, Shin JG, Lee BH, Eom TJ, Joo C-K. In vivo 3D meibography of the human eyelid using real time imaging fourier-domain OCT. PLoS One. 2013;8(6).

[35] Goto E, Dogru M, Kojima T, Tsubota K. Computer-synthesis of an interference color chart of human tear lipid layer, by a colorimetric approach. Invest Ophthalmol Vis Sci. 2003;44(11):4693-4697.

[36] Maissa C, Guillon M. Tear film dynamics and lipid layer characteristics: effect of age and gender. Cont Lens Anterior Eye. 2010;33(4):176-182.

[37] Mathers WD. Evaporation from the ocular surface. Exp Eye Res. 2004;78:389-394.

[38] Kim JS, Lee H, Choi S, Kim EK, Seo KY, Kim T. Assesment of the tear film lipid layer thickness after cataract surgery. Semin Ophthalmol. 2018;33(2):231-236.

[39] Tian L, QuJ, zhang X, Sun X. Repeatability and reproducibility of noninvasive keratograph 5M measurements in patients with dry cye disease. J Ophthalmol. 2016;2016:8013621.

[40] Abdelfattah NS, Dastiridou A, Sadda SR, Lee OL. Noninvasive imaging of tear film dynamics in eyes with ocular surface disease. Cornea, 2015;34(Suppl 10):S48-S52.

[41] Khanal S, Tomlinson A, McFadyen A, et al. Dry eye diagnosis. Invest Ophthalmol Vis Sci. 2008;49:1407-1414.

[42] Potvin R, Makari S, Rapuano CJ. Tear film osmolarity and dry eye disease: a review of the literature. Clin Ophthalmol(Auckland, NZ). 2015;9:2039-2047.

[43] Versura P, Profazio V, Campos EC. Performance of tear osmolarity compared to previous diagnostic tests for dry eye diseases. Curr Eye Res. 2010;35(7):553-564.

[44] Lemp MA, Bron AJ, Baudouin C, et al. Tear osmolarity in the diagnosis and management of dry eye disease. Am J Ophthalmol. 2011;151(5):792-798.el.

[45] Tomlinson A, Khanal S, Ramaesh K, Diaper C, McFadyen A. Tear film osmolarity: determination of a referent for dry eye diagnosis. Invest Ophthalmol Vis Sci. 2006;47(10):4309-4315.

[46] Sullivan BD, Crews LA, Messmer EM, et al. Correlations between commonly used objective signs and symptoms for the diagnosis of dry eye disease: clinical implications. Acta Ophthalmol. 2014;92(2):161-166.

[47] Jacobi C, Jacobi A, Kruse FE, Cursiefen C. Tear film osmolarity measurements in dry eye disease using electrical impedance technology. Cornea. 2011;30(12):1289-1292.

[48] Nelson JD, Shimazaki J, Benitez-del-Castillo JM, et al. The International Workshop on Meibomian Gland Dysfunction: report of the definition and classification subcommittee. Invest Ophthalmol Vis Sci. 2011;52:1930-1937.

[49] Knop E, Knop N, Millar T, et al. The International Workshop on Meibomian Gland Dysfunction: report of the subcommittee on anatomy, physiology, and pathophysiology of the meibomian gland. Invest Ophthalmol Vis Sci. 2011;52:1938-1978.

[50] Arita R, Itoh K, Inoue K, Amano S. Noncontact infrared meibography to document age-related changes of the meibomian glands in a normal population. Ophthalmology. 2008;115:911-915.

[51] Finis D, Ackermann P, Pischel N, et al. Evaluation of meibomian gland dysfunction and local distribution of meibomian gland atrophy by non-contact infrared meibography. Curr Eye Res.2015;40(10):982-989.

[52] Ngo W, Srinivasan S, Schulze M, Jones L. Repeatability of grading meibomian gland dropout using. Two infrared systems. Optom Vis Sci. 2014;91:658-667.

[53] Liang Q, Pan Z, Zhou M, et al. Evaluation of optical coherence tomography meibography in patients with obstructive meibomian gland dysfunction. Cornea. 2015;34(10):1193-1199.

[54] Yoo YS, Na KS, Byun YS, et al. Examination of gland dropout detected on infrared meibography by using

optical coherence tomography meibography. Ocul Surf. 2017;15(1):130-138.

[55] Eom Y, Choi KE, Kang SY, Lee HK, Kim HM, Song JS. Comparison of meibomian gland loss and expressed meibum grade between the upper and lower eyelids in patients with obstructive meibomian gland dysfunction. Cornea. 2014;33(5):448-452.

[56] Kim HM, Eom Y, Song JS. The relationship between morphology and function of the meibomian glands. Eye Contact Lens. 2018;44(1):1-5.

[57] Kaufman HE. The practical detection of mmp-9 diagnoses ocular surface disease and may help prevent its complications. Cornea. 2013;32(2):211-216.

[58] Chotikavanich S, de Paiva CS, Li de Q, et al. Production and activity of matrix metalloprotein-ase-9 on the ocular surface increase in dysfunctional tear syndrome. Invest Ophthalmol Vis Sci. 2009;50(7):3203-3209.

[59] Li DQ, Chen Z, Song XJ, Luo L, Pflugfelder SC. Stimulation of matrix metalloproteinases by hyperosmolarity via a JNK pathway in human corneal epithelial cells. Invest Ophthalmol Vis Sci. 2004;45(12):4302-4311.

[60] Massingale ML, Li X, Vallabhajosyula M, Chen D, Wei Y, Asbell PA. Analysis of inflammatory cytokines in the tears of dry eye patients. Cornea. 2009;28(9):1023-1027.

[61] Corrales RM, Stern ME, De Paiva CS, Welch J,Li DQ, Pflugfelder SC. Desiccating stress stimulates expression of matrix metalloproteinases by the corneal epithelium. Invest Ophthalmol Vis Sci. 2006;47(8):3293-3302.

[62] Sambursky R, Davitt WF 3rd, Friedberg M, Tauber S. Prospective, multicenter, clinical evaluation of point-of-care matrix metalloproteinase-9 test for confirming dry eye disease. Cornea. 2014;33(8):812-818.

[63] Pflugfelder SC, de Paiva CS, Tong L, Luo L, Stern ME, Li DQ. Stress-activated protein kinase signaling pathways in dry eye and ocular surface disease. Ocul Surf. 2005;3(Suppl 4):S154-S157.

[64] Sambursky R. Presence or absence of ocular surface inflammation directs clinical and therapeutic management of dry eye. Clin Ophtbalmol(Auckland, NZ). 2016;10:2337-2343.

[65] Messmer EM, von Lindenfels V, Garbe A, Kampik A. Matrix metalloproteinase 9 testing in dry eye disease using a commercially available point-of-care immunoassay. Ophthalmology. 2016;123(11):2300-2308.

[66] ConneelyOM. Antiinflammatory activities of lactoferrin. J Am Coll Nutr. 2001;20(5 Suppl):389S-395S.

[67] Danjo Y, Lee M, Horimoto K, Hamano T. Ocular surface damage and tear lactoferrin in dry eye syndrome. Acta Ophthalmol(Copenh). 1994;72:433-437.

[68] Dogru M, Matsumoto Y, Yamamoto Y, et al. Lactoferrin in Sjögren's syndrome. Ophthalmolo-gy. 2007;114(12):2366-2367.

[69] Shen L, Suresh L, Lindemann M, et al. Novel autoantibodies in Sjögren's syndrome. Clin Immunol. 2012;145:251-255.

[70] Shen L, Kapsoqeorqou EK, Yu M, et al. Evaluation of salivary gland protein 1 antibodies in patients with primary and secondary Sjögren's syndrome. Clin Immunol. 2014;155:42-46.

[71] Matossian C,Micucci J. Characterization of the serological biomarkers associated with Sjögren's syndrome in patients with recalcitrant dry eye disease. Clin Ophthalmol. 2016;10:1329-1334.

[72] Beckman KA, Luchs J, Milner MS. Making the diagnosis of Sjögren's syndrome in patients with dry eye. Clin Ophthalmol.2016;10:43-53.

[73] Suresh L, Malyavantham K, Shen L, Ambrus JL, Jr. Investigation of novel autoantibodies in Sjögren's

syndrome utilizing Sera from the Sjögren's international collaborative clinical alliance cohort. BMC Ophthalmol. 2015;15(1):38.

[74] Beckman KA. Detection of early markers for Sjögren syndrome in dry eye patients. Cornea. 2014;33(12):1262-1264.

[75] Singh K,Axelrod S,Bielory L.The epidemiology of ocular and nasal allergy in the United States,1988-1994. J Allergy Clin Immunol. 2010;126(4):778-783.e6.

第 5 章

眼睑功能异常与干眼

Katherine Duncan, Jenny Y. Yu

【本章要点】

- 眼睑的位置和功能异常是干眼危险因素中容易被忽略的一项。
- 眼睑成形术后的患者，其干眼发生率可以高达 25%。
- 面神经麻痹可以影响眨眼和眼睑闭合，导致角膜暴露。
- 药物和（或）手术可以有效解决眼睑病变，从而改善干眼。

眼睑的结构、位置和功能常常是干眼（DED）被忽视的危险因素。其实眼睑的功能是保护眼表和促进泪液分布的。眼睑的解剖学结构和位置异常通常会加重干眼的症状。本章将回顾导致干眼常见的与年龄相关的眼睑病理改变。

一、解剖和功能

详细理解眼睑的正常解剖功能对于明确导致干眼的眼睑病理是至关重要的。据我们所知，上下眼睑围成睑裂，内外眦韧带维持睑裂的正常结构。外眦韧带附着点比内眦韧带约高 2mm。内眦韧带在到达泪前嵴之前会跨过泪囊。正视前方时，上睑缘会遮盖角膜上方 1 ~ 2mm，而下睑缘距离下方角膜缘不超过 2mm。上睑的收缩主要依靠由第Ⅲ对脑神经支配的上睑提肌。眼睑的闭合主要依靠由第Ⅶ对脑神经支配的眼轮匝肌。眼睑可分为前层（皮肤和眼轮匝肌）和后层（睑板腺和结膜）。睑缘是结膜、眼轮匝肌和皮肤上皮的交界部位。泪液由油脂层、黏蛋白层和水液层组成。睑板腺的开口位于睑缘，其呈竖状排列，主要功能是分泌油脂。结膜含有分泌黏液的杯状细胞，副泪腺分泌水液。主泪腺位于眼球的颞外侧，可分泌泪水进入颞外侧穹窿。任何影响这些结构的病理因素都有可能加重干眼[1,2]。

二、与年龄相关的改变

随着年龄的增长，皮肤弹性逐渐丧失、软组织萎缩、骨骼改变，加之紫外线照射均可改变眼周状态。更准确地讲，是韧带松弛和睑板腺萎缩增加了水平位的眼睑松弛。水平松弛会降低眼睑的稳定性，增加睑内翻或睑外翻的风险（图 5-1）[3]。眼睑刷位于睑缘内缘处，由增厚的结膜上皮细胞和杯状细胞组成，其在瞬目时与眼球表面紧密接触，主要功能是将泪液涂布于眼表，使之形成泪膜并保护眼表的完整性，形成了独特的润滑系统[4]。年龄增长所致眼睑的松弛加重，可使眼睑刷涂布泪液的功能受到损害。眼睑松弛的患者可出现眼部干涩感、泪膜稳定性的下降、眼表细胞染色和泪液分泌量的减少[5]。

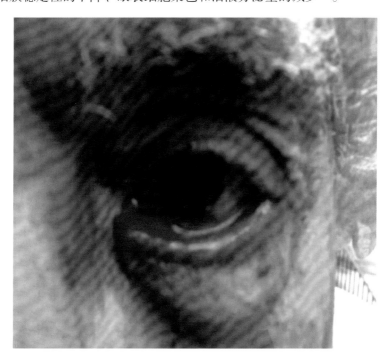

图 5-1　眼睑松弛所致的下睑外翻

评估与年龄有关的眼睑松弛要从检查睑缘的解剖位置开始。睑缘应紧贴眼球，下睑缘与角膜下缘的距离应在 2mm 内。由于眼睑松弛，睑缘会出现向内和向外的翻转，这就是睑内翻或睑外翻。快速向下牵拉下睑，然后撤去外力，评估下睑恢复到正常位置的时间，此方法称为快速回复试验。下睑的延迟或不完全回复是眼睑松弛的标志之一，另一个指标是下睑与眼球的过度分离。眼睑松弛可以相对容易地被眼睑收紧手术纠正，如外侧睑板条形或楔形切除。减少下睑脂肪也有助于治疗轻度外翻（图 5-2），治疗时应考虑到这一点。睑外翻并面中退缩常作为干眼的危险因素之一（图 5-3）。临床检查时下睑的垂直位移常被忽视，其实这一位移相比于眼睑的水平松弛，可加重眼表暴露和眼部干涩感。年龄相关的眼睑退缩治疗方法包括使用垫圈支撑下睑；通过外眦入路提拉面中以减少下睑退缩。

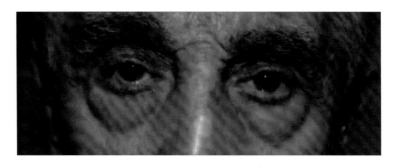

图 5-2 下睑脂肪垫的形态，可行手术减少

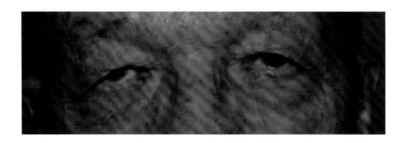

图 5-3 合并面中下垂的眼睑退缩

三、瘢痕所致改变

各种皮肤疾病、创伤或手术并发症均可导致眼睑的瘢痕性改变。这些变化可能会干扰眼睑的正常位置和功能。在美国，眼睑成形术是引起干眼最常见的原因，因此术前应该对患者眼部症状和体征进行全面评估。然而，现状是很多外科医师没有相应的检查设备及对其进行详细评估的能力。眼睑成形术通常涉及去除眼睑皮肤和眼轮匝肌。切除过多的组织会导致术后眼球突出和睑外翻。而结膜入路可能会导致结膜瘢痕和睑板的缩短，从而出现睑内翻。在眼睑成形术后，有多达 25% 的患者出现眼干症状，后续常进展成为一种慢性疾病[6]。

眶底骨折修复术是经结膜或下睑皮肤做切口，无论采用哪种方式，瘢痕性下睑退缩都是常见的并发症，其中下睑皮肤切口的并发症更为常见[7]。以图 5-4 的患者为例，可见到下睑退缩导致眼表的暴露和慢性炎症，降低了眼表稳定性。

创伤、烧伤、感染及皮肤病也会导致眼睑组织的瘢痕，改变其正常位置及结构（图 5-5）。任何层面的眼睑瘢痕都会降低眼睑涂布泪液，形成泪膜的功能。

因此，应询问干眼症患者的眼部手术史、外伤史或皮肤病史，评估眼睑的位置和瞬目功能。瘢痕导致的眼睑移位通常需要手术治疗，实施瘢痕松解或行皮肤／黏膜的移植。

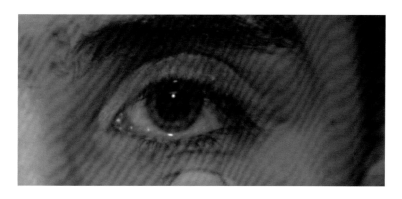

图 5-4　眼眶骨折修复术后的瘢痕性眼睑退缩

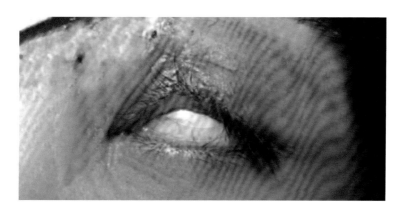

图 5-5　眼睑撕裂伤后的瘢痕性兔眼症

四、神经系统对眼睑功能的影响

　　眼睑位置和功能高度依赖于支配眼睑肌肉的神经，一旦眼轮匝肌瞬目功能的破坏会导致干眼和角膜暴露。这在面神经麻痹患者中是最为显著的表现。面神经麻痹的病因可能是感染、炎症、肿瘤、创伤或特发性因素。在这些病例中可以用 House-Brackmann 分级量表动态评估其面神经功能[8]。面神经麻痹患者存在睑裂的增宽、瞬目反射丢失、泪液量的减少、麻痹性下睑外翻和兔眼症等表现。它们都与干眼相关。对这些患者的诊疗取决于面瘫的严重程度和预后，临床最好根据疾病分期选择诊疗方案，包括润滑、睑缘缝合术、上睑负重手术（译者注：上睑负载手术，即增加上睑重量以减小睑裂，如上睑植入金片等植入物）或下睑外翻修复、眉周组织的提拉和面中组织提升术[9]。

　　虽然有很多手术可以纠正眼睑位置，但术后瞬目率比起正常人仍然是降低的，泪液的涂布也受到影响。

　　面部表情并未被认为是干眼的病因，但其与干眼有相关性，因此在评估有干眼症状的患者时应考虑该因素。原发性眼睑痉挛是一种以频繁瞬目和上睑提肌不自主痉挛为特征的疾病（图 5-6）。大多数患者在出现眼睑痉挛的症状之前都有眼部干涩感[10]。面肌痉挛的特点是一侧面部偶发性挛缩。常见于面神经麻痹患者，其病理生理学表现为血管压迫面神经或面神经麻痹后的异常再生，干眼原因可能由神经功能衰弱引起。其一线的治疗方案为神经毒素注射[11]。

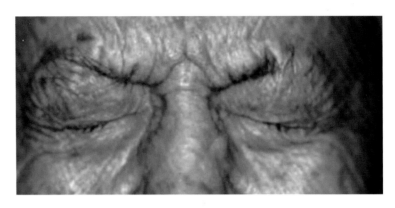

图 5-6　眼睑痉挛的特征

五、系统疾病对眼睑功能的影响

甲状腺眼病和眼睑松弛综合征是系统性疾病对眼睑功能产生不利影响的表现，其可能导致干眼。50% 的甲状腺疾病患者会发生甲状腺眼病。其病理生理学机制尚不清楚，但业界认为与甲状腺受体的自身抗体与眶内组织抗原存在交联反应有关，从而产生炎症反应以导致组织水肿、纤维化和眶内脂肪增生。临床表现为眼睑退缩、眼球突出、兔眼症和限制性斜视（图 5-7）。压迫性视神经病变是其最严重的后遗症。大多数甲状腺眼病的患者中都存在干眼症状，这显著降低了患者的生活质量。这些人发生干眼的机制可能来自眼睑退缩、眼球突出、兔眼症、不完全瞬目及泪液分泌量减少所引起的炎症反应[12]。这类患者干眼的治疗方案取决于其疾病的活动度和严重程度。眼表润滑和泪小点封闭可作为缓解症状的一线治疗方案。在疾病活动期，针对眼表暴露的临时处理包括改善上睑退缩的神经毒素注射和眼睑缝合术。类固醇是该病急性发作期的首选治疗药物。一旦病情稳定，为改善眼表暴露情况及干眼症状可采取进一步的手术干预，如眼眶减压术和眼睑成形术。

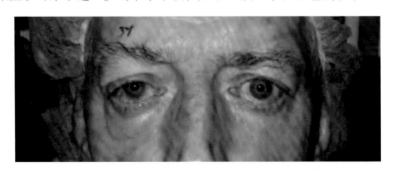

图 5-7　甲状腺眼病的下睑退缩和眼突特征

眼睑松弛综合征是一种以严重上睑松弛、睑板变软可折叠和慢性乳头状结膜炎为特征的疾病。这些变化易导致上睑移位和外翻，影响眼睑保护眼表和涂布泪液的功能。慢性炎症可由眼睑移位引起，从而导致睑板腺功能障碍及泪膜不稳定[13]。虽然确切的病理生理机制尚不清楚，但此综合征与阻塞性睡眠呼吸暂停综合征有密切关系[14]。持续气道正压通气（continuous positive airway pressure therapy，CPAP）用于治疗睡眠呼吸暂停，已证实此方法对于改善眼睑松弛综合征[15]是有效的。其他治疗方案包括润滑和收紧手术，如外侧睑板条形切除和上睑皮肤的楔形切除。

六、化妆品的影响

因为眼睛是面部的美感中心，大量化妆品和美容产品被用于眼睑上。浓妆可能会导致睑板腺功能障碍，因泪膜不稳定导致干眼的患者不建议化浓妆。睫毛增长液（0.03% 比马前列素）是一种商业产品，可促进睫毛的生长，使其更长、更浓密。目前证实结膜充血、眼痒和点状角膜炎是使用睫毛增长液的不良反应[16]。近年粘接假睫毛越来越受欢迎，其操作过程中要使用黏合胶将合成睫毛固定在天然睫毛上。这种胶水已被报道会引起部分患者发生过敏性眼睑炎和角结膜炎，也可能与睑板腺功能障碍和泪膜不稳定的发生有关[17]。用眼线笔和文眼线也会影响睑板腺的健康，最终导致泪膜脂质层异常。

眼周的非手术美容治疗逐渐增多。化学和激光的皮肤修复会暂时加重干眼症状。注射神经毒素和胶原填充物导致的并发症影响眼睑睁开和闭合功能时，也会导致眼干。眼周区域周围的脂肪转移会引起眼表炎症，也可能导致干眼症状。在评估患者出现干眼症状和（或）干眼症状加重时，询问关于使用这些非手术美容治疗的病史是很重要的。

七、小结

眼睑在维持眼表稳态中起着不可或缺的作用。任何影响眼睑正常结构和功能的因素都有可能导致干眼。准确理解眼睑的病理生理变化对于明确干眼的病因及危险因素至关重要。眼睑的病理生理变化可用药物或手术有效处理，以达到改善眼部干涩感的目的。

（丁文琦　译；王丽强　校）

参 考 文 献

[1] Nerad JA. Techniques in Ophthalmic Plastic Surgery: A Personal Tutorial. London, England: Elsevier;2010.

[2] Holds JB. 2013-2014 Basic and Clinical Science Course: Orbit, Eyelids and Lacrimal System. San Francisco, CA: American Academy of Ophthalmology; 2013.

[3] Ko AC, Korn BS, Kikkawa DO. The aging face. Surv Ophthalmol. 2017;62(2):190-202. doi:10.1016/j.survophthal.2016.09.002.

[4] Knop N, Korb DR, Blackie CA, Knop E. The lid wiper contains goblet cells and goblet cell crypts for ocular surface lubrication during the blink. Cornea. 2012;31(3):668-679.

[5] Chhadva P, McClellan AL, Alabiad CR, Feuer WJ, Batawi H, Galor A. Impact of eyelid laxity on symptoms and signs of dry eye disease. Cornea. 2016;35:531-535.

[6] Prischmann J, Sufyan A, Ting JY, Ruffin C, Perkins SW. Dry eye symptoms and chemosis following blepharoplasty. JAMA Facial Plast Surg. 2013;15(1):39-46.

[7] Rasche G, Djedovic G, Peisker A, et al. The isolated orbital floor fracture from a transconjunctival or subciliary perspective-A standardized anthropometric evaluation. Med Oral Patol Oral Cir Bucal. 2016;21(1):e111-e117.

[8] House JW, Brackmann DE. Facial nerve grading system. Otolaryngol Head Neck Surg. 1985;93(2):146-147.

[9] Rahman I, Sadiq SA. Ophthalmic management of facial nerve palsy: a review. Surv Ophthalmol. 2007;52(2):121-144.

[10] Lu R, Huang R, Li K, et al. The influence of benign essential blepharospasm on dry eye disease and ocular inflammation. Am J Ophthalmol. 2014;157:591-597.

[11] Abahneh OH Cetinkaya A, Kulwin DR. Long-term efficacy and safety of botulinum toxin A injections to treat blepharospasm and hemifacial spasm. Clin Exp Ophthalmol. 2014;42(3):254-261.

[12] Selter JH, Gire AI, Sikder S. The relationship between Graves' ophthalmopathy and dry eye syndrome.Clin Ophthalmol. 2015;9:57-62.

[13] Liu DT, Di Pascuale MA, Sawai J, Gao Y, Tseng SCG. Tear film dynamics in floppy eyelid syndrome. Invest Ophthalmol Vis Sci. 2003;44:1897-1905.

[14] Muniesa MJ, Huerva V, Sanchez-de-la-Torre M, Martinez M, Jurjo C, Barbe F. The relationship between floppy eyelid syndrome and obstructive sleep apnea. Br J Ophthalmol. 2013;97:1387-1390.

[15] McNab AA. Reversal of floppy eyelid syndrome with treatment of obstructive sleep apnoea. Clin Experiment Ophthalmol. 2000;28(2):125-126.

[16] Ahluwalia GS. Safety and efficacy profile of bimatoprost solution 0.03% topical application in patients with chemotherapy-induced eyelash loss. J Investig Dermatol Symp Proc. 2013;16:S73-S76.

[17] Amano Y, Sugimoto Y, Sugita M. Ocular disorders due to eyelash extensions. Cornea. 2012;31(2):121-125.

第三部分

病例研究和临床方案的管理

正确的方法是什么

第 6 章

25 岁佩戴隐形眼镜和粘假睫毛的
应用程序设计师患干眼 1 例

Emily J. Jacobs, Michelle K. Rhee

【本章要点】

● 美国人平均每天花 7h 盯着屏幕，这会导致干眼。瞬目频率减少 66%，导致泪液蒸发增加。将屏幕置于视线下 4 ~ 5 英寸（1 英寸 =2.54cm）可以减少暴露和蒸发。

● 粘假睫毛和文眼线是流行的美容趋势，可能与角结膜炎和泪膜不稳定有关。

● 患者需要接受教育，了解眼部增白、眼外置入物（结膜下置入珠宝）和不规范使用装饰性隐形眼镜的危险。

如今社会比以往任何时候都更加依赖技术。无论是智能手机、平板电脑还是笔记本电脑，美国上班族平均每天花好几个小时盯着屏幕。视频终端综合征并不少见，长时间看屏幕会影响眼表，加重干眼的症状和体征。对很多人来说，每天的一部分屏幕时间都花在了社交媒体上，而社交媒体关注的焦点之一通常与美容趋势有关。眼部装饰如粘假睫毛、永久的文身、眼睛美白和眼睑整容手术等，这些都很常见，所有这些都可能导致干眼。另外，无论是美容还是以医疗为目的，隐形眼镜的使用也越来越受欢迎。从本章所述的患者病例来看，有关隐形眼镜的正确护理和眼表美容风险的教育对预防眼表疾病是至关重要的。

一、视频终端综合征

就像这位 25 岁的应用程序设计师一样，美国人中平均每天花 7h 盯着屏幕的大有人在。一项研究显示，有高达 72% 的人经历过干眼[1]，女性症状尤其严重。而且当每天使用计算机时间超过 6h 时症状通常更显著。另一项研究表明，那些佩戴隐形眼镜，每天在计算机上花 4h 以上的人，泪河高度明显较低[2]。因为在计算机前工作时，瞬目频率平均减少 66%，这就导致了泪液蒸发的增加。最近还有一项研究表明，每天使用计算机数小时的人，其黏液蛋白 -5AC 的浓度下降，黏液蛋白 -5AC 是杯状细胞分泌的泪液中含有的润滑剂[3]。使用屏幕的时间越长，泪液中的黏蛋白 -5AC 越少。此外，长时间看屏幕会导致泪腺分泌减少[4]。理想情况下，屏幕应该位于距视线平面下 4 ~ 5 英寸的地方，以减少眼表暴露和蒸发性干眼的症状。

二、粘假睫毛

正如这位患者所接受的认知，目前最流行的眼部美容趋势之一是粘假睫毛，即使用一种黏合剂将假睫毛粘在自然睫毛上。黏合剂通常含有乳胶、甲醛或其他化学物质，这些物质会对眼表有损害。在一项对 107 例事先无眼部疾病而粘假睫毛求美者的研究中，其中 64 例患者发展为角结膜炎，42 例患者发展为过敏性结膜炎，这都可能是使用黏合剂造成的。据观察有人还发生结膜糜烂和结膜下出血[5]。另一项研究表明，26.8% 的女性经历过眼部充血、疼痛和发痒[6]。气流实验也已证实，非自然长睫毛会引导气流和灰尘颗粒进入眼表[7]，这就增加了眼表的剪应力及蒸发性干眼。此外，压力的增加和外来颗粒可能增加干燥眼表的感染风险。

三、文眼线

现在很多女性都选择用永久眼线来代替日常化妆（图 6-1）。研究表明，文眼线会损伤睑板腺而降低泪膜的稳定性。进而导致泪膜破裂时间缩短，经荧光素钠染色证实可见角膜上皮缺失[8]。这些作用叠加起来会加重干眼的症状和体征。一项病例报道，即使在文眼线数年之后，患者仍会出现泪膜稳定性下降、眼表上皮缺失和双眼睑板腺广泛萎缩的现象[9]。此外，眼睑结构遭到破坏及色素颗粒所引起的慢性炎症会导致干眼加重[10]。

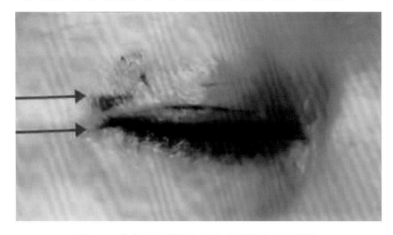

图 6-1　化妆（上箭头）和文（下箭头）的眼线

四、眼睛美白

在东亚地区流行的眼部美白手术已被用于治疗眼部慢性充血或色素沉着。有一些技术被用来实现眼睛美白，最常见的方法之一是广泛的结膜切除和筋膜囊切除术，同时局部注射丝裂霉素 C（mitomycin C, MMC）或贝伐单抗[11]。I-Brite（Boxer Wachler 视觉研究所）眼美白系统也包括结膜切除术和应用 MMC，其在美国也是可被允许选择的一种手段。还有一种方法是将白色文身染料注射到结膜下，以获得白色外观[12]。

许多研究表明，这些手术可引起高达 90% 的并发症。一项研究报道了 17 只眼睛中有 16 只有持续性结膜上皮缺失，其中 10 只眼睛需要做羊膜移植以促进上皮再生[13]。另一项包含 1713 名患者的研究显示，干眼是仅次于纤维增生的第二常见并发症，影响了 32% 的患者[11]。术后平均 12.9 个月进行的电话随访调查结果统计，56.9% 的干眼患者症状没有改善并对手术结果不满意[11]。这反映了结膜在泪膜功能中起着不容忽视的作用。另一项研究也支持了这一观点，该研究发现 23% 的患者患有慢性眼泪功能不全综合征[14]。此外，也有关于角膜缘干细胞损伤的报道[13]。考虑到并发症的高发率和严重性，包括后续延迟发生的巩膜变薄，笔者认为应该建议患者不要进行这种手术[15]。

五、眼睑整容术

眼睑手术，无论是出于美容原因还是视觉上明显的皮肤松弛，都可能由于增加眼表暴露而加重干眼。虽然 Schirmer 试验不是筛查干眼的唯一方法，但该检查已被推荐用在眼睑整形术前来筛查泪液分泌减少的患者[16]。在对 544 名眼整形外科医师的调查中发现，36% 的人不做泪液试验，33% 的人在有症状或体征时才做试验，只有 29% 的人一直做相关试验[16]。另有研究表明，眼睑术后泪液的数量和质量均可降低[17]。在一项对 892 例眼睑整形术的 10 年大型回顾性研究中，分别报道了 26.5% 和 26.3% 的患者出现干眼症状和球结膜水肿。同样的研究表明，在同时接受上、下眼睑整形术的患者中，干眼症状和球结膜水肿及术后出现眼睑闭合不全的发生率明显高于正常人[18]。一些术者建议可行局部的皮肤切除和术前封闭泪小点来预防干眼[19,20]，虽然已封闭泪小点，但一些患者仍有干眼症状的加重。虽然该症状的加重可能是短暂的，但医师在手术前应明确告知患者手术有增加眼表暴露并发症的可能性。

六、眼外的置入物

眼外置入物最初由荷兰创新眼外科研究所开发，并被命名为"宝石眼"，这一置入手术目前在美国越来越流行。该手术包括置入一小块装饰性珠宝，一般约 3mm 大小，位于结膜的浅层之下。2004 年，美国眼科学会公开反对整容置入物，认为它们会导致瘢痕组织、感染和巩膜侵蚀。此外，考虑到结膜的活动性，置入物可能会发生移动，从而导致眼部出血和炎症。这种表面炎症和瘢痕的风险可能增加干眼的症状和体征，所以我们建议患者不要置入眼外置入物。

七、隐形眼镜

无论是出于美容还是功能性目的，隐形眼镜的使用都非常普遍，然而隐形眼镜会对眼表产生负面影响。2007年国际干眼研讨会报道，50%的隐形眼镜使用者有干眼症状[21]。女性出现症状的可能性比男性高50%。有研究表明，隐形眼镜降低了泪膜厚度，改变了正常泪液动力学，因而泪膜常被分为隐形眼镜前和隐形眼镜后[22]。此外，佩戴隐形眼镜会改变睑板腺形态而降低泪膜脂层的稳定性[23]。事实上，佩戴隐形眼镜的时间越长，眼睑内发挥功能的睑板腺减少就越多[24]。这反过来导致泪膜的蒸发更快和泪膜破裂时间更短。尤其是含水量较高的隐形眼镜更容易干燥。此外，这些隐形眼镜会引起泪膜更薄和泪膜破裂时间缩短（非侵入性检测）。研究显示，如果比佩戴隐形眼镜前的泪膜变薄时间缩短3s，则表明由于佩戴隐形眼镜导致了泪膜功能障碍[25]。

已有研究指出，使用日抛型隐形眼镜的患者症状有所改善[26]，在使用含水量较低的隐形眼镜和改用硅水凝胶隐形眼镜的患者中症状也有所改善[27, 28]。清洁剂从多功能性转向过氧化氢溶液也可能有助于改善干眼症状[29]。然而，这种方法不推荐给间歇性使用隐形眼镜的患者，因为他们的隐形眼镜会在中和溶液中放置许多天。同时推荐使用人工泪液和泪小点封闭，口服 ω-3 和 ω-6 脂肪酸补充剂也可以减少蒸发性泪液损失[30]。患者教育和提高患者对隐形眼镜护理的依从性至关重要，因为有研究表明，在佩戴隐形眼镜的人群中，有半数无症状患者在常规随访期间出现的隐形眼镜相关并发症是可以治疗的[31]。

特别是装饰性或美容性隐形眼镜，由于其常常不受管理和监督，会对眼表造成严重损害（图6-2）。2013年，美国食品药品监督管理局（FDA）与美国移民和海关执法局及美国国土安全部合作，查获了超过2万副非法进口的假冒隐形眼镜。第二年，在加利福尼亚州洛杉矶市，12名被告被发现在没有医师处方的情况下在万圣节商店销售假冒和污染的装

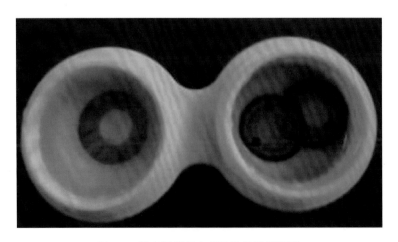

图6-2 没有医师处方的装饰性隐形眼镜

饰性隐形眼镜。自 2005 年以来，美国规定在没有医师处方的情况下销售隐形眼镜是非法的，并将所有的隐形眼镜（包括平光隐形眼镜）都视为医疗设备[32]。尽管有了这项立法，但全球的互联网站点仍有一个漏洞，即允许人们在没有处方的情况下轻松购买隐形眼镜。

消费者经常在没有处方的情况下购买这种隐形眼镜，以改变眼睛的颜色或瞳孔形状，作为一种美容潮流和在万圣节使用或扮演其他角色时使用。这些人有一种认识误区，认为戴隐形眼镜无须屈光处方，所以同一尺寸就适合所有人，不需要进行眼科检查。殊不知，圆形隐形眼镜超出角膜缘到结膜的范围会因为大小不合适而对眼表造成损害。最令人担忧的是，与使用处方的隐形眼镜相比，装饰性隐形眼镜佩戴者发生微生物性角膜炎的相对风险增加了 16.5 倍（图 6-3）[33]。Young 等回顾了不规范使用隐形眼镜（70 例）的 23 篇文章。研究结论是 94% 使用不规范的隐形眼镜的并发症患者涉及装饰性平光隐形眼镜，70% 的患者有细菌性角膜炎，77% 的患者因感染而丧失两行或两行以上的视力[34]。

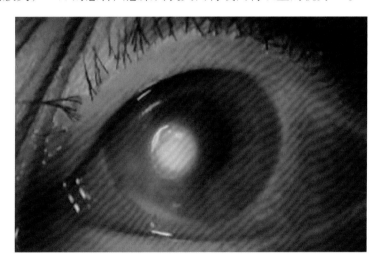

图 6-3　装饰性隐形眼镜佩戴者的链球菌性角膜炎伴前房积脓

另一项考察日本市面上销售的 5 种装饰性隐形眼镜的表面和着色剂的研究[35]发现，隐形眼镜中使用的着色剂含有钛、铁和氯，这些物质对眼表是有毒性的。在另一项研究中，对 15 个品牌的装饰性隐形眼镜进行了擦拭测试，使用棉签模拟隐形眼镜清洁；只有 2 个品牌没有脱色。此外，与同一品牌的透明隐形眼镜相比，颜色被擦掉的彩色隐形眼镜增强了假单胞菌、金黄色葡萄球菌和黏质沙雷菌的黏附[36]。

八、小结

在这个深受科技和社交媒体影响的世界里，人们在电子设备上花费的时间比以往任何时候都多，也比以往任何时候都更加重视眼部美容。此外，通过全球互联网市场，获得不受监管的产品（如装饰性隐形眼镜）比以往任何时候都容易。所以对患者迫切需要进行教育，使其了解美容产品和手术的风险，以及它们可能对眼表产生的有害影响。医师可以向美国

FDA 网站 MedWatch 报告所有的隐形眼镜感染情况，也有权向美国联邦贸易委员会报告非法销售情况。

（杨　哲　译；王丽强　校）

参 考 文 献

[1] Porcar E, Pons AM, Lorente A. Visual and ocular effects from the use of flat-panel displays. Int J Ophthalmol. 2016;9(6):881-885.

[2] Kojima T, Ibrahim OM, Wakamatsu T, et al. The impact of contact lens wear and visual display terminal work on ocular surface and tear functions in office workers. Am J Ophthalmol. 2011;152(6):933-940.

[3] Uchino Y, Uchino M, Yokoi N, et al. Alteration of tear mucin 5AC in office workers using visual display terminals the Osaka study. JAMA Ophthalmol. 2014;132(8):985-992.

[4] Nakamura S, Kinoshita S, Yokoi N, et al. Lacrimal hypofuncion as a new mechanism of dry eye in visual display terminal users. PLoS One. 2010;5(6):e11119.

[5] Amano Y, Sugimoto Y, Sugita, M. Ocular disorders due to eyelash extensions. Cornea. 2012;31:121-125.

[6] Amano Y, Nishiwaki Y. National survey on eyelash extensions and their related health problems. Nihon Eiseigaku Zasshi. 2013;68(3):168-174.

[7] Amador G, Mao W, DeMercurio P, et al. Eyelashes divert airflow to protect the eye. J R Soc Interface. 2015;12(105)：20141294.

[8] Lee Y, Kim J, Hyon J, Wee W, Shin Y. Eyelid tattooing induces meibomian gland loss and tear film instability. Cornea. 2015;34:750-755.

[9] Kojima T, Dogru M, Matsumoto Y, Goto E, Tsubou K. Tear film and ocular surface abnormalities after eyelid tattooing. Ophthal Plast Reconstr Surg. 2005;21:69-71.

[10] Morrison CJ, Stam JM. My tattoos caused my dry eye? A new way to look at diagnosis and treatment of patients with tattoo eyeliner. Canadian Journal of Optometry. 2016;78(2):6-10.

[11] Lee S, Go J, Rhiu S, Stulting RD, et al. Cosmetic regional conjunctivectomy with postoperative mitomycin C application with or without bevacizumab injection. Am J Ophthalmol. 2013;156:616-622.

[12] Motassian C, Donaldson K, Epitropoulos A, McDonald M. OSD in women, beauty has a price. False lashes, permanent eye makeup, tattoos can cause dry eye. Maybe Keats was referring to natural beauty. Ophthalmology Management. 2016;20(4):30-33.

[13] Vo RC, Stafeeva K, Aldave AJ, et al. Complications related to a cosmetic eye-whitening procedure. Am J Ophthalmol. 2014;158:967-973.

[14] Rhiu S, Shim J, Kim EK, Chung SK, Lee JS, Seo KY. Complications of cosmetic wide conjunctivectomy combined with post-surgical mitomycin C to treat chronic hyperemic conjunctiva. Cornea. 2012;31:245-252.

[15] Saldanha MJ, Yang PT, Chan CC. Scleral thinning after I-BRITE procedure treated with amniotic membrane graft. Can J Ophthalmol. 2016;51：e115-e116.

[16] Esinoza GM, Israel H, Holds JB. Survey of oculoplastic surgeons regarding clinical use of tear production tests. Ophthalmol Plast Reconstr Surg. 2009;25(3):197-200.

[17] Daily RA, Saulny SM, Sullivan SA, et al. Muller muscle-conjunctival resection: effect on tear production. Ophthalmol Plast Reconstr Surg. 2002;18(6):421-425.

[18] Prischmann J, Sufyan A, Ting JY, et al. Dry eye symptoms and chemosis following blepharoplasty：a 10-year retrospective review of 892 cases in a single-surgeon series. JAMA Facial PLut Surg. 2013:15(1)：39-46.

[19] Rees TD, Jelks GW. Blepharoplasty and the dry eye syndrome: guidelines for surgery. Plast Reconstr Surg. 1981;68:249-252.

[20] Becker BB. Punctal occlusion and blepharoplasty in patients with dry eye syndrome. Arch Otolaryngol Head Neck Surg. 1991;117(7):789-791.

[21] Foulks GN. 2007 report of the International Dry Eye Workshop(DEWS). Ocular Surf. 2007;5（2）:81-86.

[22] Guillon M, Styles E, Guillon JP, Maissa C. Preocular tear film characteristics of nonwearers and soft contact lens wearers. Optom Vis Sci. 1997；74(5):273-279.

[23] Henriquez AS, Korb DR. Meibomian glands and contact lens wear. Br J Ophthalmol. 1981;65(2):108-111.

[24] Arita R, Itoh K, Inoue K, et al. Contact lens wear is associated with decrease of meibomian glands. Ophthalmology. 2009;116(3):379-384.

[25] Hom MM, Bruce AS. Prelens tear stability: relationship to symptoms of dryness. Optometry. 2009;80(4)：181-184.

[26] Fuller D. Yes, dry eye patients can wear contacts. Review of Optometry. 2015;Aug15.

[27] Ramamoorthy P, Nichols JJ. Compliance factors associated with contact lens-related dry eye. Eye Contact Lens. 2014;40(l):17-22.

[28] Chalmers R, Long B, Dillehay S, Begley C. Improving contact lens related dryness symptoms with silicone hydrogel lenses. Optom Vis Sci. 2008;85(8):778-784.

[29] Tilia D, Lazon de la Jara P, Peng N, et al. Effect of lens and solution choice on the comfort of contact lens wearers. Optom Vis Sci. 2013;90(5):411-418.

[30] Maruyama K, Yokoi N, Takamata A, Kinoshita S. Effect of environmental conditions on tear dynamics in soft contact lens wearers. Invest Ophthalmol Vis Sci. 2004;45:2563-2568.

[31] Forister JF, Forister EF, Yeung KK, et al. Prevalence of contact lens-related complications: UCLA contact lens study. Eye Contact Lens. 2009;35:176-180.

[32] US Food and Drug Administration. Colored and decorative contact lenses: a prescription is a must. FDA Consumer Health Information. February2016.

[33] Sauer A, Bourcier T. Microbial keratitis as a foreseeable complication of cosmetic contact lenses: a prospective study. Acta Ophthalmol. 2011;89:439-442.

[34] Young G, Young AG, Lakkis C, et al. Review of complications associated with contact lenses from unregulated sources of supply. Eye Contact Lens. 2014;40:58-64.

[35] Hotta F, Eguchi H, Imai S, et al. Scanning electron microscopy findings with energy-dispersive x-ray investigations of cosmetically tinted contact lenses. Eye Contact Lens. 2015;41(5):291-296.

[36] Chan KY, Cho P, Boost M, et al. Microbial adherence to cosmetic contact lenses. Cont Lens Anterior Eye. 2014;37:267-272.

第 7 章

62 岁早期青光眼的绝经期女性干眼患者 1 例

激素、年龄、局部降眼压药物的影响

Michelle J. Kim, Preeya K. Gupta

【本章要点】

● 干眼常见于女性，随年龄的增长而加重，易受全身与局部药物的影响。

● 超过 60% 接受局部降眼压药物治疗的患者会出现干眼相关症状及体征。

● 滴眼液中的防腐剂，如局部抗青光眼药物中的苯扎氯铵会导致泪膜不稳定，破坏角膜上皮屏障。

● 应考虑使用无防腐剂的局部抗青光眼药物。

● 对于伴有干眼的青光眼患者，可考虑非药物的治疗手段（如选择性激光小梁成形术或微创青光眼手术）。

　　1 例应用局部抗青光眼药物治疗的 62 岁女性存在多种干眼（DED）的危险因素。蒸发过强型干眼（EDE）和水液缺乏型干眼（ADDE）在女性群体中更为普遍，可随着年龄的增长而加重，并且会受到局部和全身性用药的影响[1]。为了有效地治疗此类人群，临床医师需要加强有关意识，注意观察可能引起 DED 的因素，并综合考虑多方面因素而选取更合适的方法来治疗该病。

一、衰老

在 50 岁以上的人群中，DED 的患病率为 5% ~ 35%[1-3]，值得关注的是 DED 可以对实质性社会经济带来一定的负面影响。引起 DED 的病理机制包括泪腺功能单元的改变、泪腺分泌不足、睑板腺萎缩、角膜神经密度降低、泪膜稳定性下降、免疫系统失衡、激素刺激减少、结膜松弛症的进展及眼睑位置不当等[4-6]。

随着年龄的增长，自身免疫性疾病及炎性疾病的发病率普遍增加，如干燥综合征、甲状腺疾病、酒渣鼻和睑缘炎，这些疾病通常合并 DED[6]。正常的衰老过程中存在的轻度免疫失调同样也会加重 DED。从分子水平上看，相较于年轻 DED 患者，老年 DED 患者的眼表具有较高的 CD4+ T 细胞水平，而其抗炎调节性 T 细胞水平均低于年轻 DED 患者。此外，渗透压升高时，炎症细胞因子浓度同样也会升高。细胞因子（如 IL-6、IL-8 和 TNF-α）可通过募集更多的炎症细胞来加剧炎症，而干扰素 γ 则会促进杯状细胞丢失和结膜角化[7,8]。这些促炎症细胞因子的累积会进一步促使渗透压升高及加剧炎症反应，从而导致恶性循环。

泪腺功能单元和眼表的自身解剖生理机制可以放大炎症循环。其中睑缘位置异常，如眼睑外翻和内翻、水平松弛、睑裂闭合不全及眼睑回缩，不但会妨碍炎症细胞因子的有效引流，还会引发暴露性角膜病变和眨眼时泪膜的不规则重新分布。同时，瞬目频率随年龄的增长而出现降低，进一步加重了由眼睑位置不良造成的损害。因此，有超过 50% 的眼睑异常患者具有 DED 的显著临床表现[9] 就不足为奇了。结膜松弛或结膜中多余的褶皱同样会破坏泪膜的平滑分布并延长炎症介质的作用时间[10]，据统计，在 60 岁以上的患者中，结膜松弛症的干眼患病率为 98%，这也使其成为 DED 的重要发病因素[11]。

随着年龄的增长，全身性疾病及随之而来的药物治疗变得越来越普遍。多种全身用药都可能导致 DED，尤其是具有抗胆碱能或脱水作用的全身用药，包括抗抑郁药、抗组胺药、消肿药、多种维生素及大剂量阿司匹林[2,3]。现还发现除用药外能够增加 DED 风险的其他相关因素有骨关节炎、骨质疏松症、既往骨折史和白内障手术史[2]。

再来讨论本例患者，在她的诊疗过程中，我们应注意获取全面的病史和眼部检查以确定是否存在其他随年龄增长的危险因素。同时，应当对其进行全身系统查体，了解其使用药物的情况，寻找可能提示自身免疫或肌肉骨骼疾病的症状和可能导致 DED 的药物。最后，除 DED 的标准检查外，还应进行泪腺功能单元的动态检查，并仔细观察是否有眼睑异常或结膜松弛症的存在。

二、局部降眼压药物

除了前面提及的其他随年龄变化的因素外，青光眼的发生也随着年龄的增长变得更为普遍。有研究估计，超过 60% 的局部降眼压药物使用者存在干眼的症状或体征[12]。使用一种或多种局部降眼压药物均可加重 DED，经常使用 2 ~ 3 种局部降眼压药物的患者干眼症状会愈加严重[13]。经 X 线检查证实，局部降压药可增加泪膜渗透压[14]，加速睑板腺萎缩[15]。有相关研究证据表明，常用于局部抗青光眼药物的防腐剂苯扎氯铵[16]可导致泪膜不稳定和角膜上皮屏障破坏[6]，严重时甚至会导致结膜瘢痕形成和穹窿缩短[17]，进一步破坏眼表结构。

该患者已被诊断为早期青光眼，因此，她可能已经开始使用局部降眼压药物。临床医师应向她说明抗青光眼药物可能引发 DED，如果目前的药物已加重了她的干眼症状，需建议她更换无防腐剂的相关制剂。此外，对于伴有 DED 的青光眼患者，可以考虑非药物的治疗手段，如选择性激光小梁成形术或微创青光眼手术。

三、激素

女性的 DED 患病率高于男性是不言而喻的，提示激素可能在调节泪腺功能单元中发挥作用[1]。女性绝经后一般性激素的含量会急剧变化，雌激素水平急剧下降，而雄激素则从成年开始到更年期结束一直呈稳定下降趋势[18,19]。已有研究显示，雄激素对泪腺和睑板腺具有一定抗炎作用，其缺乏会导致 DED 的症状及体征加重[20,21]。相比之下，雌激素于眼表的作用尚不清楚且存在争议[20]，有许多报道表明，雌激素水平的升高和降低均可导致干眼[22-24]。这些存疑的报道可能为眼表不同细胞类型上存在不同的雌激素受体所致，其亲和力与活性随雌激素浓度的变化而变化[25]。由此可见，女性的眼表激素调节是一个相对复杂的过程，尚需进一步研究来充分阐明相关机制。因此，临床上应询问该患者更年期后 DED 的症状是否有所改变，她以前是否使用过或目前是否正在使用激素的替代疗法（hormone replacement therapy，HRT）。

四、治疗注意事项

治疗上除了用于 DED 和睑板腺功能障碍（MGD）的标准疗法外，该患者还存在其他应该注意的事项。要知道不含防腐剂的局部抗青光眼药物在降低眼内压方面与含防腐剂的抗青光眼药物尽管功效相似，但前者不会改变角膜上皮屏障，DED 的症状亦相对较少[26]。临床医师应根据症状的严重程度，给该患者开具无防腐剂的局部降眼压药物和人工泪液处方。

同时，临床还应与青光眼专科医师讨论该患者是否适合其他降眼压疗法，如是否采用激光小梁成形术。选择性激光小梁成形术是目前治疗青光眼比较可行的一线治疗措施，术后会产生与局部抗青光眼药物相似的降眼压作用[27]。在某些情况下，可使患者避免长期使用局部降眼压药物。

随着年龄的增长和绝经，患者眼表炎症的作用会表现得越来越显著，因此，在老年人中，局部使用 0.05% 环孢素 A 既可以减少炎症，又可以增加泪液的产生[28]。立他司特（lifitegrast）是一种抑制 T 细胞激活和细胞因子释放的新药，局部使用 5% 立他司特可停止炎症周期性反复，相关研究证明该药在开始治疗后 2 周就能有效控制 DED 的症状和体征[29]。此外，如果该患者正在服用任何可能加重 DED 的全身性药物，还应与内科医师协调以确定是否可以停用或替代这些药物。

如果患者存在明显的眼睑位置异常，眼整形专家的评估可能有助于恢复正常的眼睑功能。若临床上发现存在显著的结膜松弛症，可以考虑结膜切除术或烧灼术，但对青光眼患者应注意不要过度破坏结膜，为将来行青光眼手术做好准备。

考虑到激素失衡对 DED 的影响，我们可以考虑采用激素替代疗法（HRT）。然而，关于这种方法的报道存在一定争议。HRT 有多种配方，目前还没有对不同类型的配方进行一对一比较的研究。有一项研究报道，经皮雌激素可能会加重 DED[30]，而经皮睾酮没有类似效果[30]，另一项研究表明，经皮睾酮可显著延长泪液破裂时间，改善 Schirmer 试验和眼表疾病指数（OSDI）量表结果[31]。一项小型回顾性研究报道显示，已接受 HRT、加酯化雌激素和甲基睾酮治疗的患者，DED 症状得到明显改善[32]。口服雌激素和甲羟孕酮的随机对照试验发现，治疗组的 Schirmer 试验结果有改善，但仅限于 50 岁以下的患者[33]。另一个 HRT 方案为口服雌二醇 14d，之后再口服雌二醇和地孕酮（一种合成孕酮）14d，观察发现围绝经期妇女的 DED 症状、睑板腺疾病的严重程度和角膜染色结果均得到改善[34]。正因为如此，临床对于如何使用 HRT 来改善 DED 的症状目前尚无共识。考虑到 HRT 潜在的不良作用，如妇科恶性肿瘤和血栓栓塞的发生，因此在开始 HRT 治疗前必须先行个体化评估并结合内科医师或妇科医师的意见仔细考量后决定。

五、小结

本例 62 岁罹患早期青光眼的绝经期女性干眼患者是一个需综合考虑多重因素的复杂案例。因此，选取治疗方法时不可仅凭一孔之见。激素失衡、正常情况下与年龄相关的眼表免疫改变、全身系统性疾病、局部和全身药物治疗现状、眼睑异常及青光眼治疗都应考虑在内。在这个年龄段，最重要的治疗考虑因素包括局部用药尽可能使用无防腐剂的药品，可能导致 DED 的全身性药物应停用或尽量用其他药物替代，纠正导致泪膜不规则分布的眼睑或结膜异常，可以尝试使用局部抗炎药（如 0.05% 的环孢素 A 或 5% 立他司特），并需认真考虑是否采用激素替代疗法。只有采取这种多管齐下的方法才能够阻断在此类人群中引起 DED 发生的相关病理机制。

（黄雨蕾　译；董　莹　校）

参 考 文 献

[1] The epidemiology of dry eye disease: report of the Epidemiology Subcommittee of the International Dry Eye WorkShop(2007). Ocul surf. 2007;5(2):93-107.

[2] Moss SE, Klein R, Klein BE. Prevalence of and risk factors for dry eye syndrome. Arch Ophthalmol.2000;118(9):1264-1268.

[3] Moss SE, Klein R, Klein BE. Long-term incidence of dry eye in an older population. Optom Vis Sci.2008;85(8):668-674.

[4] Gipson 1K. Age-related changes and diseases of the ocular surface and cornea. Invest Ophthalmol Vis Sci. 2013;54(14):ORSF48-53.

[5] Farid M, Agrawal A, Fremgen D, et al. Age-related defects in ocular and nasal mucosal immune system and the immunopathology of dry eye disease. Ocul Immunol Inflamm. 2016;24(3):327-347.

[6] Sharma A, Hindman HB. Aging: a predisposition to dry eyes. J Ophthalmol. 2014;2014:781683.

[7] Lam H, Bleiden L, de Paiva CS, et al. Tear cytokine profiles in dysfunctional tear syndrome. Am J Ophthalmol. 2009;147(2):198-205 el.

[8] Massingale ML, Li X, Vallabhajosyula M, et al. Analysis of inflammatory cytokines in the tears of dry eye patients. Cornea. 2009;28(9):1023-1027.

[9] Damasceno RW, Osaki MH, Dantas PE, Belfort R, Jr. Involutional ectropion and entropion: clinicopathologic correlation between horizontal eyelid laxity and eyelid extracellular matrix. Ophthal Plast Reconstr Surg. 2011;27(5):321-326.

[10] Di Pascuale MA, Espana EM, Kawakita T, Tseng SC. Clinical characteristics of conjunctivochalasis with or without aqueous tear deficiency. Br J Ophthalmol. 2004;88(3):388-392.

[11] Mimura T, Yamagami S, Usui T, et al. Changes of conjunctivochalasis with age in a hospital-based study. Am J Ophthalmol. 2009;147(1):171-177 el.

[12] Leung EW, Medeiros FA, Weinreb RN. Prevalence of ocular surface disease in glaucoma patients. J Glaucoma. 2008;17(5):350-355.

[13] Fechcner RD, Godfrey DG, Budenz D, et al. Prevalence of ocular surface complaints in patients with glaucoma using topical intraocular pressure-lowering medications. Cornea. 2010;29(6):618-621.

[14] Lee SY, Wong TT, Chua J, ct ali Effect of chronic anti-glaucoma medications and trabeculectomy on tear osmolarity. Eye(Lond). 2013;27(10):1142-1150.

[15] Arita R, Itoh K, Maeda S, et al. Effects of long-term topical anti-glaucoma medications on meibomian glands. Cornea. 2012;31(11):1229-1234.

[16] Tomic M, Kastelan S, Soldo KM, Salopck-RabaticJ. Influence ofBAK-preservcd prostaglandin analog treatment on the ocular surfacc health in patients with newly diagnosed primary open-angle glaucoma. Biomed Res Int. 2013;2013:603782.

[17] Schwab IR, LinbcrgJV, Gioia VM, Benson WH, Chao GM. Forcshortcning of the inferior conjunctival fornix associated with chronic glaucoma medications. Ophthalmology. 1992;99(2):197-202.

[18] Burger HG, Hale GE, Robertson DM, Dennerstein L. A review of hormonal changes during the menopausal transition: focus on findings from the Melbourne Women's Midlife Health Project. Hum Reprod Update. 2007;13(6):559-565.

[19] Al-Azzawi F, Palacios S. Hormonal changes during menopause. Maturitas. 2009;63(2):135-137.

[20] Sullivan DA. Tearful relationships? Sex, hormones, the lacrimal gland, and aqueous-deficient dry eye. Ocul Surf .2004;2(2):92-123.

[21] Krenzer KL, Dana MR, Ullman MD, et al. Effect of androgen deficiency on the human meibomian gland and

ocular surface. J Clin Endocrinol Metab. 2000;85(12):4874-4882.

[22] Gagliano C, Caruso S, Napolitano G, et al. Low levels of 17-beta-oestradiol, oestrone and testosterone correlate with severe evaporative dysfunctional tear syndrome in postmenopausal women: a casecontrol study. Br J Ophthalmol. 2014;98(3):371-376.

[23] Shen G, Ma X. High Levels of 17beta-Estradiol Are Associated with Increased Matrix Metalloproteinase-2 and Metalloproteinase-9 Activity in Tears of Postmenopausal Women with Dry Eye. J Ophthalmol. 2016;2016:2415867.

[24] Golebiowski B, Badarudin N, Eden J, et al. Does endogenous serum oestrogen play a role in meibomian gland dysfunction in postmenopausal women with dry eye? Br J Ophthalmol. 2016.

[25] Versura P, Giannaccare G, Campos EC. Sex-steroid imbalance in females and dry eye. Curr Eye Res. 2015;40(2):162-175.

[26] de Jong C, Stolwijk T, Kuppens E, de Deizer R, van Best J. Topical timolol with and without benzalkonium chloride: epithelial permeability and autofluorescence of the cornea in glaucoma. Graefes Arch Clin Exp Ophthalmol. 1994;232:221-224.

[27] Katz LJ, Steinmann WC, Kabir A, et al. Selective laser trabeculoplasty versus medical therapy as initial treatment of glaucoma: a prospective, randomized trial. J Glaucoma. 2012;21(7):460-468.

[28] Ezuddin NS, Alawa KA, Galor A. Therapeutic strategies to treat dry eye in an aging population. Drugs Aging. 2015;32(7):505-513.

[29] Holland EJ, Luchs J, Karpecki PM, et al. Lifitegrast for the treatment of dry eye disease: results of a phase Ⅲ, randomized, double-masked, placebo-controlled trial(OPUS-3). Ophthalmolou.2017;124(1):53-60.

[30] Golebiowski B, Badarudin N, Eden J, et al. The effects of transdermal testosterone and oestrogen therapy on dry eye in postmenopausal women: a randomised, placebo-controlled, pilot study. Br J Ophthalmol. 2016.

[31] Nanavaty MA, Long M, Malhotra R. Transdermal androgen patches in evaporative dry eye syndrome with androgen deficiency: a pilot study. Br J Ophthalmol. 2014;98(4):567-569.

[32] Scott G, Yiu SC, Wasilewski D, Song J, Smith RE. Combined esterified estrogen and methyltestosterone treatment for dry eye syndrome in postmenopausal women. Am J Ophthalmol. 2005;139(6):1109-1110.

[33] Feng Y, Fcng G, Peng S, Li H. The effects of hormone replacement therapy on dry eye syndromes evaluated by Schirmer test depend on patient age. Cont Lens Anterior Eye. 2016;39(2):124-127.

[34] Jin X, Lin Z, Liu Y, Lin L, Zhu B. Hormone replacement therapy benefits meibomian gland dysfunction in perimenopausal women. Medicine(Baltimore). 2016;95(31):e4268.

第8章

眼睑松弛综合征合并干眼患者 1 例

Kelsey Roelofs, Audrey A. Chan

【本章要点】

● 眼睑松弛综合征（floppy eyelid syndrome，FES）是 40 ～ 69 岁肥胖人群中最为常见的疾病。

● 典型症状包括眼睑水肿、眼部刺激症状、结膜感染、黏液状分泌物和流泪，以晨起和卧睡时接触枕头侧较重。

● 典型体征包括重度眼睑松弛、乳头状结膜炎及点状角膜上皮缺损。

● 有证据表明眼睑松弛综合征与阻塞性睡眠呼吸暂停（obstructive sleep apnea，OSA）综合征、高血压和心血管疾病之间存在密切联系，85% 的 FES 患者有阻塞性睡眠呼吸暂停综合征。

● 治疗方法包括使用人工泪液、眼睑按摩及在夜间使用眼罩，持续正压通气治疗及眼睑缩短手术等。

1 例 52 岁的男性经常向人抱怨说："我的双眼难受，我妻子说我睡觉老打呼噜"。该患者的就医主诉是右眼眼痛、异物感 2 月余。时常眼内有沙砾感、烧灼感及流泪，右侧卧位时加重。晨起该患者会猛烈揉眼来缓解眼部的这一沙砾感，近来该患者还常因右眼不适而从睡眠中醒来。润滑滴眼液和非处方抗过敏药治疗不能明显缓解症状。

既往病史及相关的因素包括肥胖、高血压和高脂血症。进一步询问该患者的妻子，说该患者夜间会打呼噜而且白天常常感到困倦。

眼部检查提示上下眼睑明显松弛，上睑板水平轻拉即可拉动（图 8-1）。上睑下垂，近来加重且伴有睫毛外翻。有睑结膜乳头状结膜炎，荧光素染色见角膜上皮弥漫着染，余眼前节及眼底检查未见明显异常。

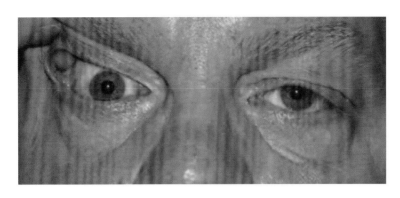

图 8-1　中年男性患者上睑轻拉即可翻转眼睑

　　该患者的病史及眼部检查符合眼睑松弛综合征的诊断，建议行睡眠检查以明确是否有阻塞性睡眠呼吸暂停（OSA）综合征。眼部主诉的治疗最初为人工泪液及夜间使用眼罩，但患者本人觉得不方便。最终行右眼眼睑缩短手术解决了患者的眼部问题。

　　下面探讨眼睑松弛综合征的临床表现、诊断、并发症及治疗。

一、概述

　　眼睑松弛综合征是 1981 年由 Culbertson 和 Ostler 首次报道的[1]，他们写道：这种病例最典型的特征是橡胶状可拉动翻转的眼睑。任何一个施加在眼睑上的向上的外力都可使上睑翻转，且无一例外，患者既往都有眼部疾病。所有病例中上睑结膜均有巨大乳头状改变。

　　尽管所有患者在这项研究中都是肥胖的中年男性[1]，但目前发现女性及不肥胖的人群中也有散在的此类病例报道，发病率相对较低[2]。FES 是常被漏诊的造成眼红、眼部刺激症状的眼病[3]，因此，我们将就该病合理的诊断及治疗方法进行讨论。

二、眼睑松弛综合征的诊断方法

（一）病史

　　FES 在 40 ~ 69 岁男性中更为常见[2,4]，女性及儿童也可患病，但发病率相对较低。典型症状包括眼睑松弛、异物感或眼表不适、结膜感染、黏液状分泌物、畏光及流泪[4-7]。这些表现可能是单侧或者是双侧[6, 8]，通常睡眠主要侧卧位的一侧较重，尤其晨起时在侧卧眼睑接触枕头的部位症状最重[9]。肥胖与眼睑松弛综合征有相关性[1,2,4,6]，且患者通常有揉眼的习惯[10]。

　　采集睡眠状况，询问是否有鼾症及憋醒的经历是十分必要的[11]，FES 与 OSA 有着密切关系，将在本章节深入讨论。

（二）眼科检查

FES 的典型体征在查体时即可发现，最为典型的是上睑严重松弛，轻轻拉动即可翻转并离开眼球。眼表检查常提示 Schirmer 试验评分及泪膜破裂时间降低[12]。眼睑表现为睫毛下垂[2,13]、睫毛平行度丧失[14]、眼睑皮肤松弛[2,15]，偶伴有上睑下垂（图 8-2）[10]。结膜和角膜检查可见上睑结膜乳头状改变[1, 16] 及角膜上皮点状病变[17]，在较为严重的病例中可能出现角膜新生血管[16]、瘢痕[2]，甚至变薄导致穿孔[18]。此外，其他角膜病变，如圆锥角膜患者也可有 FES 的表现[17, 19]。FES 患者中还可见睑缘炎及睑板腺功能障碍[8]，有学者推断睑腺炎可能与 FES 的病理进程有关[7, 20]。

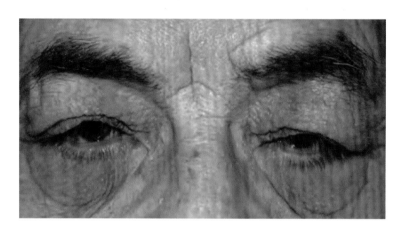

图 8-2　FES 患者的典型表现
上睑下垂、睫毛下垂及双眼下睑睑外翻

对于眼睑松弛程度的分级策略已有报道，包括评估轻提上睑时结膜暴露的面积。Iyengar 和 Khan 总结 FES 患者上睑的平均向外延伸长度可达 17mm[21]，他们进一步总结认为，上睑拉伸的幅度与疾病的症状严重程度密切相关[21]。

通过其典型表现及眼科检查即可诊断 FES（表 8-1）。尽管有学者建议进一步细化 FES 的诊断标准，但目前尚缺乏被广泛接受的正式诊断标准。当患者表现为上述症状并伴有眼睑松弛时应当考虑此诊断，同时应当注意与表 8-2 中的疾病进行鉴别诊断。

（三）组织病理学

一些研究对 FES 患者的眼睑组织进行了组织病理学检查。与健康个体相比，FES 患者睑板中成熟弹性纤维的数量减少，其中一项研究发现耐酸纤维的丰度增加[10, 22]。除了慢性炎症和弹性纤维数量减少外，促弹性蛋白降解酶、基质金属蛋白酶（MMP-7 和 MMP-9）表达增加[16]。

部分研究表明 FES 患者睑板胶原蛋白的数量和质量在正常范围内[10]。但也有研究指出患者睑板内的 I 型和 III 型胶原蛋白增加，说明这种变化与重复睑板机械损伤产生的适应性反应一致[22]。

表 8-1　考虑诊断 FES 的相关因素

流行病学	眼部表现
40 ~ 69 岁	严重的眼睑松弛
男性多于女性	上睑下垂
肥胖	睫毛下垂
症状	乳头状结膜炎
异物感	泪膜破裂时间下降
眼部过敏	点状角膜病变
流泪	角膜瘢痕
畏光	角膜新生血管
自发性睑外翻	睑板腺功能障碍
	相关疾病
	阻塞性睡眠呼吸暂停综合征
	圆锥角膜
	非动脉缺血性视神经病变
	青光眼
	复发性角膜溃疡
	中心性浆液性脉络膜视网膜病变

表 8-2　FES 需要鉴别诊断的疾病

干眼综合征	眼睑及睫毛病变
水液缺乏型干眼	睑内翻
睑板腺功能障碍	睑外翻
眼表炎性病变	倒睫
特发性角结膜炎	睑板腺囊肿
角膜缘角结膜炎	其他
过敏性结膜炎	上睑结膜异物
巨乳头状结膜炎	药物源性结膜炎（长期使用含血管收缩剂的滴眼液）
角膜病变	
前基底膜营养不良	
Salzmann 结节性变性	

（四）病理生理

对于 FES 发生的病理生理学机制有以下几种理论：

1. 机械损伤　睡眠时，由于睑外翻和眼睑刺激而造成的反复机械创伤是引起 FES 的主流观点。患者眼睑松弛时，面朝下睡、睑外翻加之枕头的摩擦刺激导致慢性刺激周期的开始[2]。这一理论得到了一个事实的支持：许多患者睡眠时在他们侧卧的那一边会出现更严重的症状[19]。从组织病理学的角度来看，基质金属蛋白酶（MMP-7 和 MMP-9）是由重复的机械应力介导的，并且已经发现在 FES 中该指标上调，随后导致进一步的弹性纤维变性，从而引起睑板松弛和睫毛下垂的不断进展，这一发现支持上面提出的这种观点[16]。

2. 缺血再灌注损伤 有学者认为，由于 FES 和 OSA 之间存在很强的相关性，呼吸暂停事件继发的全身缺氧反复发作，当患者开始正常呼吸时，睑板出现缺血再灌注，这可能导致自由基的释放。随后这种释放的自由基刺激睑板发生损伤并导致乳头状结膜炎。然而，因为实际中睑板对氧气的需求量非常低，这一学说似乎没有得到一致的认同[2]。

3. 遗传因素 有学者认为，一个潜在的遗传易感性位点和（或）弹性蛋白异常可能在 FES 的发病机制中起着重要的作用[23]。虽然关于 FES 病理生理学机制与特定的遗传易感性缺乏相关的文献报道，但 OSA 已找到明确遗传风险基因位点[24]。

三、全身性疾病的关联性

总体而言，尽管所有确诊为 OSA 的患者中 FES 的发生率都很低（2.3%）[25]，但在 FES 患者中存在 OSA 办法情况的比例是显著升高的（85%）[26]。此外，随着 OSA 严重程度的增加，FES 的发生率也随之增加[27]，且二者的严重程度呈正相关[26, 28]。同样，在 OSA 较重的患者中，Schirmer 试验和泪膜破裂时间评分也比轻度 OSA 患者的评分低[11]。

有学者提出，FES 和 OSA 之间的病因联系在于睑板和舌组织的弹性纤维减少。这种联系对于临床医师来说是非常重要的线索，所以应该向睡眠医师咨询 FES 患者是否存在 OSA[29]。

据估计，有 2% 的女性和 4% 的男性患有阻塞性睡眠呼吸暂停综合征[30]，这一情况与肥胖有关。最常见的症状是嗜睡；打鼾可能先于其他症状出现（长达 15 年之久）[31]。由于患者常合并全身并发症，包括高血压和随后增加的心血管风险[32]，因此睡眠呼吸暂停是需要加以鉴别、诊断和治疗的，而且这些患者由于白天嗜睡，发生车祸的风险也在攀升[33]。

对于眼睑松弛的儿童，在诊断后天获得性疾病如 FES 之前，应仔细考虑有无其他先天性疾病存在，如唐氏综合征[34]、埃勒斯－当洛斯综合征（Ehlers-Danlos 综合征）[35] 和先天性白内障面部畸形神经病变综合征[36]。

四、眼部相关疾病

非动脉性缺血性视神经病变、青光眼、圆锥角膜、中心性浆液性视网膜脉络膜病变和复发性角膜溃疡都被发现与 OSA 有关[9, 37]。考虑到 FES 和 OSA 患者的人口统计学特征有显著的重叠性，敏锐的临床医师应注意检查 FES 患者有无相关的眼部疾病，注意纳入或排除任何相关的眼部疾病可能。

（一）视神经病变

有理论认为，阻塞性睡眠呼吸暂停综合征的患者因缺氧反复发作会导致视盘缺血，从而引起视盘自动调节血流量受损，出现非动脉性缺血性视神经病变的风险增高。此外，有 OSA 和 FES 的人群青光眼的患病率可能高达 23%[9]。同样，由于呼吸暂停事件，视盘的灌注和氧合的偶发性损害常会导致青光眼视神经病变[38]。

（二）圆锥角膜

圆锥角膜在 OSA 患者中更常见[39]，也直接与 FES 相关[19]。此外，对圆锥角膜患者的研究发现，这些患者更容易患眼睑松弛[17]。据推测，这种关联可能是由于角膜生物力学特性的改变所致，因为 FES 患者的角膜迟滞值明显较低，这可能增加了其扩张的倾向[40]。最后，揉眼是 FES 常见的相关临床表现[10]，也是圆锥角膜发生的危险因素之一[41]，这就提供了此两种疾病之间的另一种机制联系。

五、治疗

（一）药物治疗

改善 FES 患者眼表状况可采取多种保守措施，包括润滑、使用眼睑贴和（或）在夜间使用眼罩；然而，许多患者发现这些方案不实用且不方便。对于同时有 OSA 和 FES 的患者，持续正压通气疗法（CPAP）可能有助于治疗全身症状和眼表问题。有报道称 CPAP 可改善 Schirmer 试验和泪膜破裂时间评分[42]；此外，患者还需要注意采取仰卧位睡眠，从而避免外翻眼睑摩擦枕头造成的机械性创伤[43]。

（二）外科治疗

当药物治疗不能充分控制患者的症状时，眼睑手术就成为治疗的主要手段。虽然有很多术式可供选择，但它们都是为了纠正水平眼睑过度松弛的方法。因许多患者同时患有上睑下垂，因此建议在进行上睑矫正手术（如上睑提肌手术）之前先矫正水平眼睑松弛。

1. 外眦睑板条悬吊术　对于 FES 患者，外眦睑板条悬吊术可用于矫正上睑松弛，也可用于同时收紧经常共存的下睑松弛。经外眦睑板条悬吊术矫正后，大多数患者的症状和其他如睫毛下垂等继发性体征有显著改善[6, 44]。

2. 五边形楔形切除　可以有效地治疗 FES。除有报道患者的症状改善后手术矫正的眼睑松弛外，楔形切除后印记细胞学检查客观地显示大多数患者的细胞形态和杯状细胞计数有所改善[45]。此外，由于 FES 患者也可能并发上睑下垂[5, 10]，通过全层楔形切除术来收紧水平眼睑通常也会取得二次改善上睑下垂的效果[46]。

治疗 FES 通常需要切除 10 ～ 12mm[47]。关于楔形切除的位置，一些学者主张用横向方式切除，其可能融入眼睑皮纹而进一步收紧眼睑，更加符合审美观念，而其他学者觉得在

FES 中，眼睑冗余常位于内侧，因此提倡做内侧楔形切除[4, 48]。

六、小结

FES 是一个重要的但经常被忽视的病变，当患者表现出眼红等眼部刺激症状时必须考虑这一诊断。虽然治疗可以先从保守治疗开始，以求改善眼表的健康，但眼睑松弛最终治疗通常需要通过五边形楔形切除或外眦睑板条悬吊术来矫正。对于 FES 患者，应进行彻底的眼部检查，仔细排除任何相关的眼部疾病，特别是那些在早期阶段可能尚未出现症状的疾病，如圆锥角膜和青光眼。有经验的临床医师会适当地向 FES 患者推荐 OSA 筛查，这样做除了全身受益外，有效的 CPAP 治疗也已被证明可以改善眼部症状。

（方逸凡　译；董　莹　校）

参 考 文 献

[1] Culbertson W, Ostler H. The floppy eyelid syndrome. Am J Ophthalmol. 1981;92(4):568-575.

[2] Ezra DG, Beaconsfield M, Collin R. Floppy eyelid syndrome: stretching the limits. Surv Ophthalmol. 2010;55(1):35-46.

[3] Huerva V, Muniesa MJ, Ascaso FJ. Floppy eyelid syndrome in obstructive sleep apnea syndrome. Sleep Med. 2014;15(6):724-727.

[4] Valenzuela AA, Sullivan TJ. Medial upper eyelid shortening to correct medial eyelid laxity in floppy eyelid syndrome: a new surgical approach. Ophthalmic Plast Reconstr Surg. 2005;21(4):259-263.

[5] Mastrota K. Impact of floppy eyelid syndrome in ocular surface and dry eye disease. Optom Vis Sci. 2008;85(9):814-816.

[6] Viana GAP, Sant'Anna AE, Righetti F, Osaki M. Floppy eyelid syndrome. Plast Reconstr Surg. 2008;121(5):333e-334e.

[7] Gonnering R, Sonneland P. Meibomian gland dysfunction in floppy eyelid syndrome. Ophthalmic Plast Reconstr Surg. 1987;3(2):99-103.

[8] Moore M, Harrington J, McCulley J. Floppy eyelid syndrome. Management including surgery. Ophthalmology. 1986;93(2):184-188.

[9] Abdal H, Pizzimenti JJ, Purvis CC. The eye in sleep apnea syndrome. Sleep Med. 2006;7(2):107-115.

[10] Netland P, Sugrue S, Albert D, Shore J. Histopathologic features of the floppy eyelid syndrome. Involvement of tarsal elastin. Ophthalmology. 1994;101(1):174-181.

[11] Acar M, Firat H, Acar U, Ardic S. Ocular surface assessment in patients with obstructive sleep apnea-hypopnea syndrome. Sleep Breath. 2013;17(2):583-588.

[12] Liu DTS, Di Pascuale MA, Sawai J, Gao YY, Tseng SCG. Tear film dynamics in floppy eyelid syndrome. Invest Ophthalmol Vis Sci. 2005;46(4):1188-1194.

[13] Klapper S, Jordan D. Floppy eyelid syndrome. Ophthalmology. 1998;105(9):1582.

[14] Langford JD, Linberg J V. A new physical finding in floppy eyelid syndrome. Ophthalmology. 1998;105(1):165-169.

[15] Ezra DG, Beaconsfield M, Sira M, Bunce C, Wormald R, Collin R. The associations of floppy eyelid syndrome: a case control study. Ophthalmology. 2010;117(4):831-838.

[16] Schlötzer-Schrehardt U, Stojkovic M, Hofmann-Rummelt C, Cursiefen C, Kruse FE, Holbach LM. The pathogenesis of floppy eyelid syndrome: involvement of matrix metalloproteinases in elastic fiber degradation. Ophthalmology. 2005;112(4):694-704.

[17] Pihlblad MS, Schaefer DP. Eyelid laxity, obesity, and obstructive sleep apnea in keratoconus. Cornea. 2013;32(9):1232-1236.

[18] Rossiter J, Ellingham R, Hakin K, Twomey J. Corneal melt and perforation secondary to floppy eyelid syndrome in the presence of rheumatoid arthritis. Br J Ophthalmol. 2002;86(4):483.

[19] Culbertson W, Tseng S. Corneal disorders in floppy eyelid syndrome. Cornea. 1994;13(1):33-42.

[20] van den Bosch WA, Lemij HG. The lax eyelid syndrome. Br J Ophthalmol. 1994;78(9):666-670.

[21] Iyengar S, Khan J. Quantifying upper eyelid laxity in symptomatic floppy eyelid syndrome by measurement of anterior eyelid distraction. Ophthalmic Plast Reconstr Surg. 2007;23(3):255.

[22] Ezra DG, Ellis JS, Gaughan C, et al. Changes in tarsal plate fibrillar collagens and elastic fibre phenotype in floppy eyelid syndrome. Clin Exp Ophthalmol. 2011;39(6):564-571.

[23] Lee WJ, Kim JC, Shyn KH. Clinical evaluation of corneal diseases associated with floppy eyelid syndrome. Korean J Ophthalmol. 1996;10:116-121.

[24] Cade BE, Chen H, Stilp AM, et al. Genetic associations with obstructive sleep apnea traits in Hispanic/Latino Americans. Am J Respir Crit Care Med. 2016;194(7):886-897.

[25] Karger RA, White WA, Park WC, et al. Prevalence of floppy eyelid syndrome in obstructive sleep apnea-hypopnea syndrome. Ophthalmology. 2006;113(9):1669-1674.

[26] Muniesa MJ, Huerva V, Sánchez-de-la-Torre M, Martínez M, Jurjo C, Barbé F. The relationship between floppy eyelid syndrome and obstructive sleep apnoea. Br J Ophthalmol. 2013;97(11):1387-1390.

[27] Wang P, Yu DJ, Feng G, et al. Is floppy eyelid syndrome more prevalent in obstructive sleep apnea syndrome patients? J Ophthalmol. 2016;2016:1-9.

[28] Chambe J, Laib S, Hubbard J, et al. Floppy eyelid syndrome is associated with obstructive sleep apnoea: a prospective study on 127 patients. J Sleep Res. 2012;21(3):308-315.

[29] Diaper CJM. Wake up to floppy eyelid syndrome. Br J Ophthalmol. 2013;97(11):1363-1364.

[30] Young T, Palta M, Dempsey J, Skatrud J, Weber S, Badr S. The occurrence of sleep-disordered breathing among middle-aged adults. N Engl J Med. 1993;328:1230-1235.

[31] Kales A, Cadieux R, Bixler E. Severe obstructive sleep apnea I. Onset, clinical course and characteristics. J Chronic Dis. 1985;38(5):419-425.

[32] Cai A, Wang L, Zhou Y, Chen J, Feng Y, Zhong Q. OS 33-08 Obstructive sleep apnea promotes cardiovascular risk in hypertensive populations: a cross-sectional study. J Hypertens. 2016;34.

[33] George C, Nickerson P, Hanly P, Millar T, Kryger M. Sleep apnoea patients have more automobile accidents. Lancet. 1987;1:447.

[34] Tawfik HA. Floppy eyelid associated with Down syndrome. Orbit. 2013;32(5):347.

[35] Segev F, Héon E, Cole WG, et al. Structural abnormalities of the cornea and lid resulting from collagen V mutations. Invest Ophthalmol Vis Sci. 2006;47(2):565-573.

[36] Müllner-Eidenböck A, Moser E, Klebermass N, et al. Ocular features of the congenital cataracts facial dysmorphism neuropathy syndrome. Ophthalmology. 2004;111(7):1415-1423.

[37] Huon LK, Liu SYC, Camacho M, Guilleminault C. The association between ophthalmologic diseases and obstructive sleep apnea: a systematic review and meta-analysis. Sleep Breath. 2016;20(4):1-10.

[38] Muniesa M, Sánchez-de-la-Torre M, Huerva V, Lumbierres M, Barbé F. Floppy eyelid syndrome as an indicator of the presence of glaucoma in patients with obstructive sleep apnea. J Glaucoma. 2014;23(1):e81-e85.

[39] West SD, Turnbull C. Eye disorders associated with obstructive sleep apnoea. Curr Opin Pulm Med. 2016;22:595-601.

[40] Royo M, Ribot A, Sanchez-De-La-Torre M, Escanilla V, Campo C, Barbeilla F. Corneal biomechanical properties in floppy eyelid syndrome. Cornea. 2015;34(5):521-524.

[41] Sugar J, Macsai MS. What causes keratoconus? Cornea. 2012;31(6):716-719.

[42] Acar M, Firat H, Yuceege M, Ardic S. Long-term effects of PAP on ocular surface in obstructive sleep apnea syndrome. Can J Ophthalmol. 2014;49(2):217-221.

[43] Kadyan A, Asghar J, Dowson L, Sandramouli S. Ocular findings in sleep apnoea patients using continuous positive airway pressure. Eye (Lond). 2010;24(5):843-850.

[44] Burkat CN, Lemke BN. Acquired lax eyelid syndrome. Ophthalmic Plast Reconstr Surg. 2005;21(1):52-58.

[45] Medel R, Alonso T, Vela JI, Calatayud M, Bisbe L, García-Arumí J. Conjunctival cytology in floppy eyelid syndrome: objective assessment of the outcome of surgery. Br J Ophthalmol. 2009;93(4):513-517.

[46] Mills DM, Meyer DR, Harrison AR. Floppy eyelid syndrome. Quantifying the effect of horizontal tightening on upper eyelid position. Ophthalmology. 2007;114(10):1932-1936.

[47] Tanenbaum M. A rational approach to the patient with floppy/lax eyelids. Br J Ophthalmol. 1994;78:663-664.

[48] Periman LM, Sires BS. Floppy eyelid syndrome: a modified surgical technique. Ophthalmic Plast Reconstr Surg. 2002;18(5):370-372.

第9章

为什么干眼患者在佛罗里达旅游时会感觉眼睛舒服多了

Sotiria Palioura, Guillermo Amescua

【本章要点】

● 环境和职业相关的危险因素在干眼的发病过程中起作用。

● 使用加湿器、用眼后短暂休息、注意瞬目频率，这些都有助于减轻干眼症状。

● 轻微的环境和行为改变都能对干眼患者的症状改善产生明显的积极影响。

早期或轻度干眼的患者通常体征轻微而症状明显[1-5]，对这类患者的诊断较难。用来评估干眼的客观指标，如泪液渗透压、泪膜破裂时间、眼表细胞染色、Schirmer 试验、睑板腺分级等，均与早期或轻度干眼患者所报告症状的相关性较低有关，且有时并不可靠。因此，这类患者中仍有很多未得到正确诊断，或因为缺乏客观体征及临床指标而被误诊为心理社会问题导致的不适感。

此外，一些因为生活环境或者工作环境内湿度过低、从事高度依赖视频终端工作的患者，当去除这些危险因素时，患者轻微的临床体征可能完全消失。因此，临床检查"正常"而实则已患干眼的情况并不少见。

对于干眼患者，尤其是那些体征少、症状多的患者，临床医师需要对其个人、环境和职业相关的危险因素进行调查，而后再做出合理而全面的评估。影响泪液动力学的个人相关危险因素包括年龄、性别和药物的使用，如利尿剂等。影响泪膜稳定性的环境相关危险因素有温度、相对湿度、风／气流、室外空气污染和过敏原。职业相关的危险因素包括在视频终端上注意力高度集中工作的时间、室内和（或）室外空气质量及空气微粒（图 9-1）。

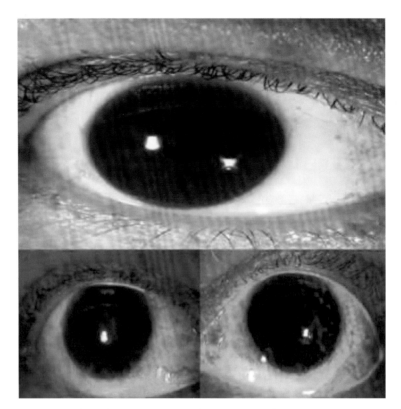

图 9-1　54 岁女性患者，主诉为眼部疼痛和不适，工作或长时间阅读后症状加重。眼科检查示眼表无异常，轻度至中度睑板腺功能障碍，泪膜蒸发速率上升

一、个人相关的危险因素

（一）年龄

随着年龄的增长，泪膜脂质层的质量逐渐下降[6,7]。在儿童的睑脂中，脂质间的相互作用更强，且总蛋白浓度高于成人[6-8]。更高的瞬目频率反映了泪膜的不稳定[9,10]，儿童的泪膜破裂时间比成年人高 3 倍以上[11,12]。年龄因素导致的不完全瞬目和眼睑位置异常会进一步破坏成年人已经受损的泪膜。

（二）性别

据报道，女性干眼患者更容易出现灼热、刺激、不适和刺痛等症状[13-16]。年龄增长所致的激素水平的改变、化妆品的使用、工种的差异及精神心理因素等均可能导致女性患者泪膜稳定性降低，这些因素可能解释男女患者之间干眼发病率的差异。老年女性体内雄激素和雌激素水平的变化直接影响泪腺产生泪液的量，从而导致眼表稳态的改变。化妆品中的亲脂微粒不仅可以改变泪膜的脂质层，而且可能迁移并改变泪膜中的水液层－黏蛋白层[17]。压力、抑郁和较低的自我心理一致感导致女性干眼症状的增加[18]。这些人群中即便在临床检查中存在泪膜不稳定的情况，但干眼症状的报告率也常常是不令人满意的[19]。

（三）药物

全身和局部用药都可以改变泪膜的稳态，从而引起干眼症状和（或）加重干眼症状[20]。含有防腐剂苯扎氯铵的滴眼液会导致泪膜高渗和泪膜的不稳定[21]，尽管其影响眼表的确切机制尚不清楚，但在动物模型中，苯扎氯铵能够渗透进入角膜、结膜甚至巩膜中[22]。目前已知的许多全身用药也会改变泪腺分泌，从而导致水液缺乏型干眼，其中包括抗抑郁药、利尿剂、抗组胺药和抗雄激素药物[23-25]。

二、环境相关的危险因素

（一）温度

温度对泪膜稳定性的影响是多方面的。角膜中的冷感应蛋白 TRPM8（transient receptor potential cation channel subfamily M，Member 8, 瞬时受体电位阳离子通道亚族 M 成员 8）依赖的温觉感受器能够调节基础泪液分泌和瞬目频率。一般在温度较高的情况下泪液的分泌会受到抑制[26]。办公室环境多维持在 22 ～ 26℃，环境温度每下降 1℃则可使干眼症状的发生率降低 19%[27]。同样的情况，刺激角膜冷感受器会触发瞬目反射，也就是说，较低的温度会刺激瞬目频率增加[28, 29]。当人们处在 25℃以上的环境中时，泪液蒸发速率至少能增加 3 倍，因而会进一步降低泪膜的稳定性[30,31]。正常情况下随着眼表温度的增高，泪膜的脂质层会变厚，从而使睑板腺的分泌物更像液体。然而，这些并不足以克服上述提及的基础泪液分泌减少、瞬目频率降低和蒸发速度增加所带来的影响，所以泪膜破裂时间在较低温度下其测量值会有所延长[32,33]。

（二）相对湿度

较低的相对湿度会导致干眼患病率增加[34,35]。在健康的志愿者检查中发现，低湿度环境会加速泪液蒸发，可导致泪膜稳定性下降[36,37]。在干眼患者中，低湿度环境会导致患者瞬目频率增加，眼表荧光素染色时着色更加显著[38]。而较高的相对湿度（高达 74%）会降低健康学生的眼部不适症状的报告率[39]。眼表干燥增加了泪液渗透压，进而刺激炎症级联反应，直接或间接通过结膜杯状细胞分泌的黏蛋白减少而引起上皮损伤[40-42]。

（三）风/气流

水平和向下的气流均显著增加了泪液蒸发的速率[31]，这一速率的增高导致干眼患者的泪膜稳定性降低，这种减低在降低环境温度或提高眨眼频率时并不能恢复正常[43,44]。但在正常志愿者中,这两种补偿机制却可以在一定程度上减小风和气流的影响,在低气流状态下,志愿者的泪河高度变高[43]。

（四）室外空气微粒

NO$_2$、臭氧和空气内悬浮微粒，如过敏原等被证明会改变泪膜，引起角膜刺激症状并缩短泪膜破裂时间[45-49]。最近有一项 16 824 人参与的流行病学调查发现，较高的室外臭氧水平和较低的相对湿度会导致干眼的发病率增加[50]。燃烧颗粒物中存在着的活性氧自由基会破坏眼表的抗坏血酸、谷胱甘肽抗氧化防御机制，从而导致结膜杯状细胞和泪膜的氧化损伤[51,52]。通常在办公大楼较低楼层工作的人员常由于更多地接触到汽车尾气而产生眼睛刺激和发痒的症状[53]。

三、职业相关的危险因素

（一）视频终端

对视觉和认知要求较高的工作会显著降低瞬目频率，且导致更多的不完整瞬目[54-57]。视觉和认知方面的工作要求越高，随之而来的干眼症状就越多[58,59]，当工作完成后会通过瞬目频率增加来修复泪膜[55]。屏幕的位置与眼睛平齐或略低于眼睛平视的水平可能是最好的，因为可以减少暴露引起的相关干眼[55]。

（二）室内空气微粒

建筑材料和室内产品排放的挥发性有机化合物的浓度一般很低，不足以引起干眼症状[60]。但如处于靠近建筑工地的区域，较高浓度的有机物可能会加剧泪膜的损伤。至少有 2 项研究显示这一结果[61]，高效吸尘器能将粉尘浓度降低到基线水平的 1/3，从而显著减轻办公室员工的眼部刺激症状。

四、管理原则

上述危险因素的改变可显著改善患者的临床症状，减少干眼相关的体征，但个人相关的危险因素中可改变的是药物和心理压力。减少可损害泪膜的全身药物的应用，使用不含防腐剂的滴眼液及更好地应对压力，均可修复泪膜的稳定性。在膳食中添加 ω-3 脂肪酸也能够保护泪膜的脂质层，有助于防止角膜干燥。睑板腺功能障碍的患者可接受睑板腺按摩，用以阻止腺体阻塞导致的纤维化（图 9-2）。针对环境相关的危险因素，患者可以选择搬到一个凉爽、潮湿、风少、空气清洁的新地区去，或注意改善封闭环境的条件，如住宅或办公室的改善。在一个封闭的环境中尽量保持较低的室温，恢复较高的湿度水平（如使用加湿器），减少空调的使用，或者争取在办公大楼的较高楼层办公以减少汽车尾气的接触等，这些都可以显著改善干眼症状。最后，当在视频终端进行高度集中的工作时，应定时给予短暂休息，还有在办公室内定期进行高效吸尘，将职业相关地区的危险因素降到最低。

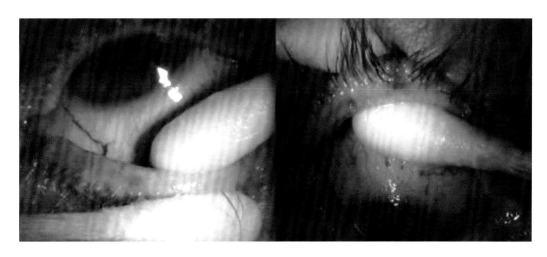

图 9-2　62 岁女性患者，主诉为眼干和眼部刺激。在乘坐飞机和使用空调等相对湿度较低的环境中症状会加重。眼表检查显示角膜上皮正常，下睑睑板腺堵塞

五、小结

当遇到一位干眼患者，其症状重而体征轻微，甚至眼科检查正常，此时如何对患者进行全面而合理的评估和治疗，对于眼科医师来说是具有挑战意义的。眼科医师必须对角膜和眼表进行全面的评估、详细的询问，并收集患者病史，进而确定干眼症状的严重程度和干眼的病因。当临床检查无阳性结果时，更应该侧重于关注患者的个人、环境、职业相关危险因素接触史。在典型的临床案例中，常有患者主诉眼睛不适和刺激症状，临床检查却未见眼表异常的情况。对于此类患者，询问他们的工作情况特别重要，如办公室内工作环境、是否长时间接触视频终端等。这些患者可能会经常提到眼睛干涩、刺激等不适症状在周末或度假时好转，尤其是到相对湿度较高的地方旅游时会有所改善。因此需要正确识别这种由环境或职业相关的危险因素导致的干眼，这有助于制订合理的治疗计划。因为即使是轻微的行为或生活方式的改变，都能对干眼患者的症状改善产生显著的积极影响。

（张世锋　译；董　莹　校）

参 考 文 献

[1] Cuevas M, Gonzalez-Garcia MJ, Castellanos E, et al. Correlations among symptoms, signs, and clinical tests in evaporative-type dry eye disease caused by meibomian gland dysfunction(MGD). Curr Eye Res. 2012;37(10):855-863.

[2] Nichols KK, Nichols JJ, Mitchell GL. The lack of association between signs and symptoms in patients with dry eye disease. Cornea. 2004;23(8):762-770.

[3] Bron AJ, Tomlinson A, Foulks GN, et al. Rethinking dry eye disease: a perspective on clinical implications.

Ocul Surf. 2014;12(2 Suppl):S1-S31.

[4] Schmidl D, Witkowska KJ, Kaya S, et al. The association between subjective and objective parameters for the assessment of dry-eye syndrome. Invest Ophthalmol Vis Sci. 2015;56(3):1467-1472.

[5] Sullivan BD, Crews LA, Messmer EM, et al. Correlations between commonly used objective signs and symptoms for the diagnosis of dry eye disease: clinical implications. Acta Ophthalmol. 2014;92(2):161-166.

[6] Borchman D, Foulks GN, Yappert MC, Milliner SE. Changes in human meibum lipid composition with age using nuclear magnetic resonance spectroscopy. Invest Ophthalmol Vis Sci. 2012;53(1):475-482.

[7] Mudgil P, Borchman D, Yappert MC, et al. Lipid order, saturation and surface property relationships: a study of human meibum saturation. Exp Eye Res. 2013;116:79-85.

[8] Benlloch-Navarro S, Franco I, Sanchez-Vallejo V, Silvestre D, Romero FJ, Miranda M. Lipid peroxidation is increased in tears from the elderly. Exp Eye Res. 2013;115:199-205.

[9] Sun WS, Baker RS, Chuke JC, et al. Age-related changes in human blinks. Passive and active changes in eyelid kinematics. Invest Ophthalmol Vis Sci. 1997;38(1):92-99.

[10] Cruz AA, Garcia DM, Pinto CT, Cechetti SP. Spontaneous eyeblink activity. Ocul Surf. 2011;9(1):29-41.

[11] Cho P, Brown B. Review of the tear break-up time and a closer look at the tear break-up time of Hong Kong Chinese. Optom Vis Sci. 1993;70(1):30-38.

[12] Ozdemir M, Temizdemir H. Age- and gender-related tear function changes in normal population. Eye(Lond). 2010;24(1):79-83.

[13] McCarty CA, Bansal AK, Livingston PM, Stanislavsky YL, Taylor HR. The epidemiology of dry eye in Melbourne, Australia. Ophthalmology. 1998;105(6):1114-1119.

[14] The epidemiology of dry eye disease: report of the Epidemiology Subcommittee of the International Dry Eye WorkShop(2007). Ocul Surf. 2007;5(2):93-107.

[15] Uchino M, Schaumberg DA, Dogru M, et al. Prevalence of dry eye disease among Japanese visual display terminal users. Ophthalmology. 2008;115(11):1982-1988.

[16] Schaumberg DA, Uchino M, Christen WG, Semba RD, Buring JE, Li JZ. Patient reported differences in dry eye disease between men and women: impact, management, and patient satisfaction. PLoS One. 2013;8(9):e76121.

[17] Malik A, Claoue C. Transport and interaction of cosmetic product material within the ocular surface: beauty and the beastly symptoms of toxic tears. Cont Lens Anterior Eye. 2012;35(6):247-259.

[18] Runeson R, Norback D, Stattin H. Symptoms and sense of coherence: a follow-up study of personnel from workplace buildings with indoor air problems. Int Arch Occup Environ Health. 2003;76(1):29-38.

[19] Kawashima M, Uchino M, Yokoi N, et al. Associations between subjective happiness and dry eye disease: a new perspective from the Osaka study. PLoS One. 2015;10(4):e0123299.

[20] Marshall LL, Roach JM. Treatment of dry eye disease. The Consult Pharm. 2016;31(2):96-106.

[21] Wilson WS, Duncan AJ, Jay JL. Effect of benzalkonium chloride on the stability of the precorneal tear film in rabbit and man. Br J Ophthalmol. 1975;59(11):667-669.

[22] Desbenoit N, Schmitz-Afonso I, Baudouin C, et al. Localisation and quantification of benzalkonium chloride in eye tissue by TOF-SIMS imaging and liquid chromatography mass spectrometry. Anal Bioanal Chem.

2013;405(12):4039-4049.

[23] Tan LL, Morgan P, Cai ZQ, Straughan RA. Prevalence of and risk factors for symptomatic dry eye disease in Singapore. Clin Exp Optom. 2015;98(1):45-53.

[24] Fraunfelder FT, Sciubba JJ, Mathers WD. The role of medications in causing dry eye. J Ophthalmol. 2012;2012:285851.

[25] Sharma A, Hindman HB. Aging: a predisposition to dry eyes. J Ophthalmol. 2014;2014:781683.

[26] Parra A, Madrid R, Echevarria D, et al. Ocular surface wetness is regulated by TRPM8-dependent cold thermoreceptors of the cornea. Nat Med. 2010;16(12):1396-1399.

[27] Mendell MJ, Fisk WJ, Petersen MR, et al. Indoor particles and symptoms among office workers: results from a double-blind cross-over study. Epidemiology. 2002;13(3):296-304.

[28] Collins M, Seeto R, Campbell L, Ross M. Blinking and corneal sensitivity. Acta Ophthalmol(Copenh). 1989;67(5):525-531.

[29] Mori A, Oguchi Y, Okusawa Y, Ono M, Fujishima H, Tsubota K. Use of high-speed, high-resolution thermography to evaluate the tear film layer. Am J Ophthalmol. 1997;124(6):729-735.

[30] Abusharha AA, Pearce EI, Fagehi R. Effect of ambient temperature on the human tear film. Eye Contact Lens. 2016;42(5):308-312.

[31] Borchman D, Foulks GN, Yappert MC, Mathews J, Leake K, Bell J. Factors affecting evaporation rates of tear film components measured in vitro. Eye Contact Lens. 2009;35(1):32-37.

[32] Giraldez MJ, Naroo SA, Resua CG. A preliminary investigation into the relationship between ocular surface temperature and lipid layer thickness. Cont Lens Anterior Eye. 2009;32(4):177-180; quiz 193, 195.

[33] Purslow C, Wolffsohn J. The relation between physical properties of the anterior eye and ocular surface temperature. Optom Vis Sci. 2007;84(3):197-201.

[34] Azuma K, Ikeda K, Kagi N, Yanagi U, Osawa H. Prevalence and risk factors associated with nonspecific building-related symptoms in office employees in Japan: relationships between work environment, indoor air quality, and occupational stress. Indoor Air. 2015;25(5):499-511.

[35] Wolkoff P. "Healthy" eye in office-like environments. Environ Int. 2008;34(8):1204-1214.

[36] Madden LC, Tomlinson A, Simmons PA. Effect of humidity variations in a controlled environment chamber on tear evaporation after dry eye therapy. Eye Contact Lens. 2013;39(2):169-174.

[37] Abusharha AA, Pearce EI. The effect of low humidity on the human tear film. Cornea. 2013;32(4):429-434.

[38] Alex A, Edwards A, Hays JD, et al. Factors predicting the ocular surface response to desiccating environmental stress. Invest Ophthalmol Vis Sci. 2013;54(5):3325-3332.

[39] Shan X, Zhou J, Chang VWC, Yang E-H. Comparing mixing and displacement ventilation in tutorial rooms: students' thermal comfort, sick building syndromes, and short-term performance. Build Environ. 2016;102:128-137.

[40] Xiao B, Wang Y, Reinach PS, et al. Dynamic ocular surface and lacrimal gland changes induced in experimental murine dry eye. PLoS One. 2015;10(1):e0115333.

[41] Pelegrino FS, Pflugfelder SC, De Paiva CS. Low humidity environmental challenge causes barrier disruption and cornification of the mouse corneal epithelium via a c-jun N-terminal kinase 2(JNK2)pathway. Exp Eye

Res. 2012;94(1):150-156.

[42] Corrales RM, de Paiva CS, Li DQ, et al. Entrapment of conjunctival goblet cells by desiccation induced cornification. Invest Ophthalmol Vis Sci. 2011;52(6):3492-3499.

[43] Koh S, Tung C, Kottaiyan R, Zavislan J, Yoon G, Aquavella J. Effect of airflow exposure on thc tcar meniscus. J Ophthalmol. 2012;2012:983182.

[44] Nakamori K, Odawara M, Nakajima T, Mizutani T, Tsubota K. Blinking is controlled primarily by ocular surface conditions. Am J Ophthalmol. 1997;124(1):24-30.

[45] Saxena R, Srivastava S, Trivedi D, Anand E, Joshi S, Gupta SK. Impact of environmental pollution on the eye. Acta Ophthalmol Scand. 2003;81(5):491-494.

[46] Versura P, Profazio V, Cellini M, Torreggiani A, Caramazza R. Eye discomfort and air pollution. Ophthalmologica. 1999;213(2):103-109.

[47] Bourcier T, Viboud C, Cohen JC, et al. Effects of air pollution and climatic conditions on the frequency of ophthalmological emergency examinations. Br J Ophthalmol. 2003;87(7):809-811.

[48] Torricelli AA, Novaes P, Matsuda M, et al. Correlation between signs and symptoms of ocular surface dysfunction and tear osmolarity with ambient levels of air pollution in a large metropolitan area. Cornea. 2013;32(4):e11-e15.

[49] Chang CJ, Yang HH, Chang CA, Tsai HY. Relationship between air pollution and outpatient visits for nonspecific conjunctivitis. Invest Ophthalmol Vis Sci. 2012;53(1):429-433.

[50] Hwang SH, Choi YH, Paik HJ, Wee WR, Kim MK, Kim DH. Potential importance of ozone in the association between outdoor air pollution and dry eye disease in South Korea. JAMA Ophthalmol. 2016;134(5):503-510.

[51] Kuizenga A, van Haeringen NJ, Kijlstra A. Inhibition of hydroxyl radical formation by human tears. Invest Ophthalmol Vis Sci. 1987;28(2):305-313.

[52] Rose RC, Richer SP, Bode AM. Ocular oxidants and antioxidant protection. Proc Soc Exp Biol Med. 1998;217(4):397-407.

[53] Mendell MJ, Lei-Gomez Q, Mirer AG, Seppanen O, Brunner G. Risk factors in heating, ventilating, and air-conditioning systems for occupant symptoms in US office buildings: the US EPA BASE study. Indoor Air. 2008;18(4):301-316.

[54] Chu CA, Rosenfield M, Portello JK. Blink patterns: reading from a computer screen versus hard copy. Optom Vis Sci. 2014;91(3):297-302.

[55] Nielsen PK, Sogaard K, Skotte J, Wolkoff P. Ocular surface area and human eye blink frequency during VDU work: the effect of monitor position and task. Eur J Appl Physiol. 2008;103(1):1-7.

[56] Portello JK, Rosenfield M, Chu CA. Blink rate, incomplete blinks and computer vision syndrome. Optom Vis Sci. 2013;90(5):482-487.

[57] Argiles M, Cardona G, Perez-Cabre E, Rodriguez M. Blink rate and incomplete blinks in six different controlled hard-copy and electronic reading conditions. Invest Ophthalmol Vis Sci. 2015;56(11):6679-6685.

[58] Gowrisankaran S, Nahar NK, Hayes JR, Sheedy JE. Asthenopia and blink rate under visual and cognitive loads. Optom Vis Sci. 2012;89(1):97-104.

[59] Toomingas A, Hagberg M, Heiden M, Richter H, Westergren KE, Tornqvist EW. Risk factors, incidence and

persistence of symptoms from the eyes among professional computer users. Work. 2014;47(3):291-301.

[60] Wolkoff P. Indoor air pollutants in office environments: assessment of comfort, health, and performance. Int J Hyg Environ Health. 2013;216(4):371-394.

[61] Skulberg KR, Skyberg K, Kruse K, et al. The effect of cleaning on dust and the health of office workers: an intervention study. Epidemiology. 2004;15(1):71-78.

第 10 章

告知"我做了胃分流手术"的干眼患者 1 例

Alex Barsam，Felipe A.Valenzuela，Victor L.Perez

【本章要点】

● 维生素 A 缺乏症（VAD）如果不及时治疗会对眼表有害，在不发达国家其会导致很高的致盲率。

● 即使在发达国家，对维生素 A 缺乏症保持高度警惕也是十分必要的，因为其体征/症状和裂隙灯检查结果可能与其他眼表疾病类似，如干眼或暴露性角膜病。

● 适量地补充必需脂肪酸和维生素 D 也会优化眼表的健康。

一、"我做了胃分流手术"的背后

一位 44 岁女性诉说她既往有肥胖和干眼病史，每年的眼科检查显示双眼有红肿、沙砾感，使用人工泪液后并没有改善。抛开视觉上的不适，她对自己 3 年前做完鲁氏 Y 形（Roux-en -Y）胃分流手术后减掉的体重感到非常满意。裂隙灯检查结果发现结膜干燥，双眼颞侧角膜缘附近有隆起的泡沫状病变，双眼弥漫性点状上皮糜烂。这些糜烂性改变较她上次的检查有所加重。检查结束时她向医师抱怨，由于视力时好时坏，她在晚上开车和日常活动时感到不舒服。

二、胃旁路手术简介

胃旁路手术后的营养不良其实很常见，通常是维生素 B、叶酸、铁、锌、钙和脂溶性维生素（如维生素 A、维生素 D、维生素 E、维生素 K）的吸收不良所致，各专业的临床医师都应该意识到营养不良和吸收不良对视觉存在潜在的破坏性后果，尤其是最流行的减肥手术之——胃分流手术更是如此，仅在美国每年就有约 20 万人接受减肥手术[1]。脂溶性维生素缺乏症可能在术后数月到数年的时间中才会出现，并可能对泪膜成分产生显著影响，最终影响眼表的健康。本章重点介绍这些临床因素导致的泪腺功能营养缺乏，特别关注维生素 A 缺乏症。

三、维生素 A 缺乏症

众所周知，维生素在维护视力中起着重要的作用，它对维持健康的上皮细胞和眼表泪膜的稳定性至关重要。因此，必须指出维生素 A 缺乏症（VAD）是导致全世界儿童可预防失明的主要原因，估计有 25 万～ 50 万儿童受此影响[2]。这些儿童中有一半在失去视力的一年内死亡[2]。这不仅是发展中国家面临的问题，其发病率在发达国家也呈现逐年上升的趋势，因为减肥手术和潜在的非酒精性脂肪性肝炎（NASH）的出现越来越普遍[3]。在干眼发生的大病理背景下，干眼常被认为是维生素 A 缺乏的代名词，因为维生素 A 缺乏对眼表存在多种影响。

（一）病因

维生素 A 缺乏症的病因包括营养不良、减肥手术、囊性纤维化、神经性厌食、贪食症、酒精中毒、吞咽困难、结肠炎、肠道吸收不良（如克罗恩病）、慢性胰腺炎、钩虫病和慢性肝硬化。

（二）症状

维生素 A 缺乏症的症状包括夜盲、双眼不适、沙砾感、视物模糊、视力逐渐下降或间歇性下降及异物感。

（三）体征

1. 泪膜　泪河高度低、泪膜破裂时间降低、泪液分泌试验异常。
2. 结膜　干燥，起皱，泡沫状，结膜干燥或出现比托斑。
3. 角膜　双侧点状上皮糜烂，斑块形成，基质水肿，无菌或感染性溃疡，穿孔，坏死。
4. 眼底　视网膜病变，边缘有微黄点。

四、干眼的背景及临床表现

Xerophthalmia 这个希腊词语（xerosis=dry, ophthalmia=inflamed eye）包含了维生素 A 缺乏症的眼部表现，从角膜软化到夜盲症（具体分类见表 10-1）。维生素 A 缺乏症可对眼表造成广泛的损伤，但大多数通过补充维生素 A 后是完全可逆的。维生素 A 长期、严重的缺乏可导致角膜缘坏死和（或）角膜溶解，这些是不可逆转的。虽然营养不良是全球维生素 A 缺乏症的主要原因，但在发达国家，它通常是严重节食、吸收不良或慢性酒精中毒的结果[4]。

表 10-1　干眼评估的分类方案 *

夜盲症（XN）

结膜干燥症（X1A）

比托斑（X1B）

角膜干燥症（X2）

角膜溃疡 / 角膜软化 < 角膜表面的 1/3（X3A）

角膜溃疡 / 角膜软化 > 角膜表面的 1/3（X3B）

角膜瘢痕（XS）

干眼眼底（XF）

* 改编自《控制维生素 A 缺乏和干眼》，世界卫生组织技术报告系列第 672 号，1982。

（一）结膜干燥症（X1A）

维生素 A 衍生的异维 A 酸有助于调节眼表黏液蛋白的产生，随着视黄醇储备的耗尽，角质化上皮向分泌黏液的柱状上皮的分化减慢[5]。结膜上皮化生成鳞状层，表面角化，分泌黏液的杯状细胞明显减少[6]。由此引起的眼表角化是导致结膜沙粒化、起皱和干燥进行性加重的原因，这也影响到了睑结膜（图 10-1）。这一病变过程通常始于颞缘，随着病情恶化，依次累及鼻缘、下缘和上缘。

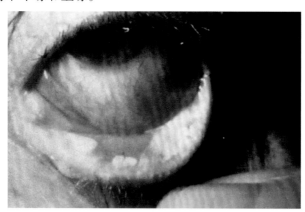

图 10-1　睑结膜有明显的角化

临床特点

- 通常是堆积的、可以刮除的白色泡沫状物质
- 干燥程度与维生素 A 缺乏症的严重程度相关[7]
- 大多数幼儿干燥症在开始补充维生素 A 后 2 ～ 5d 就会消失
- 必须与其他引起干燥 / 瘢痕的原因区分开来

（二）比托斑（X1B）

结膜干燥为睑板腺分泌物和角蛋白碎片的形成提供了温床，这些分泌物和角蛋白碎片

可与一种产气细菌,即结膜干燥棒状杆菌混合,导致典型的比托斑出现(图 10-2A)[8]。这些病变通常表明过去或现在可能存在维生素 A 缺乏的问题;然而,有时在没有维生素 A 缺乏症证据支持的个体中也能观察到比托斑,而且在补充维生素治疗后,并不是所有的比托斑都可以消失[8, 9]。

临床特点

- 眼部泡沫状病变呈三角形,累及双侧,在大多数情况下可通过适当的替代治疗治愈
- 结膜和角膜表面均可见(图 10-2B)
- 比托斑不能被泪膜滋润
- 尽管鼻部病变没那么普遍,但它是维生素 A 活动性缺乏的一个较好指标[6]
- 系统治疗后,比托斑可持续数周至数月[10]

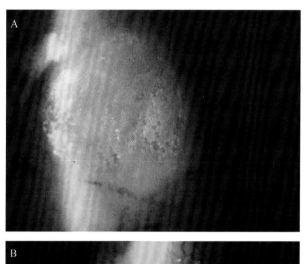

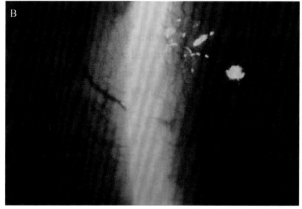

图 10-2 结膜上泡沫状、奶酪状的比托斑(A)与角膜上的比托斑(B)

（三）角膜干燥症（X2）

角质化也影响着角膜表面,导致浅层点状角膜病变很容易用荧光素染色来鉴别。角膜干燥可能是维生素 A 缺乏症的最早症状,也可能代表存在长期严重的缺乏。从好的一方面

来看，该病治疗后可迅速好转[11]。轻度干燥的特征是角膜干燥和大面积的点状角膜病。晚期干燥症则表现为角膜因角蛋白的形成而变得模糊和粗糙，这种现象以暴露在外的角膜下缘最为明显。角质化累积至一定程度最终会脱落，留下一个正常的眼表。然而在更严重的情况下，干燥斑块会导致角膜溃疡，因为它的脱落会使基底上皮和底层间质剥离[12]。

临床特点

● 轻度干燥时，裂隙灯检查显示荧光素染色的浅层点状角膜病变，以鼻下[11]和双侧最显著

● 可能存在阴性染色的小囊

● 在晚期干燥症中，会有更多的融合性角化，可使角膜表面暗淡、干燥，受影响的区域缺乏角膜光反射

● 经典的橘皮样外观（图10-3）

● 使用裂隙灯检查可以确定水肿的局灶性区域

● 角膜改变的发现可以先于临床检测到结膜干燥，特别是在营养素突然缺乏时（如麻疹）[7]

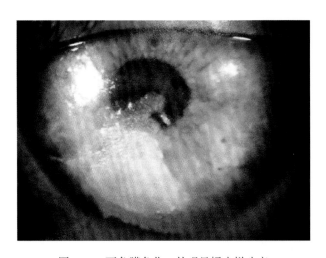

图10-3　下角膜角化，外观呈橘皮样改变

（四）角膜溃疡、角膜软化（X3A/X3B）

维生素A缺乏症引起的溃疡通常是单一的、小的、边缘清晰的穿孔型病变，经常影响周围角膜。同样，损伤的范围可以从单一的、直径1～2mm、部分层的溃疡到全层的穿孔，表现为后弹力层向外膨出。当角膜前弹力层（鲍曼层）受损，蛋白水解酶被释放到角膜基质中时，就会发生液化性坏死，最终出现角膜软化。此时可见角膜缘的破坏和坏死。这一阶段的患者有较高风险发生叠加感染（图10-4），但无论何种治疗都需要补充维生素A，因为抗生素不能防止维生素A缺乏症所引发的溃疡或瘢痕形成[13]。

临床特点

● 常为患眼内单一、孤立的溃疡，常位于鼻下侧，表面溃疡通常可以正常消退而无瘢

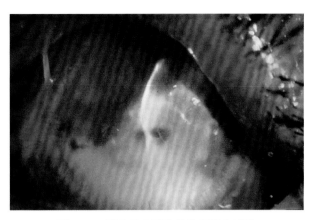

图 10-4　严重的角膜软化伴穿孔和感染

痕形成

- 更深的溃疡可以穿孔，但因为虹膜堵塞了前房，所以很少发生渗漏[2]
- 溃疡可伴有炎症；约 20% 的病例可见前房积脓[6]
- 角膜软化表现为黄色或灰色溃疡，可覆盖整个角膜表面
- 通过治疗，灰色溃疡可以愈合，病变边缘缩小至比最初感染时的区域更小的范围内[10]
- 比托斑常表现为荧光素染色阴性，但在开始治疗数天后，随着比托斑的脱落，可进展为阳性染色[14]

特别提醒

当不足 1/3 部分的角膜受到影响时，通常可以通过治疗挽救视力。但如果是病变更广泛的病例，角膜瘢痕的程度（XS）可以限制视觉潜能（图 10-5）。

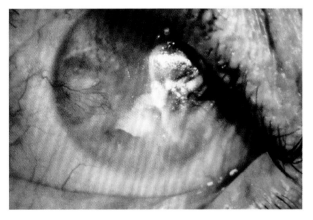

图 10-5　慢性酒精中毒患者眼表干燥并布有密集的基质瘢痕

（五）夜盲症（XN）和干眼性眼底（XF）

出现夜盲虽然不能诊断为维生素 A 缺乏症或干眼，但在正常的临床情况下，它在诊断中是一种实用的筛查佐证，因为它是维生素 A 缺乏症干眼最常见的临床表现形式，因为视

紫红质的再生依赖于维生素 A。

临床特点

- 视网膜周围、血管弓外侧有黄斑
- 通常在补充维生素 A 后的 48h 内就会消退 [13]

五、诊断检查

1. 仔细记录临床肥胖患者或营养不良患者的典型病史。摄入热量的限制、精神状况、慢性肝病和长期饮酒都会导致脂溶性维生素吸收和利用的障碍。评估维生素 A 缺乏症的全身体征，如有无频繁感染或皮肤过度角化。筛查可能影响治疗上睑下垂综合征相关的阻塞性睡眠呼吸暂停。

2. 用荧光素做裂隙灯检查以评估角膜、结膜、睑缘、穹窿和泪膜。

- 泪液分泌试验：可能显示泪液分泌减少
- 泪膜破裂时间：减少，但可能是正常的
- 活体染色：丽丝胺绿和虎红有助于检测结膜干燥；然而，它们对于干眼可能是非特异性的
- 结膜印迹细胞学检查：①杯状细胞减少，上皮角化；② 50% 或 50% 以上的异常细胞学表明有显著的缺陷风险 [15]；③能帮助鉴别亚临床缺陷 [16]；④沙眼 / 角膜表面的中性粒细胞可产生异常结果
- 暗适应研究和视网膜电图：治疗开始后，研究很快恢复正常
- 如果有疑似重叠感染的角膜细菌培养：阳性培养结果大多显示为假单胞菌、肺炎球菌、莫拉克斯菌属 [17]

3. 血液检查及进一步的系统检查

- 血清维生素 A / 视黄醇：①参考范围为 30 ～ 80μg/dl；②应在开始治疗前获取
- 血清视黄醇结合蛋白：①参考范围为 30 ～ 75mg/L；②视黄醇水平正常和视黄醇结合蛋白低会有眼部症状
- 血清锌：①参考范围为 75 ～ 120μg /d；②锌缺乏与维生素 A 缺乏症相关
- 阐明缺乏症的根本原因：①检测肝脏酶类指标（NASH）；②排除吸收不良、麻疹等

六、治疗

（一）一般治疗

- 严重维生素 A 缺乏症 / 角膜软化应作为一种医疗紧急情况进行治疗，并立即对其他常见的营养缺乏进行更广泛的全身检查
- 一旦维生素 A 缺乏症消失且眼表稳定，如果伴发的角膜瘢痕限制了视觉潜能，可以

考虑角膜移植

- 较轻的维生素 A 缺乏症可迅速补充维生素 A（图 10-6）

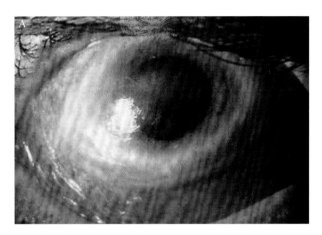

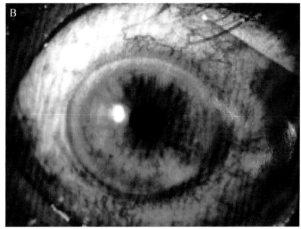

图 10-6 慢性酒精中毒患者的角膜角化在维生素 A 治疗前（A）与治疗后（B）

（二）局部治疗

- 外用维生素 A，可用 0.05% 视黄醇棕榈酸酯，每天 4 次，现已证明可改善视物模糊[18]。也适用于全身治疗后无法解决的持续性比托斑
- 滴定局部维生素 A 至最低有效剂量，以限制不良的刺激作用
- 每小时使用 1 次不含防腐剂的人工泪液和软膏润滑
- 如叠加感染应使用局部抗生素
- 有轻微发炎迹象的小穿孔（2mm）可以用绷带镜处理

（三）系统性治疗

系统性治疗见表 10-2。

表 10-2　维生素 A 替代疗法 [18]

给药对象	给药方式	参考摄入量
男性	口服给药	口服 3000U/d，最大量 10 000U/d
女性		口服 2330U/d，最大量 10 000U/d
维生素 A 缺乏症		口服 100 000U/d，服用 3d 之后 50 000U/d，服用 14d
维生素 A 缺乏伴干眼		口服 100 000U/d，服用 3d 之后 50 000U/d，服用 14d 之后 20 000U/d，服用 2 个月
预防性治疗，吸收障碍综合征		口服 10 000 ~ 50 000U/d
口服治疗无效或吸收障碍	肌内注射	肌内注射 100 000U/d，注射 3d 之后肌内注射 50 000U/d，注射 2 周

（四）使用注意

- 不建议维生素 A 的使用剂量超过上限
- 有记录的不良反应包括恶心、呕吐、头痛、嗜睡和肝毒性
- 维生素 A 毒性与心血管死亡、肺癌和假性脑瘤的发生风险增加有关 [19, 20]
- 孕妇使用需严格遵守治疗建议

七、使用必需脂肪酸和维生素 D 的注意事项

胃旁路手术和任何营养不良 / 吸收不良状态都可能导致营养不足，其中一些已经被临床和（或）实验室研究证明会影响功能性泪腺单元的健康。

（一）必需脂肪酸

众所周知，ω-3 中必需的多不饱和脂肪酸在治疗和预防干眼方面非常有用。虽然没有膳食指南将其用于治疗眼表疾病，但 ω-3 脂肪酸补充剂已被证明是可以改善泪膜功能的标志物、降低眼表炎症的标志物，甚至可以改善眼表疾病指数评分 [21, 22]。建议患者从每天 1 ~ 2g 的 ω-3 脂肪酸开始，直到达到每天 3g 的最大剂量 [18]。有胃旁路手术病史的患者应更加重视必需脂肪酸摄入的重要性。

（二）维生素 D

胃分流手术后一年，50% 的患者会出现维生素 D 缺乏（VDD）。VDD 与慢性炎症存在着密切的关系。最近研究表明，绝经前女性的 VDD 与干眼的严重程度密切相关 [23]。此外，维生素 D 缺乏被发现是水性泪液缺乏的一个有效诱因 [24]。不过，这些关联在干眼背景中是否具有临床意义还有待确定。

八、小结

胃旁路手术后的 VDD 的症状和体征与其他眼表疾病很相似，如果不及时治疗，可能会产生非常严重的后果。临床医师应该意识到，这种情况不仅仅发生在发展中国家，随着肥胖率、吸收不良率和肝病发病率的上升，发达国家也存在同样的问题。迅速发现干眼并开始全身替代治疗通常会顺利解决这些眼部问题。

（孙图南 译；董 莹 校）

参 考 文 献

[1] Nguyen NT, Masoomi H, Magno CP, et al.Trends in use of bariatric surgery ,2003-2008. J Am Coll Surg. 2011;213(2):261-266.

[2] Krachmer JH, Mannis MJ, Holland EJ. Cornea. 2nd ed. Philadelphia, PA: Elsevier / Mosby; 2005.

[3] Tripathi RC, Tripathi BJ, Raja SC, Partamian LS. Iatrogenic ocular complications in patients after jejunoileal bypass surgery. Int Surg . 1993;78(1):68-72.

[4] Sommer A. The continuing challenge of vitamin A deficiency. Ophthalmic Epidemiol. 2009;16(1):1.

[5] Hori Y, Spurr-Michaud SJ, Russo CL, Argueso P, Gipson IK. Effect of retinoic acid on gene expression in human conjunctival epithelium: secretory phospholipase A2 mediates retinoic acid induction of MUC16. Invest Ophthalmol Vis Sci. 2005;46(11):4050-4061.

[6] Sommer A. Nutritional blindness and xerophthalmia. Compr Ther. 1983;9(4): 67-71.

[7] Sommer A. Conjunctival appearance in corneal xerophthalmia. Arch Opthalmol. 1982;100(6):951-952.

[8] Rodger FC, Saiduzzafar H, Grover AD, Fazal A. A reappraisal of the ocular lesion known as Bitot's spot. Br J Nutr. 1963;17:475-485.

[9] Darby WJ, McGanity WJ, McLaren DS, et al, Bitot's spots and vitamin A deficiency. Public Healyh Rep. 1960;75:738-743.

[10] SommerA. Xerophthalmia, keratomalacia and nutritional blindness. Int Ophthalmol. 1990;14(3):195-199.

[11] Sommer A, Emran N, Tamba T. Vitamin A-responsive punctate keratopathy in xerophtahlmic. Am J Ophthalmol. 1979;87(3):330-333.

[12] Sommer A, Green WR, Kenyon KR. Clinicohistopathologic correlations in xerophthalmic ulceration and necrosis. Arch Ophthalmol. 1982 ;100(6):953-963.

[13] Sommer A. Xerophthalmia and vitamin A status. Prog Retin Eye Res. 1998;17(1):9-31.

[14] Sommer A. Effects of vitamin A deficiency on the ocular surface. Ophthalmology. 1983;90(6):592-600.

[15] Carlier C, Coste J, Etchepare M, Amedee-Manesme O. Conjunctival impression cytology with transfer as a field-applicable indicator of vitamin A status for mass screening. Int J Epidemiol. 1992;21(2):373-380.

[16] Chowdhury S, Kumar R, Ganguly NK, et al. Dynamics of conjunctival impression cytologic changes after vitamin A supplementation. Br J Nutr. 1997;77(6):863-869.

[17] Valenton MJ, Tan RV. Secondary ocular bacterial infection in hypovitaminosis a xerophthalmia. Am J Ophthalmol. 1975;80(4):673-677.

[18] Holland EJ, Mannis MJ, Lee WB. Ocular Surface Disease:Cornea,Conjunctiva and Tear Film.London, England: Elsevier/Saunders; 20131975;80(4):452,673-677.

[19] Omenn GS, Goodman GE, Thornquist MD, et al. Effects of a combination of beta carotene and vitamin A on lung cancer and cardiovascular disase. N Engl J Med. 1996;334(18):1150-1155.

[20] Morrice G Jr, Havener WH, Kapetansky F. Vtamin A intoxication as a cause of pseudotumor cerebri. JAMA.1960;173:1802-1805.

[21] Brignole-Baudouin F, Baudouin C, Aragona P, et al. A multicentre, double-masked, randomized, controlled trial assessing the effect of oral supplementation of ω-3 and ω-6 fatty acids on a conjunctival inflammatory marker in dry eye patients. Acta Ophthalmol. 2011;89(7):e591-e597.

[22] Rand AL, Asbell PA. Nutritional spplements for dry eye syndrome. Curr Opin Ophthalmol. 2011;22(4):279-282.

[23] Yildirim P, Garip Y, Karci AA, Guler T. Dry eye in vitamin D deficiency: more than an incidental association. Int J Rheum Dis. 2016;19(1):49-54.

[24] Kurtul BE, Ozer PA, Aydinli MS. The association of vitamin D deficiency with tear break-up time and Schirmer testing in non-Sjögren dry eye. Eye(Lond). 2015;29(8):1081-1084.

第 11 章

系统性疾病与干眼

Albert S. Hazan, Danielle Trief

【本章要点】

♠ 干燥综合征、眼黏膜类天疱疮、移植物抗宿主病、甲状腺相关眼病、糖尿病及全身用药在干眼的发病中起重要作用。

♠ 血清学检测对诊断干燥综合征具有重要价值。58% ~ 75% 的原发性干燥综合征患者抗 Ro/SSA 及抗 La/SSB 抗体阳性，也可以即时检测一些新的生物标志物。

♠ 抗胆碱能类药物如抗抑郁药、抗精神病药、抗组胺药及抗帕金森药物也可以导致干眼。

♠ 干眼可能是潜在的系统性疾病的首发表现。这些患者不仅需要进行局部治疗，还需要多学科对系统性疾病的治疗进行优化。

眼睛有时可能是系统性疾病病变症状的首发部位，同时眼部表现经常是全身疾病体征的一部分。

针对所有的干眼患者，详细询问病史是非常必要的。了解患者全身疾病情况和治疗方案有助于认识其发生干眼的病因，进而可以根据患者的全身病情给予针对性治疗。

许多全身性疾病都和干眼相关。本章主要介绍干燥综合征（Sjögren syndrome，SS）、眼黏膜类天疱疮（ocular mucous membrane pemphigoid，OMMP）、移植物抗宿主病（graft-versus- host disease，GVHD）、甲状腺眼病（thyroid eye disease，TED）、糖尿病及全身用药对干眼的影响。

一、干燥综合征

干燥综合征是一种以外分泌腺慢性炎症为特征的全身性疾病。泪腺和唾液腺常受累及，从而导致典型的泪液缺乏和口干。其他部位的外分泌腺体功能障碍可能导致皮肤、鼻、咽喉、气管或阴道等部位的干燥。干燥综合征可单独出现，称为原发性干燥综合征；也可能与其他自身免疫性疾病（如类风湿关节炎、系统性红斑狼疮、硬皮病）相关，称为继发性干燥综合征。此外，干燥综合征还会累及关节、肺、肾或肝脏等部位，称为腺体外疾病。

（一）流行病学

干燥综合征的发病率约为 1/10 万，欧洲和亚洲的发病率更高[1]。女性与男性的发病比例为 9∶1，平均诊断年龄为 60 岁[1]。在美国，干燥综合征发病仅次于系统性红斑狼疮。

（二）病理生理

干燥综合征是一种慢性自身免疫性炎症性疾病，其特征是外分泌腺的淋巴细胞浸润。泪液缺乏主要为 B 淋巴细胞和 CD4 T 淋巴细胞浸润导致细胞因子诱导的泪腺纤维化和淋巴细胞介导的细胞死亡所致。目前，引起相关炎症的病因尚未完全阐明，可能与 EB 病毒和嗜人 T 淋巴细胞病毒 I 型有关[2]。

（三）临床表现

典型的干燥综合征症状表现为眼干和口干，称为干燥症。非干燥综合征的患者主诉有眼红、异物感、烧灼感或畏光。眼部检查可以发现结膜充血，反射性流泪增加，睑裂区的角膜、结膜荧光素和虎红阳性染色。患者泪腺和唾液腺常有增大。

（四）诊断

临床检测和眼部检查有助于干燥综合征的正确诊断。虎红、丽丝胺绿及荧光素钠可以使眼表无活性的上皮细胞着染。着染的数量被记录和分级；从已发布的用于帮助诊断干燥综合征和监测病情进展的评分系统中可以发现使用最广泛的是 van Bijsterveld 评分系统和干燥综合征国际合作临床联盟（SICCA）评分系统。其中泪膜破裂时间检测如果发现泪膜破裂时间 <10s，表明泪液蒸发过快，这在干燥综合征中非常常见。Schirmer 试验，即将滤纸条放入下结膜囊，通过测量纸条的浸润长度，评估泪液量。在无麻醉的情况下，Schirmer I 试验反映的是基础泪液分泌和反射性泪液分泌。在麻醉状态下，<5mm 即表明泪液的缺乏。此外，也可以进行泪液渗透压的检测。

血清学检测对正确诊断干燥综合征也是非常重要的。58% ～ 75% 的原发性干燥综合征患者抗 Ro/SSA 及抗 La/SSB 抗体阳性。其他的自身抗体，如抗核抗体、类风湿因子的检测有助于诊断继发性干燥综合征。目前一种新的商用诊断试剂盒（Sjö，Bausch + Lomb）可以识别针对唾液腺蛋白 -1、腮腺分泌蛋白和碳酸酐酶 Ⅵ 的自身抗体，可以用于早期诊断干燥综合征。

唾液腺活检可以帮助诊断干燥综合征。唇活检的典型组织学特征是多灶性淋巴细胞浸润。活检的敏感度为 80%[3]。

多种分类方案可用于识别和诊断干燥综合征。最常用的两种方案是 2002 年欧美专家共识组分类标准[3]（AECG）和 2012 年 SICCA[4] 标准（表 11-1 和表 11-2）。这两个分类均需临床体征、血清学检测和组织病理学诊断的联合评估。最新颁布的标准来自 2016 年美国风湿病学会 / 欧洲抗风湿病联盟 [5] 发布的结合 AECG 和 SICCA 修改的眼部受累条目。

表 11-1　美欧共识学组关于干燥综合征的分类标准

1. 眼部症状	每天、持续、疼痛，干眼 >3 个月，或
	反复沙砾感，或
	泪液替代 >3 次 / 天
2. 口腔症状	每天口干 >3 个月，或
	唾液腺肿胀，或
	吞咽食物需要饮水辅助
3. 眼部体征	Schirmer I 试验 ≤ 5mm/5min，或
	虎红染色 >4 分（van Bijsterveld 评分）
4. 组织病理特征	唾液腺活检 >1 分 /4mm^2
5. 唾液腺累及	唾液闪烁图显示吸收或分泌延迟，或
	腮腺生理超声检查中未见梗阻的弥漫性唾液腺扩张，或
	无刺激唾液流动 >15min 内 1.5ml
6. 自身抗体	抗 Ro/SSA 抗原抗体，或
	抗 La/SSB 抗原抗体

原发性干燥综合征：6 项中出现 4 项，或 4 项中 3 项存在（项目 3 ~ 6）

继发性干燥综合征：明确的主要结缔疾病和存在 1 项症状（项目 1 或 2）和 3 个客观标准中的 2 项（项目 3 ~ 5）

排除标准：先前存在的淋巴瘤、获得性免疫缺陷综合征、结节病、慢性 GVHD、以前的头颈放射、丙型肝炎和抗胆碱能药物的使用

表 11-2　2016 年美国风湿病学院 / 欧洲抗风湿病联盟关于原发性干燥综合征的诊断标准

项目	权重评分
唇唾液腺伴局灶性淋巴细胞性唾液腺炎，局灶评分 ≥ 1 分 /4mm^2	3
抗 Ro/SSA 阳性	3
眼部染色评分 ≥ 5 分或 van Bijsterveld 评分 ≥ 4 分	1
至少一只眼中 Schirmer 试验 ≤ 5mm/5min	1
无刺激全唾液流量 ≤ 0.1ml/min	1

≥ 4 分表示原发性干燥综合征

排除标准：头颈部放射史、活动性丙型肝炎病毒感染史、艾滋病史、结节病史、淀粉样变史、GVHD 史、IgG4 相关疾病

（五）治疗

干燥综合征的治疗目标包括 2 个方面。

- 缓解患者的眼部刺激、疼痛及疲劳症状
- 预防眼部无菌性或感染性角膜炎、上皮浸润、角膜新生血管和眼表瘢痕的形成

对于轻度干眼患者，可给予人工泪液联合改善环境因素。所有患者应根据需要使用人工泪液，夜间使用长效润滑眼膏[6]。做好宣教，包括避开干燥环境，规避加重眼表干燥的药物，以及避免眼睑暴露。湿房镜在低湿度环境下可能有助于改善干眼[6]。

对于中度干眼且应用人工泪液没有明显改善的患者，可以局部加用强效 T 细胞功能抑制剂环孢素 A（开始浓度 0.05%，1 滴 / 次，2 次 / 天）[7]。最近，美国 FDA 批准淋巴细胞功能相关的抗原 -1 拮抗剂——5% 立他司特（1 滴 / 次，2 次 / 天）用于干眼治疗。采用永久性或暂时性的泪小点封闭也是有益的。一般开始时可施行暂时的泪点闭塞，如用胶原蛋白闭塞。如果症状得到缓解，可考虑使用热灼进行永久闭塞。

病情严重患者多伴有全身性和腺体外疾病，需要更积极地应对，通常要进行全身治疗。羟氯喹 [6 ~ 7mg/（kg·d）] 可使 50% ~ 60% 的干燥综合征患者的症状和客观指标有所改善[8]。尽管对眼干和口干症状的改善还不太乐观，但利妥昔单抗已显示出腺外有效的证据。另外，用患者血清稀释后作为滴眼液，也被证明对难治性干眼患者的症状改善有益[9]。此外，大直径透气性接触镜能够维持眼表的湿润，可用于一些特定病例。

二、眼黏膜类天疱疮

眼黏膜类天疱疮（OMMP）既往被称为眼部瘢痕性类天疱疮，是一种异质性慢性炎症性疾病，可以伴发周身的黏膜大疱。OMMP 可累及眼睛、咽部、喉部、生殖器和肛门的黏膜。约 80% 的 OMMP 患者有眼部表现[10]。

（一）流行病学

OMMP 的发病率为 1/（8000 ~ 46 000）。有报道显示，女性患者的诊断年龄一般在 70 岁左右[10]。只有少数关于婴儿、儿童和青少年的病例报道。此类患者的治疗反应与成人无太大区别，也无地理或种族差异[11]。

（二）病理生理

虽然 OMMP 发生的确切机制尚不清楚，目前被认为是一种细胞毒性超敏反应（Ⅱ型）。细胞损伤为机体产生了针对黏膜上皮细胞基底膜区细胞表面抗原的自身抗体所致。OMMP 相关的基底膜抗原靶点包括大疱性天疱疮抗原Ⅱ（BP180）、层粘连蛋白 5 及 α6β4 整合素等[11]。自身抗体与这些抗原的结合刺激炎症级联反应，包括分泌细胞因子和募集炎症细胞。炎症细胞反过来释放促纤维化细胞因子，如转化生长因子 β（TGF-β）和 γ 干扰素（INF-γ），从而引发 OMMP。

现已证明，HLA-DR4 和 HLA-DR5 的突变与 OMMP 发病有关；然而，并不是所有的 OMMP 患者都会有这些突变，因此这限制了基因检测在可疑患者中的应用[12]。

（三）临床表现

OMMP 的眼部特征为慢性瘢痕性结膜炎，其临床表现取决于疾病的分期。OMMP 一般双侧发病，但两侧并不对称。一般单侧先出现，数年后另一侧受累[13]。

疾病早期表现为慢性或复发性结膜炎的体征和症状。患者主诉有流泪、异物感、烧灼感和黏液性分泌物等。眼部检查可有结膜充血、水肿、溃疡和泪液功能障碍，少见 Frank 大疱。但随着病情进展，患者可逐步出现结膜上皮下纤维化。纤维化初期表现为灰白色、细线性混浊，进而导致结膜收缩和睑球粘连。睑球粘连定义为球结膜与睑结膜之间的纤维粘连，通常开始于下穹窿。若下穹窿深 <8mm 即为睑球粘连。反复发作的结膜炎症会破坏杯状细胞，最终阻塞泪腺导管。由此产生的水液和黏液的缺乏反过来进一步加剧了结膜角化。严重的瘢痕和纤维化可能引起睑缘粘连（上下睑缘融合）、内翻（睑缘内翻）和倒睫（睫毛向内生长），所有这些均可引起反复发作的角膜上皮缺损、新生血管、溃疡和瘢痕形成。此外，结膜瘢痕还可导致眼球运动障碍和眼睑闭合不全[13]。

1986 年，Foster 提出了一个临床分期系统，主要用以协助评估疾病的严重程度和治疗反应（表 11-3）[13]。

表 11-3　眼黏膜类天疱疮分期系统

分期	表现
I	存在慢性上皮下纤维化的结膜炎，如出现上、下睑结膜的白色带最可靠
II	下穹窿缩短
III	睑球粘连出现
IV	终末期疾病，其特征是睑缘粘连、严重的干燥综合征和眼表角化

（四）诊断

组织病理活检有助于明确诊断。结膜受累或伴有眼外病变的患者都应进行活检取材[14]，采用直接免疫荧光及免疫过氧化物酶法进行指标评价。其特征性标志物包括结膜基底膜区 IgG、IgA 或 C3 的线性沉积。

（五）鉴别诊断

OMMP 需与任何导致瘢痕性结膜炎的疾病相鉴别。例如，感染后结膜炎、自身免疫性疾病（包括结节病、硬皮病、扁平苔藓、Stevens-Johnson 综合征、疱疹性皮炎、大疱性表皮松解症）、特应性睑球结膜炎、移植物抗宿主病的结膜创伤等都可有类似的结膜瘢痕。确诊需要借助病理诊断。

（六）治疗

这种全身多系统疾病通常需要多学科共同管理。眼部治疗的目的是防止结膜和角膜瘢痕。非药物治疗如眼部润滑、适当的眼睑卫生和热敷按摩、拔除倒睫也是必要的。在轻度病情的患者中，一线治疗方法为氨苯砜（50 ~ 200mg/d，持续 12 周）。氨苯砜是具有抗炎作用的磺胺类抗生素。它通过抑制骨髓过氧化物酶（一种在中性粒细胞介导的氧化炎症中起重要作用的酶）减轻炎症反应[14]。若考虑应用氨苯酮治疗，则注意需要对患者进行葡萄糖 -6- 磷酸脱氢酶（G6PD）的筛查；G6PD 缺乏症患者在应用氨苯酮时可发生溶血性贫血。其他免疫抑制剂包括甲氨蝶呤（5 ~ 25mg/w）、霉酚酸酯（500 ~ 1000mg/d，每天 2 次）和硫唑嘌呤（50 ~ 125mg/d）[15]。严重病例可能需要更积极的治疗，以尽量减少瘢痕形成和预防视力丢失。环磷酰胺 [2mg/（kg·d）] 和泼尼松 [1mg/（kg·d）] 的联合应用对严重的 OMMP 非常有效[14]。

更新的研究表明，静脉注射免疫球蛋白可能对难治性病例有效[16]。最近有早期数据显示，利妥昔单抗每周输注 1 次（375mg/m²），共 4 周，1 ~ 2 个疗程，有望用于治疗严重的 OMMP[17]。虽然在某些情况下可能还需要手术干预，但手术毕竟会增加眼部炎症，因此术前可以提前应用免疫调控药物，以达到最佳的手术效果。手术干预措施包括病变在影响眼睑功能时修复睑球粘连、眼睑畸形修复、羊膜移植、角膜缘干细胞移植或角膜移植。

三、眼移植物抗宿主病

眼移植物抗宿主病（GVHD）是异种血干细胞移植的并发症。在人类白细胞抗原匹配的患者中，约 40% 的患者会出现急性全身性 GVHD。30% ~ 70% 的移植患者可发生慢性 GVHD[18]。急性全身性 GVHD 发生在移植后的前 100d，伴有特应性皮炎、肝炎和肠炎。相比之下，慢性 GVHD 多发生在移植后 100d 或更长的时间内。慢性 GVHD 的特征包括出现阻塞性肺病、口腔溃疡、眼部 GVHD 和神经肌肉病（重症肌无力样症状或多发性肌炎）。60% ~ 90% 的慢性 GVHD 会发生眼部 GVHD[18]。

（一）病理生理

GVHD 是 T 细胞介导的免疫反应。当供体淋巴细胞与宿主组织相容性抗原相互作用时会启动免疫反应。炎症级联反应涉及细胞介质和细胞毒性 T 淋巴细胞、自然杀伤细胞和可溶性炎症因子，如肿瘤坏死因子 -α、INF-γ、IL-1 和一氧化氮的激活[18]。在眼部，这种炎症级联反应可导致泪腺浸润和纤维化，最终结膜杯状细胞密度降低和结膜瘢痕形成。

（二）临床表现

在急性 GVHD 中，眼部表现通常包括结膜充血、球结膜水肿和假膜形成。慢性 GVHD 的特点是干眼（水分缺乏和蒸发功能障碍）和慢性睑缘炎。这一过程可能导致结膜瘢痕及点状角膜病变、丝状角膜炎和疼痛性角膜糜烂。随着角膜病情加重，可继发角膜感染甚至穿孔。

（三）治疗

GVHD 的全身治疗很重要，但也需要眼部给药。应给予患者积极的局部润滑治疗，包括不含防腐剂的人工泪液。可以添加局部抗炎药，如局部类固醇或环孢素 A。局部使用 0.5% 或 1% 环孢素 A，2 次 / 天，这种 T 细胞抑制剂可下调结膜和泪腺的炎症因子。研究表明，与未经预治疗的患者相比，在骨髓移植前 1 个月使用局部环孢素 A 可显著减轻 GVHD 的眼部症状[19]。其他治疗方法包括栓塞泪点、使用自体血清和佩戴治疗性接触镜，还包括使用人工 BostonSight 眼表生态系统假体置换（PROSE）[20]。

四、甲状腺眼病

甲状腺眼病（TED）是全身性自身免疫性甲状腺疾病的一种炎症性眼眶病。TED 的经典表现包括眼睑回退、眼睑闭合不全、眼球突出、运动障碍和复视。

（一）流行病学

TED 的总发病率为每年 19/10 万，其中 16 例为女性，3 例为男性。20% ~ 25% 的 Grave 病患者伴有一定程度的 TED[21]。

（二）病理生理

TED 的发病机制涉及眼眶成纤维细胞的激活，其含有比其他成纤维细胞更多的促甲状腺激素受体（TSH-R）和胰岛素样生长因子 -1 受体（IGF-1R）。在 TED 中，刺激这些受体导致涉及 B 细胞和 T 细胞的激活及细胞因子释放的复杂炎症级联反应。而这些反过来又引起眼外肌和眼眶中糖胺聚糖产生的上调及脂肪生成的增加，最终导致眼外肌和眶后结缔组织的体积增加，进而引起眼球突出、斜视和静脉充血（图 11-1）[22]。

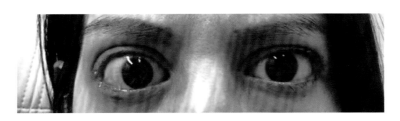

图 11-1　甲状腺眼病患者
可见眼睑回退，眼球突出和右眼巩膜暴露

（三）临床表现

值得注意的是，3.9% 的干眼患者有 TED，远远高于一般人群中 0.2% 的 TED 发病率[23]。同样，在 60 例 TED 患者的队列调查中，97% 的患者有干眼症状[24]。TED 患者的干眼症状可归因于眼部炎症，而不是泪液缺乏，因为大多数 TED 患者泪膜破裂时间和 Schirmer 试验结果正常[23]。有趣的是，干眼症状与眼睑退缩或眼球突出没有相关性。相反，业界认为眼眶炎症会导致结膜充血、表层巩膜炎症和高度结膜水肿，从而导致干眼症状[23]。

（四）治疗

积极的 TED 治疗包括全身性应用皮质类固醇、眼眶放射治疗和在严重病例（如引起视神经病变）中实施减压术。鉴于炎症病因，TED 的干眼症状治疗通常使用局部抗炎药物，如局部使用类固醇或 0.5% ~ 1% 环孢素 A（每天滴眼，2 次 / 天）。此外，还可以使用热敷按摩、人工泪液和泪点栓塞。这些治疗方法的使用结果表明 72% 的干眼患者病情有所改善[21]。

五、糖尿病和干眼

（一）流行病学

糖尿病导致的视网膜病变和白内障是 20 ~ 74 岁年龄组视力障碍的主要原因[25]。已证实，干眼是糖尿病患者眼部的又一常见并发症，65 岁以上的患者中干眼的患病率为 15% ~ 33%[26]。

（二）病理生理

糖尿病导致眼干的机制尚不清楚，但可能与神经病变、代谢功能障碍和异常的泪液分泌有关[26,27]。泪膜破裂时间 <10s（异常）的人在糖尿病患者中占比 94.2%[27]。糖化血红蛋白（HbA1c）升高与干眼综合征的患病直接相关[28]。此外，糖尿病性视网膜病变和干眼综合征之间也存在联系[29]。研究表明，糖尿病患者的基础泪液分泌下降，研究者认为是糖尿病导致的泪腺周围神经病变及角膜神经病变所致，还有角膜敏感性降低造成了反射性泪液分泌下降[30]。

（三）临床表现

临床表现与无糖尿病患者中的水液缺乏型干眼患者相似。患者主诉有异物感、视力下降和畏光。此外，在检查中发现，杯状细胞密度和角膜的敏感性可以降低。糖尿病相关的干眼并发症包括浅表点状角膜病变、神经营养性角膜溃疡和由于角膜愈合能力受损导致的持续性上皮缺损。

（四）治疗

糖尿病干眼患者的治疗方法类似于水液缺乏型患者的治疗方法，包括局部润滑、泪点栓塞和自体血清治疗。糖尿病患者偶尔会出现神经营养性角膜病变。短期内使用绷带镜治疗可减轻持续性上皮缺损。此外，需要多学科协调以优化血糖控制和控制糖尿病合并症。

六、全身用药和干眼

在服用药物的慢性病患者中，干眼的发生率要高得多。由于结膜和泪腺的血管相对较多，这些结构很易受到全身循环中具有高渗透力药物的影响[31]。

许多已知引起干眼的全身药物具有抗胆碱能作用。抗胆碱能药物已被确认可以影响水和黏液分泌[31]。抗抑郁药、抗精神病药、抗帕金森病药和抗组胺药都具有抗胆碱能作用，因此都可导致干眼。此外，性激素，特别是雄激素，可极大地影响泪液和睑板腺分泌，从而导致干眼[32]。其他全身药物，如某些化疗药物（布洛芬、甲氨蝶呤和丝裂霉素 C）、抗高血压药物（β 受体阻滞剂和血管紧张素转换酶抑制剂）、治疗痤疮药物（异维 A 酸）和抗心律失常药物，也会引起干眼，但诱发原因不清[31]。

当接诊干眼患者时，必须对患者的全身用药进行详细的询问，因为某些药物可能会导致患者干眼。治疗时需要护士与医师相互配合，包括在被认为安全的情况下停止使用相关药物而改用另一种药物，或改用局部治疗（如痤疮药物）。当然，很多患者需要继续服用全身性药物以改善健康状况。在这种情况下，要告知患者注意观察药物的不良反应，同时给予相应的干眼治疗。

小结

一些全身性疾病会引起干眼或使其病情加重，这些全身性疾病导致干眼表现的发病机制因具体疾病种类不同而各异，包括慢性炎症、角膜知觉下降、基础泪液和反射性泪液分泌减少以及眼睑保护功能异常。这一类干眼的治疗不但应采取局部治疗，还需要适当地控制全身性疾病。由于多器官疾病治疗的复杂性，这类干眼的治疗需要多学科共同参与。

（刁玉梅 译；王 群 校）

参 考 文 献

[1] Qin B, Wang J, Yang Z, et al. Epidemiology of primary Sjögren's syndrome: a systematic review and meta analysis. Ann Rheum Dis. 2015;74:1983-1989.

[2] Nishioka K. HTLV-I arthropathy and Sjögren syndrome. J Acquir Immune Defic Syndr Hum Retrovirol. 1996;13(Suppl 1):S57-S62.

[3] Vitali C, Bombardieri S, Jonsson R, et al. Classification criteria for Sjögren's syndrome: a revised version of the European criteria proposed by the American European Consensus Group. Ann Rheum Dis. 2002;61:554-558.

[4] Shiboski SC, Shiboski CH, Criswell LA, et al. American College of Rheumatology classification criteria for Sjögren's syndrome: a data-driven expert consensus approach in the Sjögren's International Collaborative Clinical Alliance Cohort. Arthritis Care Res. 2012;64:475-487.

[5] Shiboski CH, Shiboski SC, Seror R, et al. 2016 American College of Rheumatology/European League Against Rheumatism classification criteria for primary Sjögren's syndrome: a consensus and datadriven methodology involving three international patient cohorts. Ann Rheum Dis. 2017;76:9-16.

[6] Akpek EK, Lindsley KB, Adyanthaya RS, et al. Treatment of Sjögren's syndrome associated dry eye an evidence-based review. Ophthalmology 2011;118:1242-1252.

[7] Ramos-Casals M, Tzioufas AG, Stone JH, et al. Treatment of primary Sjögren syndrome: a systematic review. JAMA. 2010;304:452-460.

[8] Fox RI, Dixon R, Guarrasi V, Krubel S. Treatment of primary Sjögren's syndrome with hydroxychloroquine: a retrospective, open-label study. Lupus. 1996;5(Suppl 1):S31-S36.

[9] Yoon KC, Heo H, Im SK, et al. Comparison of autologous serum and umbilical cord serum eye drops for dry eye syndrome. Am J Ophthalmol. 2007;144:86-92.

[10] Broussard KC, Leung TG, Moradi A, Thorne JE, Fine JD. Autoimmune bullous diseases with skin and eye involvement: cicatricial pemphigoid, pemphigus vulgaris, and pemphigus paraneoplastica. Clin Dermatol. 2016;34(2):205-213.

[11] Schmidt E, Zillikens D. Pemphigoid diseases. Lancet. 2013;381:320-332.

[12] Ahmed R, Foster S, Zaltas M, et al. Association of DQw7(DQB1*0301)with ocular cicatricial pemphigoid. Proc Natl Acad Sci USA. 1991;88:11579-11582.

[13] Foster CS. Cicatricial pemphigoid. Trans Am Ophthalmol Soc. 1986;84:527-663.

[14] Chan LS, Ahmed AR, Anhalt GJ, et al. The first international consensus on mucous membrane pemphigoid: definition, diagnostic criteria, pathogenic factors, medical treatment, and prognostic indicators. Arch Dermatol. 2002;138:370-379.

[15] Saw VP, Dart JK, Rauz S, et al. Immunosuppressive therapy for ocular mucous membrane pemphigoid strategies and outcomes. Ophthalmology. 2008;115:253-261.

[16] Foster CS, Ahmed AR. Intravenous immunoglobulin therapy for ocular cicatricial pemphigoid: a preliminary study. Ophthalmology. 1999;106:2136-2143.

[17] Le Roux-Villet C, Prost-Squarcioni C, Alexandre M, et al. Rituximab for patients with refractory mucous membrane pemphigoid. Arch Dermatol. 2011;147:843-849.

[18] Hessen M, Akpek EK. Ocular graft-versus-host disease. Curr Opin Allergy Clin Immunol. 2012;12(5):540-547.

[19] 1Malta JB, Soong HK, Shtein RM, et al. Treatment of ocular graft-versus-host disease with topical cyclosporine 0.05%. Cornea. 2010;29(12):1392-1396.

[20] Townley JR, Dana R, Jacobs DS. Keratoconjunctivitis sicca manifestations in ocular graft versus host disease: pathogenesis, presentation, prevention, and treatment. Semin Ophthalmol. 2011;26(4-5):251-260.

[21] Bartley GB, Fatourechi V, Kadrmas EF, et al. Clinical features of Graves' ophthalmopathy in an incidence cohort. Am J Ophthalmology. 1996;121:284-290.

[22] Durairaj VD. Clinical perspectives of thyroid eye disease. Am J Med. 2006;119:1027-1028.

[23] Gupta A, Sadeghi PB, Akpek EK. Occult thyroid eye disease in patients presenting with dry eye symptoms. Am J Ophthalmol. 2009;147(5):919-923.

[24] Coulter I, Frewin S, Krassas GE, et al. Psychological implications of Graves' orbitopathy. Eur J Endocrinol. 2007;157:127-131.

[25] Harrison TR. Diabetes mellitus. In: Braunwald E, Fauci AS, Kasper DL, Hauser SL, Longo DL, Jameson JL, eds. Harrison's Principles of Internal Medicine 15th ed. New York, NY: McGraw-Hill; 2001:2121.

[26] Manaviat MR, Rashidi M, Afkhami-Ardekani M. Prevalence of dry eye syndrome and diabetic retinopathy in type 2 diabetic patients. BMC Ophthalmology. 2008;8:10.

[27] Inoue K, Kato S, Ohara C, Numaga J, Amanto S, Oshika T. Ocular and systemic factors relevant to diabetic keratoepitheliopathy. Cornea. 2001;20(8):798-801.

[28] Seifart U, Strempel I. The dry eye syndrome and diabetes mellitus. Ophthalmologe. 1994;91(2):235-239.

[29] Nepp J, Abela C, Polzer I, Derbolav A, Wedrich A. Is there a correlation between the severity of diabetic retinopathy and keratoconjunctivitis sicca? Cornea. 2000;19(4):487-491.

[30] Cousen P, Cackett P, Bennett H, Swa K, Dhillon B. Tear production and corneal sensitivity in diabetes. J Diabetes Complications. 2007;21(6):371-373.

[31] Wong J, Lan W, Ong LM, Tong L. Non-hormonal systemic medications and dry eye. Ocul Surf. 2011;9(4):212-226.

[32] Creuzot-Garcher C. Ocular dryness related to systemic medications. J Fr Ophtalmol. 2009;32:64-70.

第 12 章

合并其他眼部疾病的干眼患者

Frank X. Cao，Nataliya Pokeza，Allison Rizzuti,
Stephen C. Kaufman

【本章要点】

♠ 无虹膜症是一种由 *PAX6* 基因突变引起的罕见的、先天的全眼疾病。在大部分患者中可诊断出干眼和角膜缘干细胞障碍。

♠ 上方角膜缘角结膜炎（superior limbic keratoconjunctivitis，SLK）是一种累及上方睑球结膜的表层炎症的角膜病变。它与角结膜干燥症、甲状腺功能减退和甲状旁腺功能减退有关。

♠ 眼部过敏影响了 20% ~ 40% 的美国人口，季节性/常年性过敏性结膜炎是最常见的过敏形式。

♠ 单纯疱疹病毒和带状疱疹病毒可能会损伤第 V 对脑神经的眼支，导致角膜知觉减弱和神经营养性角膜病变。

♠ 羊膜联合角膜缘干细胞移植对无虹膜症和碱烧伤有一定的治疗作用。

干眼几乎总是由某种潜在的异常造成。临床医师必须找出患者干眼的潜在病因。无论干眼是由全身疾病、局部眼病还是外伤引起的，初期治疗都应该有一部分是针对疾病病因的。

尤其重要的是，临床医师要了解干眼其他的相关病因，其中罕见的干眼发生原因也必须考虑，如淋巴瘤、移植物抗宿主病和 HIV 感染，因为泪腺、副泪腺和黏膜经常受到炎性疾病及抗原抗体反应的影响，相关内容将在其他章内讨论 [1, 2]。然而，作为眼部其他疾病导致的结果，治疗干眼患者也需要认识和治疗潜在的其他疾病及其后遗症。

一、无虹膜症和干眼

无虹膜症是一种由 PAX6 基因突变引起的、罕见的先天性双侧虹膜细胞凋亡，每 100 000 例新生儿中就有 1 例发病 [3-5]。无虹膜症是一种影响角膜、前房、晶状体和视网膜的全眼疾病。大多数病例的发生可归入与 Wilms 瘤相关的家族性散发性无虹膜症 [4、5]。临床特征包括畏光、眼球震颤、白内障、青光眼、斜视、弱视和视力下降（20/100 至 20/200）[5]。

据报道，高达 95% 的无虹膜症患者出现干眼、泪液产量减少、泪膜不稳定。虽然有报道称无虹膜症患者的 Schirmer 试验结果正常，但大多数患者的泪膜破裂时间缩短，泪膜质量降低，结膜黏液增生，荧光素钠和虎红角结膜着染，睑板腺开口狭窄。在高达 100% 的无虹膜症中可诊断出角膜缘干细胞功能障碍和（或）缺陷。所有无虹膜症患者均有不同程度的角膜血管翳、复发性角膜上皮糜烂及进行性角膜混浊和血管化之类的角膜病变。干眼的程度与角膜病变的严重程度相关 [4、5]。

评价泪膜质量、泪液的 3 层成分及其对应的细胞功能对无虹膜症所致干眼的治疗具有重要意义。早期治疗包括润滑剂、非甾体抗炎药和糖皮质激素类抗炎药物，这些药物可以阻断炎症级联反应，延缓角膜病变 [6]。自体血清滴眼液含有丰富的生长因子，已被证明可以改善轻、中度无虹膜角膜病变 [7]。羊膜和干细胞移植可能是严重角膜病变和角膜缘干细胞缺乏症（limbal stem cell deficiency，LCSD）患者所不得不接受的治疗 [5、8]。

二、甲状腺相关眼病和干眼

甲状腺相关眼病（thyroid-associated ophthalmopathy，TAO）是一种由眶后部炎症引起的自身免疫疾病，一般与 Graves 病相关，很少与桥本甲状腺炎相关 [9]。典型特征包括眼睑退缩、突眼、眼睑迟落、眶周水肿、视神经病变、限制性眼肌病和眼表疾病（表 12-1）。据报道，高达 85% 的 TAO 患者出现了干眼，这是导致眼睛不适的最常见原因 [9-11]。

表 12-1　Graves 眼病的 NOSPECS 分级系统

0 级	没有症状或体征
1 级	仅有体征（仅限于上睑退缩、凝视，伴或不伴眼睑迟落）
2 级	软组织受累（结膜和眼睑水肿，结膜充血）
3 级	眼球突出
4 级	眼外肌受累（通常伴有复视）
5 级	角膜受累（主要由于兔眼）
6 级	视力降低（由于视神经受累）

由于眼球突出和眼睑退缩引起眼表暴露增加及眨眼不充分，可以导致泪膜在眼表上分布不良和泪液过度蒸发（图 12-1）[9, 12]。已有研究证明，泪腺表达了促甲状腺激素受体，其炎症过程可能导致泪液产量减少，这可能是 Graves 病自身抗体的潜在靶点 [13]。患者泪膜破裂时间较短，泪膜不稳定，虎红和荧光素钠着染提示角膜与结膜明显受损。据报道，TAO 患者泪膜渗透压升高会刺激促炎标志物，如肿瘤坏死因子 - α（TNF- α）和基质金属蛋白酶 -9（MMP-9）的产生，这可能导致眼部损伤和干眼 [9, 10]。

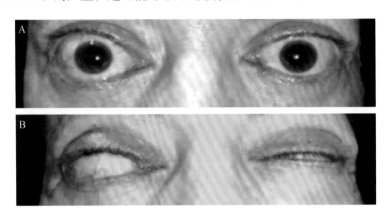

图 12-1　甲状腺眼病

A. 眼睑退缩、突眼，双眼颞侧球结膜充血；B. 在 TAO 作用下眼睑闭合不全导致双侧结膜和右侧上方角膜暴露
（经 Roman Shinder 博士许可）

虽然治疗的目的应该是治疗潜在的甲状腺疾病，但采用眼眶放射治疗可能会导致干眼的发生或进展。除白天和夜间润滑疗法外，湿房镜和眼罩对于治疗暴露性角膜炎引起的干眼应该是必要的。此外，关于眼球突出和眼睑功能障碍的外科治疗，如眼眶减压和眼睑修补可以帮助保护眼表。外用环孢素 A、糖皮质激素及四环素等抗炎药已被证实对治疗 TAO 患者的干眼有利 [9, 12]。

三、上方角膜缘角结膜炎

上方角膜缘角结膜炎（SLK）是一种累及上方睑球结膜和上方角膜的炎性疾病，是一种慢性疾病。在经历反复的炎症修复过程中，上方球结膜和角膜的上皮化、角化或血管翳形成。长期存在 SLK 的严重病例中可能会导致角膜缘干细胞缺乏症（LSCD）。

这种情况的发生常常是双侧性的，但发展也可能并不对称。与男性相比，女性更容易罹患这种病。SLK 患者的主诉是烧灼感、眼红和其他非特征性干眼症状，但体格检查显示有三大体征，包括上睑结膜乳头增生、上方球结膜充血及上方浅层点状角结膜炎（图12-2）。上方结膜通常会显得增厚和冗余。虎红会显示出粗糙的点状染色。

SLK 与干燥性角结膜炎、甲状腺功能减退和甲状旁腺功能减退有关，提示病因很可能与自身免疫性有关。虽然发病机制尚不清楚，但人们认为上眼睑和球结膜之间的机械摩擦可以导致与眨眼相关的微损伤，并促进了易患个体 SLK 的发展[14]。

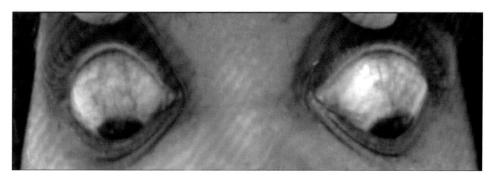

图 12-2　甲状腺功能减退患者的上方角膜缘角结膜炎
上方角膜缘角结膜炎三大体征：上睑结膜乳头增生；上方球结膜充血；上方浅层点状角结膜炎

目前已经尝试的各种治疗方案中结果不尽相同，包括使用 0.5% 硝酸银、人工泪液、局部糖皮质激素、自体血清滴眼液、环孢素 A、泪点封闭和治疗性角膜接触镜。但公认的是松弛结膜切除术联合或不联合羊膜移植是治疗药物无效患者的有效方法[15]。将肉毒杆菌毒素注入 Riolan 肌肉也被认为是一种有效的替代方案[16]。虽然有这么多可供选择的治疗措施，但是显然还没有一种单独的、百分之百有效的解决方案。

四、干眼和过敏

过敏性结膜炎是一种常见的、可能伴有全身性疾病的眼表炎症性疾病。眼睛过敏影响 20% ～ 40% 的美国人口，季节性 / 常年性过敏性结膜炎是最常见的形式[17]。区分干眼和季节性或常年性过敏性结膜炎有时对于医师而言很具有挑战性（表 12-2），因为这两种情况都可能出现相同的非特异性症状，如眼红和刺激感。此外，患者中同时患有两种疾病的人并不少见，其中一种情况常会加剧另一种情况的症状和体征[18]。不过，春季角结膜炎、特应性角结膜炎和药物性皮炎结膜炎是较少见的眼部过敏形式，由于其表现和临床体征有一定特殊性，更容易与干眼综合征区分开来。

在过敏性眼病中，临床病史至关重要，因为它经常会帮助临床医师发现过敏原。季节性过敏性结膜炎患者会在一年中环境过敏原如花粉或豚草属植物含量最高的特定时间出现相关症状。由灰尘、真菌和动物等过敏原引起的常年性过敏性结膜炎则全年都可能有症状发生。眼痒是眼部过敏的主要症状，这点与干眼引起的烧灼感是有所不同的。在这两种疾病中，眼红、流泪和异物感都是常见的主诉。在查体中过敏性结膜炎患者可发生结膜充血和乳头增生，在更严重的病例中会出现眼睑水肿、球结膜水肿和黏丝状分泌物。

对于眼睛容易过敏的患者，建议避免环境过敏原，但通常并不容易做到，特别是季节性过敏性结膜炎患者。局部抗组胺滴眼液和（或）肥大细胞稳定剂是治疗的主要药物，且已被证明优于全身治疗，因为全身治疗有引起显著眼干的不良作用[19]。人工泪液的应用有两个好处：一是它可以洗掉眼表面的过敏原；二是人工泪液可以保存在冰箱里，这样在拿出来使用时可通过冷却眼表以减少组胺释放和其他炎症反应。

表 12-2　干眼和过敏性结膜炎特征比较

项目	干眼	过敏性结膜炎
年龄、群体	女性＞男性，患病率随年龄增长而增加	常见于小儿，春季角结膜炎男性＞女性
病史	系统性疾病（甲状腺功能减退、干燥综合征）	暴露于已知的过敏原，全身特应性疾病（湿疹、鼻炎、哮喘）
季节性	在干/冷天气更重	在过敏原量高的季节更重
症状	烧灼感、异物感、流泪、畏光	眼痒、畏光、流泪
体征	泪膜破裂时间缩短，轻度充血，点状角膜炎	结膜乳头增生，轻、中度充血，黏丝样分泌物，眼睑水肿，球结膜水肿

五、神经营养性的 HSV/HZV 相关干眼

单纯疱疹病毒（herpes simplex virus，HSV）和带状疱疹病毒（herpes zoster virus，HZV）是普遍存在的 DNA 病毒。HSV 会在面部初次感染的三叉神经节中潜伏下来，在那里它可能会被再度重新激活。HZV 是由潜伏着水痘带状疱疹病毒（VZV）的神经元重新激活而引起，VZV 感染是一种具有特征性水疱性皮肤病变的儿童传染性疾病。带状疱疹眼炎（herpes zoster ophthalmicus，HZO）指带状疱疹病毒累及到第 V 对脑神经的眼支。HSV 和 HZO 都可能会损伤神经致角膜知觉减弱，从而导致神经营养性角膜病变，并伴有泪液功能障碍、杯状细胞丢失和上皮损伤（图 12-3）[20-26]。

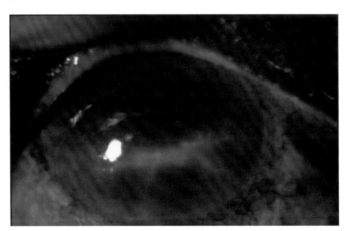

图 12-3　一例 HSV 患者角膜呈树枝状改变，导致角膜神经病变
查角膜知觉可为诊断神经营养性角膜病变提供证据

治疗神经营养性角膜病变相关干眼的重点应放在促进上皮愈合和防止上皮进一步破坏上。如果可能，应该停用加重干燥或神经病变的局部和全身用药。坚持经常使用不含防腐剂的人工泪液和夜间眼部润滑膏，加上泪点封闭可能有助于眼表的恢复。在神经营养性角

膜病变中，自体血清滴眼液在增加角膜敏感性、提供神经营养因子和促进上皮愈合等方面显示出巨大的潜力。不过，使用局部糖皮质激素是有争议的，因为它们虽然可以减轻眼表炎症，但也可以抑制基质愈合，增加角膜溶解和穿孔的风险，从而可能导致病毒性角膜炎的重新出现。环孢素 A 可减少眼表炎症且不会引起角膜溶解，但效果上不如大多数的糖皮质激素制剂。无论怎样必须谨记糖皮质激素和环孢素 A 是可以引起 HSV 重新激活的。对于更严重的病例，羊膜移植有助于修复眼表，记住这一点很重要，因为完整的眼表能有效抵抗组织损伤。其他高级治疗可能需要使用角膜或巩膜镜或行部分眼睑修补术。我们在临床上已经成功地使用了巩膜镜或特殊的大型隐形眼镜，如利用眼表生态系统假体置换（prosthetic replacement of the ocular surface ecosystem，PROSE）治疗严重神经营养性角膜病变。这些硬性隐形眼镜可以通过消除先前病毒感染留下的瘢痕所导致的不规则散光和减少眼表蒸发来改善视力。

六、化学伤相关性干眼

眼睛的化学损伤可能会对眼表造成广泛的永久性损害。碱性物通常比酸性物渗透得更深，但损伤的严重程度取决于接触化学物质的面积和组织渗透与损伤的程度（图 12-4）。眼部化学损伤后，恢复完整和正常的眼表是取得良好疗效的关键。

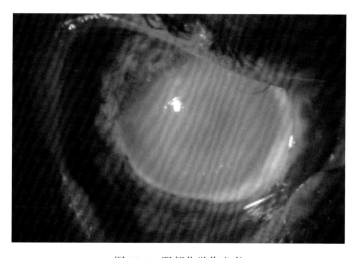

图 12-4　眼部化学伤患者
患眼存在全角膜的上皮损伤，角膜缘无血管，说明有角膜缘干细胞损伤、炎症、球结膜水肿，同时提示可能存在副泪腺的损伤

治疗化学伤相关性干眼应重点促进再上皮化，促进眼表修复。在紧急情况稳定后（如大量冲洗、去除微粒化学物质、清除坏死组织、局部使用糖皮质激素），由于不规则的上皮表面、LCSD 或睑板腺、杯状细胞和泪腺的损伤，眼表可能会变得很干燥。急救后，患者应经常使用不含防腐剂的泪液和眼膏[27-29]。羊膜移植（amniotic membrane transplantation，AMT）的方法可用于急性和慢性化学性损伤，以达到重建眼表、减少炎症、减少纤维化的

目的。一些小型的病例研究显示，AMT 可以减少化学损伤后 LCSD 的发生率，还可能减少角膜缘周围的炎症和角膜新生血管。抗氧化剂维生素（如口服和外用维生素 C 与柠檬酸盐）、口服多西环素和 ω-3 脂肪酸也可在恢复期中使用，用来帮助降低溃疡的风险。在难治性病例中，暂时性或永久性眼睑缝合术也可通过减少眼表的蒸发量而有益于眼表修复。有报道称眼睑缝合和大型巩膜镜在某些情况下是有益的，但睑球粘连一旦形成可能会阻碍它们的使用。最后，对于眼表不能恢复，进而不能采取角膜移植手术的患者，人工角膜，如 1 型或 2 型人工角膜就是恢复视力的最好选择了。然而，使用人工角膜有着明确的风险和潜在的并发症，所以需要权衡利弊后决定是否采用。

七、小结

任何干眼治疗都应该以潜在病因治疗为重点。像以上所讨论的那样，没有单纯的一种治疗方案可以治疗所有的疾病。透彻地理解治疗选择对制定一个最好的治疗方案是极其重要的。

（李 钊 译；王 群 校）

参 考 文 献

[1] Whaley K, Buchanan WW. Clinical Immunology. Vol 1. Philadelphia, PA: WB Sanders; 1981.

[2] Lucca JA, Kung JS, Farris RL. Keratoconjunctivitis sicca in HIV-1 infected female patients. In: Sullivan DA, ed. Lacrimal Gland, Tear Film and Dry Eye Syndromes. New York, NY: Plenum; 1994.

[3] Parekh M, Poli B, Ferrari S, Teofili C, Ponzin D. Aniridia: Recent Developments in Scientific and Clinical Research. Cham, Switzerland: Springer; 2015.

[4] Shiple D, Finklea B, Lauderdale JD, Netland PA. Keratopathy, cataract, and dry eye in a survey of aniridia subjects. Clin Ophthalmol. 2010;9:291-295.

[5] Janstaneiah S, Al-Rajhi AA. Association of aniridia and dry eyes. Ophthalmology. 20 05;112:1535-1540.

[6] Eden U, Fagerholm P, Danyali R, Lagali N. Pathologic epithelial and anterior corneal nerve morphol-ogy in early-stage congenital aniridia keratopathy. Ophthalmology. 2010;119:1803-1810.

[7] Lopez-Garcia, JS, Rivas L, Garcia-Lozano I, Marube J. Autologous serum eyedrops in the treatment of aniridic keratopathy. Ophthalmology. 2008;115:262-267 .

[8] Tan DTH, Ficker LA, Buckley RJ. Limbal transplantation. Ophthalmology. 1996;103:29-36.

[9] Selter JH, Gire AI, Sikder S. The relationship between Graves' ophthalmopathy and dry eye syndrome. Clin Ophthalmol. 2015;9:57-62.

[10] McAlinder C. An overview of thyroid eye disease. Eye and Vision. 2014;1:9.

[11] Bahn RS. Graves' ophthalmopathy. N Engl J Med. 2010;362(8):726-738.

[12] Kan E, Kilickan E, Ecemis G, et al. Presence of dry eye in patients with Hashimoto's thyroiditis. J Ophthalmol. 2014;2014:754923.

[13] Eckstein AK, Finkenrath A, Heiligenhaus A. Dry eye syndrome in thyroid-associated ophthalmopathy: lacrimal expression of TSH receptors suggests involvements of TSH-specific autoantibodies. Acta Ophthalmol. 2004;82(3):291-297.

[14] Cher I. Superior limbic keratoconjunctivitis: multifactorial mechanical pathogenesis. Clin Exp Ophthalmol. 2000;28:181-184.

[15] Gris O, Plazas A, Lerma E, et al. Conjunctival resection with and without amniotic membrane graft for the treatment of superior limbic keratoconjunctivitis. Cornea. 2010;29(9):1025-1030.

[16] Chun YS, Kim JC. Treatment of superior limbic keratoconjunctivitis with a large-diameter contact lens and botulium toxin A. Cornea. 2009;28(7):752-758.

[17] Singh K, Axelrod S, Bielory L. The epidemiology of ocular and nasal allergy in the United States. J Allergy Clin Immunol. 2010;126(4):778-783.e6.

[18] Vehof J, Smitt-Kamminga NS, Nibourg SA, Hammond CJ. Predictors of discordance between symp-toms and signs in dry eye disease. Ophthalmology. 2017;124(3):280-286.

[19] Ousler GW, Wilcox KA, Gupta G, Abelson MB. An evaluation of the ocular drying effects of 2 systemic antihistamines: loratadine and cetirizine hydrochloride. Ann Allergy Asthma Immunol. 2004;93:460-464.

[20] Bonini S, Rama P, Olzi D, Lambiase A. Neurotrophic keratitis. Eye. 2003;17:989-995.

[21] Hill GM, Ku ES, Dwarakanathan S. Herpes simplex keratitis. Disease-a-Month. 2014;60:239-246.

[22] Kaufman SC. Anterior segment complications of herpes zoster virus ophthalmicus. Ophthalmology. 2008;115:S24-S32.

[23] Liesegang TJ. Herpes zoster ophthalmicus. Ophthalmology. 20 08;115:S3 -S12 .

[24] Matsumoto Y, Dogru M, Goto E, et al. Autologous serum application in the treatment of neurotrophic keratopathy. Ophthalmology. 2004;111:1115-1120.

[25] Rowe A, Leger AS, Jeon S, Dhaliwal DK, Knickelbein JE, Hendricks RL. Herpes keratitis. Prog Retin Eye Res. 2013;32C:88-101.

[26] Sacchetti M, Lambiase A. Diagnosis and management of neurotrophic keratitis. Clin Ophthalmol. 2014;8:517-579.

[27] Fish R, Davidson RS. Management of ocular thermal and chemical injuries, including amniotic mem-brane therapy. Curr Opin Ophthalmol. 2010;21:317-321.

[28] Sharma N, Kaur M, Agarwal T, Sangwan VS, Vajpayee RB. Treatment of acute ocular chemical burns. Surv Ophthalmol. 2018;63(2):214-235.

[29] Wagoner MD. Chemical injuries of the eye: current concepts in pathophysiology and therapy. Surv Ophthalmol. 1997;41:275-313.

第 13 章

皮肤疾病相关的干眼患者

玫瑰痤疮、Stevens-Johnson 综合征和口服异维 A 酸

Patricia B. Sierra

【本章要点】

💧 约 50% 的玫瑰痤疮患者在病程中的某个时间点会出现眼部表现，以眼睑炎症最为常见；5% ~ 30% 的患者会发生角膜受累，表现为浅层点状角膜病变伴或不伴边缘血管浸润。

💧 每天 1 次使用小剂量多西环素（40mg）在眼部玫瑰痤疮的治疗中越来越受欢迎。

💧 Stevens-Johnson 综合征（Stevens-Johnson syndrome，SJS）和中毒性表皮坏死松解症（toxic epidermal necrolysis，TEN）是具有高死亡率的严重免疫性皮肤大疱性疾病。使用药物（如磺胺类药物、抗生素）和感染是最常见的可识别的诱发因素。

💧 15% ~ 75% 的 SJS 患者会发生双侧结膜炎。可能会引发严重的结膜瘢痕形成、睑球粘连、睑内翻、倒睫及泪膜的不稳定。泪道瘢痕和结膜杯状细胞破坏会导致严重的干眼。

💧 SJS 的早期眼科评估和积极治疗对于延缓疾病进展和减少后期并发症具有至关重要的价值。

💧 在治疗急性 SJS/TEN 的过程中，羊膜移植（AMT）正在成为首选治疗方式。

💧 口服异维 A 酸是治疗寻常痤疮的维生素 A 类似物。对于接受异维 A 酸治疗的患者，主诉眼干的人群中有 30% 的患者与睑板腺萎缩有关，可出现不同类型的角膜沉淀物（细小、圆形、上皮下白灰色的病变）。

一、玫瑰痤疮

玫瑰痤疮是一种常见的慢性炎症性皮肤病,主要累及面部的潮红区域(额头、鼻子和脸颊)。其典型的面部皮肤损害特征是红斑、丘疹、脓疱和毛细血管扩张(图 13-1)。该病可能会影响多达 10% 的人群,主要发生于中老年人群[1]。

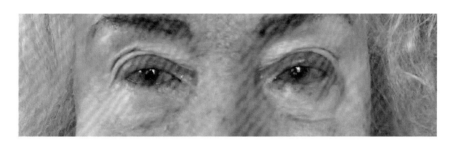

图 13-1　玫瑰痤疮面容伴明显的眼球受累

受累重点为面部、眼睑,出现结膜特征性红斑、丘疹、脓疱和毛细血管扩张

约 50% 的玫瑰痤疮患者会在病程中的某个时间点出现眼部症状[2]。皮肤症状的出现通常会早于眼部症状,但有时也可以累及眼睑、结膜、角膜和巩膜的眼部症状为首发表现。睑缘炎、睑板腺功能障碍[3]、结膜充血和干眼是眼部受累的最常见症状[4,5],具体表现为眼睑边缘充血、增厚和毛细血管扩张(图 13-2)、睑板腺分泌功能亢进可致开口堵塞乃至炎症,伴有结膜充血和水肿。

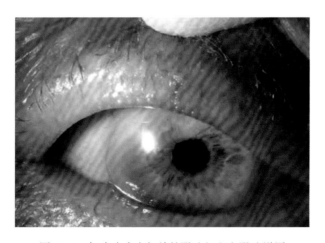

图 13-2　与玫瑰痤疮相关的眼睑红斑和眼睑增厚

5% ~ 30% 的玫瑰痤疮患者可出现角膜受累[6],浅层点状角膜炎是常见的类型,也可发生角膜边缘新生血管浸润。随着角膜炎症的进展,上皮下浸润可在“黑桃状”血管翳的前缘形成,通常位于下方,可能与瘢痕形成和基质变薄有关(图 13-3)。

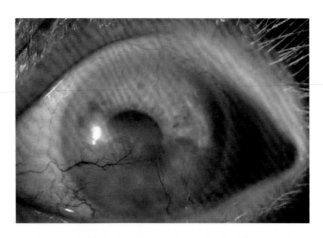

图 13-3　慢性玫瑰痤疮继发的严重角膜边缘新生血管

　　玫瑰痤疮的病因目前尚不清楚。但咖啡、茶、酒精、辛辣食物、内分泌异常、更年期和焦虑这些因素似乎更容易诱发与加重血管收缩的不稳定性,有研究提示患者结膜上皮的基质金属蛋白酶 -9(MMP-9)升高 [7]。与皮肤疾病相关的这种眼部玫瑰痤疮的患者,其治疗应从避免能够加重脸部发红的食物、饮料和环境开始。皮肤和眼部的玫瑰痤疮对口服四环素、多西环素或阿奇霉素都有很好的治疗反应 [8]。

　　以往治疗眼部玫瑰痤疮的方法是每天 2 次服用 50 ~ 100mg 的多西环素 [9,10]。现在为防止常见的不良反应,仅每天 1 次使用小剂量多西环素(40mg)的方法越来越受到欢迎 [11]。采用眼部清洁、热敷和按摩等辅助措施也可以帮助控制睑缘炎,还可应用不含防腐剂的人工泪液、抗生素和类固醇来改善结膜炎与角膜炎。对于存在角膜溃疡的患者,首先必须排除微生物感染的可能,考虑到部分患者可能容易并发角膜溶解和穿孔,因此使用皮质类固醇的时候必须审慎。

　　外用甲硝唑乳膏和凝胶有助于缓解皮肤上的玫瑰痤疮。

二、Stevens-Johnson 综合征

　　严重的免疫性皮肤大疱性损害属于由 Stevens-Johnson 综合征(SJS)、较严重的中毒性表皮坏死松解症(TEN)及 SJS/TEN 两者部分相互重叠发病所定义的疾病谱,具有较高的死亡率和远期发病率。SJS/TEN 的特点是角质形成细胞的广泛死亡和表皮坏死导致表皮下层分裂,并伴随着皮肤和黏膜表面的组织丢失 [12]。

　　1922 年,两名美国医师 Stevens 和 Johnson 首次描述了 SJS,报道了 2 例经典的儿童病例,并将这种疾病的暴发表现描述为口腔炎和眼炎 [13]。SJS/TEN 其实是一种罕见病,其预估的年发病率(例 / 百万;人口 / 年)为(0.4 ~ 7)/100 万 [14,15]。

　　(一)概述

　　药物和感染是该病最常见的诱发因素。与 SJS/TEN 相关的常见药物包括磺胺类抗生素

（甲氧苄啶/磺胺甲噁唑）、芳香族抗痉挛药（如苯妥英钠、苯巴比妥和卡马西平）、β-内酰胺类抗生素、奈韦拉平、阿巴卡韦、非甾体抗炎药、别嘌醇、拉莫三嗪、四环素等[16]。

SJS 的初始症状包括高热、肌肉疼痛、恶心、呕吐、腹泻、游走性关节痛和咽炎。其典型的皮肤和黏膜损害要在数天之后才开始出现，并且累及两个或多个黏膜表面，包括结膜、口腔、上呼吸道或食管、胃肠道或生殖器黏膜。在 SJS 中，皮肤受累通常少于全身体表面积的 20%。症状还包括大量体液流失和隐性失水，是否发生细菌双重感染和败血症的风险都取决于大疱的程度。该疾病通常具有自限性，典型患者总的病程为 4 ~ 6 周。

（二）眼部表现

眼部并发症通常被认为是 SJS / TEN 最令人感到棘手的后遗症。SJS/TEN 急性期的眼部受累表现是由于角质形成细胞的迅速凋亡及炎症和眼表上皮细胞丢失后的继发性影响。据报道，在 SJS/TEN 病例中有 50% ~ 88% 的患者会发生急性眼部受累。眼部早期受累情况变化很大，可以表现为自限性结膜充血，严重者也可以是整个眼表上皮（包括睑结膜和睑缘）几乎全部脱落[17]。

最初发现，非特异性结膜炎通常与皮肤和其他黏膜的损害同时发生，但也有可能先于皮肤损害出现。SJS 患者中有 15% ~ 75% 的可发生双侧卡他性或假膜性结膜炎[18]。继发性细菌性化脓性结膜炎可使最初的眼部病变复杂化。部分患者可能发生严重的前葡萄膜炎，值得注意的是，在疾病急性期还可能发生角膜溃疡。

一般眼部症状通常在 2 ~ 4 周消失，但不幸的是，有些患者的炎症反应可导致严重的结膜瘢痕形成、睑球粘连、睑内翻、倒睫和泪膜的不稳定[19]，随着眼表环境的破坏还可能会导致角膜瘢痕和新生血管的形成，严重时还会发生角膜角化（图 13-4）。检查可见角蛋白不仅积聚在角膜表面，还沿眼睑后缘积聚并进一步磨损眼表，可能导致永久性上皮缺损。泪道瘢痕形成伴随结膜杯状细胞的破坏可能引起严重的干眼状态。角膜瘢痕的程度与睑缘和睑板病理改变的严重程度有关[20]。

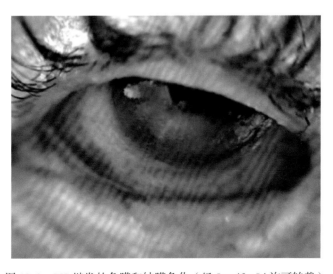

图 13-4　SJS 继发的角膜和结膜角化（经 Jennifer Li 许可转载）

（三）疾病管理

眼科医师应在 SJS/TEN 患者的早期评估和治疗中发挥引领作用。对于每个急性 SJS /
TEN 的患者都应该进行及时的眼科评估和积极的眼科治疗，这对于延缓疾病进展和减少长
期并发症是必不可少的。

对于患者的整个眼表情况都应该进行详尽的检查，这些检查应始终包括荧光素染色，
以检测和记录基底膜与裸露上皮的情况。对于急性期有睑缘受累、结膜假膜形成、球结膜
或睑结膜缺损及角膜上皮缺损的患者均应每天进行病情评估。

SJS/TEN 急性期应经常使用不含防腐剂的人工泪液、眼部抗生素和局部抗炎药物。除
并发细菌性角膜炎的情况外，应将皮质类固醇软膏涂抹于眼睑边缘，并采用皮质类固醇溶
液或悬浮液点眼（每天至少 3 ~ 6 次）。

目前，冷冻保存的羊膜移植（AMT）正成为治疗急性 SJS/TEN 的标准范式。羊膜可以
起到生物绷带的作用，并能够抑制炎症、促进上皮化，从而预防危及视力的后遗症。为了
获得最佳的治疗效果，特别强调的是要在临床诊疗过程中尽早用羊膜完全覆盖整个眼表和
睑缘。理想情况下，AMT 应在 SJS/TEN 发病后 5d 内进行。羊膜通常会在 1 ~ 2 周的时间
内溶解，因此，在疾病的急性期可能需要不止一次地应用 AMT[21]。

由 Sotozono 及其同事改编的简单评分系统和诊疗建议如表 13-1 所示。表中所示除积极
地润滑、局部应用抗生素和皮质类固醇治疗外，眼表和（或）睑缘上皮松弛或假膜形成也
是 AMT 的适应证[22]。Ma 等介绍了一种可以在 SJS 患者眼部放置单个大片羊膜（5cm×10cm）
和定制睑球粘连环的方式，这些都是用于 AMT 的技术探索（图 13-5）[23]。

表 13-1　Stevens-Johnson 综合征和中毒性表皮坏死松解症的急性眼部严重程度分级评分*

急性眼部表现	评分	诊疗建议
无眼部受累	0（无）	人工泪液（artificial tears，AT）4 次/天
结膜炎症	1（轻）	人工泪液，1 次/小时 抗生素药物 类固醇药物
眼表上皮缺损或假膜形成	2（严重）	以上治疗加羊膜移植
眼表上皮缺损和假膜形成	3（非常严重）	以上治疗加羊膜移植

*改编自 Kohanim S, Palioura S, Saeed H, et al. Acute and chronic opththalmic involvement in Stevens-Johnson syndrome/
toxic epidermal necrolysis - a comprehensive review and guide to therapy Ⅱ. Ophthalmic disease. Ocul Surf, 2016, 14:168-
188 和 Sotozono C, Ueta M, Nakatani E, et al. Predictive factors associated with acute ocular involvement in Stevens-Johnson
syndrome and toxic epidermal necrolysis. Am 1 Ophthalmol, 2015, 160:228-237。

最初的急性期之后，及时辨识倒睫、上皮表面疾病、睑缘角化和继发感染这些并发症
可以改善预后。

眼睑异位、眼睑闭合不全、倒睫和睑缘角化应该通过手术干预和（或）黏膜移植来解决。
应积极治疗眼表疾病和持续性上皮缺损，包括无防腐剂的人工泪液和软膏的使用、停用有
毒局部药物、泪点封闭、应用自体血清、羊膜移植和（或）巩膜镜的放置[24]。

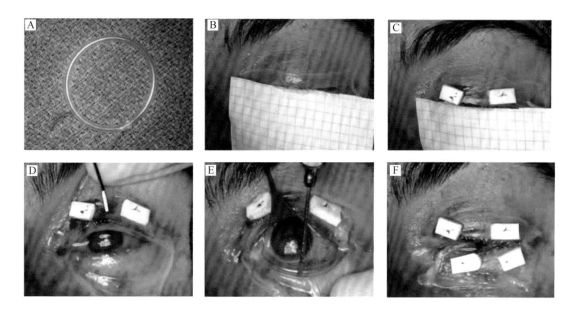

图 13-5　利用 1 张 5cm×10cm 的羊膜进行羊膜移植示范

A. 用静脉输液导管制作睑球粘连环；B. 将羊膜放置在上眼睑；C. 使用 6-0 号聚丙烯缝线褥式缝合垫片来固定羊膜；D. 在眼球表面展开的羊膜；E. 在穹窿内放置定制的睑球粘连环，该环已经被推入上穹窿，并被轻轻地放入下穹窿；F. 将羊膜锚定于下眼睑 [羊膜移植治疗急性 Stevens -Johnson 综合征的新技术，经 Ma KN, Thanos A, Chodosh J, Shah AS, Mantago IS 许可，转载自 Ocul Surf, 2016, 14（1）:31-36]

如果眼表严重受损时伴有角膜缘干细胞缺乏和角膜新生血管，考虑到 SJS/TEN 患者的同种异体角膜缘移植经常失败，所以实施这一方法会使治疗变得特别具有挑战性[25]。人工角膜置入术可以为受影响最严重的患者带来希望，但这些患者中人工角膜的存留率较低且并发症较高，故只能将其视为最后的应用手段来使用[26]。

三、口服异维 A 酸

异维 A 酸（accutane）是一种维生素 A 类似物，在过去的 25 年里，由于其显著的疗效和通过这种疗法所实现的长期缓解，已经彻底改变了寻常痤疮的治疗方法[27]。在皮肤病治疗方面，已知异维 A 酸会导致皮脂腺腺泡萎缩，皮脂生成显著减少。

然而，在服用异维 A 酸的患者中发现，眼部症状是最常见的不良反应之一。最普遍的眼部不良反应是睑结膜炎，另有 30% 的患者诉有眼干[28]，其他的不良反应包括视物模糊、畏光、隐形眼镜不耐受、角膜浸润和混浊，而这些似乎都与用药剂量有关[28,29]。

所发现的角膜沉淀物可以有不同的表现，可以是细小的、圆形的、上皮下的，或者在角膜中央或周围出现不同大小的白色到灰色的病变。这些病变通常不用荧光素染色就能发现，但在受累区域可见一些上皮的不规则，如果视轴部位受累，可能会发生视力损害。在戴隐形眼镜的患者中角膜混浊更为常见，通常会在停止治疗后消失，但也有长期、持续性角膜异常的报道（图 13-6 ）。

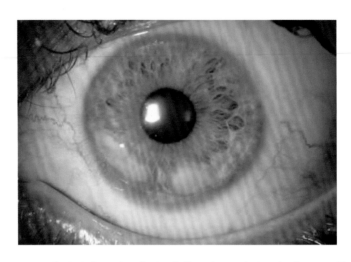

图 13-6　1 例有异维 A 酸和隐形眼镜使用史的患者发生角膜混浊和结节

　　各种研究试图解释口服异维 A 酸后眼表不良反应的病因，其中脂质缺乏已经得到了很好的证实。Mathers 等报道 [30]，口服异维 A 酸后泪液渗透压增加是睑板腺萎缩的结果，随后的脂质缺乏会导致泪膜蒸发速率的改变（图 13-7 ）。研究表明，用药后的睑板腺的密度下降和萎缩程度明显。而这种萎缩可导致脂质分泌减少、泪膜不稳定。研究人员还发现，患者的 Schirmer 试验没有显著变化，因此，没有任何相关的泪液缺乏。另一项研究还表明，异维 A 酸可以降低杯状细胞密度，导致黏蛋白缺乏症 [31]。

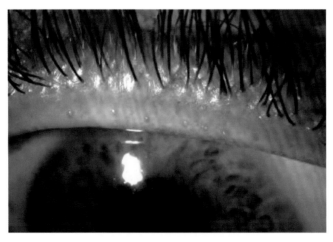

图 13-7　与使用异维 A 酸相关的睑板腺萎缩

　　已报道的其他更严重的眼部不良反应包括视盘水肿或假性脑瘤、视神经炎、近视、暗适应降低和眼内炎症（葡萄膜炎、巩膜炎、视网膜炎及虹膜炎），这些情况的出现需要停用相关药物。对于干眼患者应密切监测病情变化，而对于有角膜混浊的患者应审慎地建议减少异维 A 酸的使用剂量或停止使用^[28]。

（杨昆昆　译；王　群　校）

参 考 文 献

[1] Willcin JK. Rosacea. Pathophysiology and treatment. Arch Dermatol. 1994;130:359.

[2] Starr PAJ, McDonald A. Oculocutaneous aspects of rosacea. Proc R Soc Med. 1969;62:9.

[3] Palamar M, Degirmenci C, Ertam I, Yagci A. Evaluation of dry eye and meibomian gland dysfunction with meibography in patients with rosacea. Cornea. 2015;34:497-499.

[4] Wise G. Ocular rosacea. Am J Ophthalmol. 1943;26:591-609.

[5] Ghanem VC, Mehra N, Wong S, et al. The prevalence of ocular signs in acne rosacea: comparing patients from ophthalmology and dermatology clinics. Cornea. 2003;22:230-233.

[6] Thygeson P. Dermatoses with ocular manifestations. In: Sorsby A, ed. Systemic ophthalmology. 2nd ed. London: Butterworths; 1958.

[7] Maatta M, et al.Tear fluid levels of MMP-8 are elevated in ocular rosacea-treatment effect of oral doxycycline. Graeft's Arch Clin Eacp Ophthalmol. 2006;244:957.

[8] Sneddon IB. A clinical trial of tetracycline in rosacea. Br J Dermatol. 1966;78:649.

[9] Tanzi EL, Weinberg JM. The ocular manifestations of rosacea. Cutis. 2001;68:112-114.

[10] Jenkins MS, et al. Ocular rosacea. Am J Ophthalmol. 1979;88:1618.

[11] Sobolewska B, Doycheva D, Deuter C, et al. Treatment of Ocular Rosacea with Once-Daily Low-Dose Doxycycline. Cornea. 2014;33:257-260.

[12] Letko E, Papaliodis DN, Papaliodis GN, et al. Stevens-Johnson syndrome and toxic epidermal necrolysis: a review of the literature. Ann Allergy Asthma Immunol. 2005;94:419-436.

[13] Stevens AM, Johnson FC. A new eruptive fever associated with stomatitis and ophthalmia. Am J Dis Child. 1922;24:526-533.

[14] Roujeau JC, et al. Toxic epidermal necrolysis（Lyell syndrome）. Incidence and drug etiology in France, 1981-1985. Arch Dermatol. 1990;126:37-42.

[15] Griggs RC, Batshaw M, Dunkle M, et al. Clinical research for rare disease: opportunities, challenges, and solutions. Mal Genet Metab. 2009;96:20-26.

[16] Letko E, Papaliodis DN, Papaliodis GN, et al. Stevens-Johnson syndrome and toxic epidermal necrolysis: a review of the literature. Ann Allergy Asthma Immunot 2005;94:419-436.

[17] Power WJ, Ghoraishi M, Merayo-Lloves J, et al. Analysis of the acute ophthalmic manifestations of the erythema multiforme/Stevens-Johnson syndrome/toxic epidermal necrolysis disease spectrum. Ophthalmology. 1995;102:1669-1676.

[18] Howard GM. The Stevens-Johnson syndrome. Ocular prognosis and treatment. Am J Ophthalmol. 1963;55:893-900.

[19] Arstikaitis MJ. Ocular aftermath of Stevens-Johnson syndrome. Arch Ophthalmol. 1973;90:376-379.

[20] Di Pascuale MA, Espana EM, Liu DT, et al. Correlation of corneal complications with eyelid cicatricial

pathologies in patients with Stevens-Johnson syndrome and toxic epidermal necrolysis syndrome. Ophthalmology. 2005;112:904-912.

[21] Kohanim S, Palioura S, Saeed H, et al. Acute and chronic opththalmic involvement in Stevens-Johnson syndrome/toxic epidermal necrolysis - a comprehensive review and guide to therapy. II. Ophthalmic disease. Ocul Sad 2016;14:168-188

[22] Sotozono C, Ueta M, Nakatani E, et al. Predictive factors associated with acute ocular involvement in Stevens-Johnson syndrome and toxic epidermal necrolysis. Am J Ophthalmol. 2015;160:228-237.

[23] Ma KN, Thanos A, Chodosh J, et al. A Novel Technique for Amniotic Membrane Transplantation in Patients with Acute Stevens-Johnson Syndrome. Ocul Sulf. 2016;14:31-36.

[24] Papakostas TD, Le HG, Chodosh J, Jacobs DS. Prosthetic replacement of the ocular surface ecosystem as treatment for ocular surface disease in patients with a history of Stevens-Johnson syndrome/ toxic epidermal necrolysis. Ophthalmology. 2015;122:248-253.

[25] Solomon A, Ellies P, Anderson DF, et al. Long-term outcome of keratolimbal allograft with or without penetrating keratoplasty for total timbal stem cell deficiency. Ophthalmology. 2002;109:1159-1166.

[26] Robert MC, Dohlman CH. A review of corneal melting after Boston Keratoprosthesis. Semin Ophthalmol. 2014;29:349-357.

[27] Zouboulis CC. Isotretinoin revisited: pluripotent effects on human sebaceous gland cells. J Invest Dermatol. 2006;126（10）:2154-2156.

[28] Fraunfelder FT, LaBraico JM, Meyer SM. Adverse ocular reactions possibly associated with isotretinoin. Am J Ophthalmol. 1985;100:534-537.

[29] Weiss J, Degnan M. Leupold R, Lumpkin Lit Bilateral corneal opacities: occurrence in a patient treated with oral isotretinoin. Arch Dermarol. 1981;117:182-183.

[30] Mathers WD, Shields WJ, Sachdev MS, et al. Meibomian gland morphology and tear osmolarity: changes with accutane therapy. Cornea. 1991;10:286-290.

[31] De Queiroga IBW, Antonio Vieira L, Barros JN, et al. Conjunctival Impression Cytology Changes Induced by Oral Isotretinoin. Cornea. 2009;28:1009-1013.

第 14 章

手术患者与干眼

Kourtney Houser, Stephen C. Pflugfelder

【本章要点】

● 对于手术患者，尤其是接受多焦点人工晶状体的患者，注意和处理干眼是至关重要的。

● 泪液 / 角膜上皮复合体共占眼总屈光率的 65% 左右，因此平滑和稳定的泪液层对于保持瞬目间期的高质量视力是至关重要的。

● 泪膜的不稳定会影响角膜散光、角膜地形图和生物力学检查的精确性，由此可造成人工晶状体的选择误差，从而出现屈光偏差。

泪液 / 角膜上皮复合体是眼的主要屈光介质，约占眼总屈光率的 65%。平滑和稳定的泪液层对于保持高质量的视觉是必不可少的[1]。在视力矫正手术中，若术前和术后处理不当，显著的眼表疾病可能对预后产生影响。屈光手术和白内障手术后新发或原发干眼加重较为常见，这是引起患者不满情绪的常见原因[2-4]。

对白内障患者围术期干眼的重视和处理是很必要的，因为干眼在这个年龄段很常见。干眼不仅会因眼表自身原因影响白内障术后的视觉质量，还会导致人工晶状体（IOL）选择偏差，并由此导致屈光异常。角膜散光的测量需要高质量的角膜表面才能获得准确的读数，因此泪膜的不稳定会影响角膜散光的测量。干眼的泪液不稳定和高渗性引起角膜测量数值的重复性较差，这可能导致人工晶状体度数计算的结果不准确[5]。术后残余屈光不正通常由干眼引起或加重，尤其会降低多焦点人工晶状体植入术后患者的满意度[6-8]。因此，术前对眼表进行适当的治疗是至关重要的，用以确保选择合适人工晶状体时所必要的角膜测量数值和眼轴实际长度一致。对于存在明显散光但没有选择 Toric 多焦点人工晶状体的患者，人工晶状体置入术后进行散光处理是必要的，这样可以最大限度地提高视力和患者的满意度[9]。

角膜屈光手术的预后可能受到干眼的不利影响。不少干眼通常发生在 LASIK 手术后，大多数研究表明，术后早期准分子激光角膜切削术（PRK）较 LASIK 手术发生干眼症状和体征的风险低 [10-12]。LASIK 手术后对眼表的影响可能是角膜神经分布减少，泪腺功能单位紊乱，泪液分泌减少，杯状细胞密度降低等综合因素共同作用的结果 [7,13,14]，由此导致的干眼影响了患者的视觉功能和满意度。此外，据报道慢性干眼患者在接受 LASIK 手术后，视力有明显下降 [15]。为了最大限度地提高患者的视觉功能和满意度，积极治疗干眼是非常必要的。

一、干眼和多焦点人工晶状体的选择

对于白内障手术联合多焦点人工晶状体置入术的患者，眼表评估和处理尤为重要。虽然干眼不是患者进行多焦点人工晶状体置入术的排除标准，但术前症状和体征的处理及彻底的术前咨询对手术结果的成功至关重要。在进行手术前，应确定眼表健康状况得到最大程度的改善，必须让患者懂得，当置入这种类型的人工晶状体时，需要长期的治疗方案来优化视觉功能。泪腺功能障碍需要进行个体化治疗，同时患者的选择至关重要。泪液功能障碍的诊断和治疗应在术前进行并完成，因为手术，尤其是单纯的超声乳化手术和术后局部治疗会暂时加重干眼的体征和症状并增加术后并发症的风险 [16,17]。

患者对置入多焦点人工晶状体的满意度欠佳通常是由于感到眩光、晕眩、夜视能力下降、对比敏感度降低和光晕现象 [18-21]，而干眼是导致这些明显视觉症状的一个重要原因。在一项针对 44 例经多焦点人工晶状体置入术后存在视觉障碍患者的回顾性研究中，有 15% 的主诉为视物模糊，5% 的主诉有光晕现象，这些症状均由干眼病因导致 [8]。

二、手术患者的诊断方法

例如，45 岁女性，有远视病史（双眼 +2.00），使用软性隐形眼镜 15 年，近期隐形眼镜不耐受，屈光手术评估考虑为干眼。该患者偶尔使用人工泪液，可以暂时改善干眼症状。20 年前，曾用异维 A 酸持续治疗青少年结节性痤疮达 1 年。

对于此类患者，充分的术前检查对于判断患者是否适合手术及如何使手术安全性和患者满意度最大化是很关键的 [22]。许多患者因为对隐形眼镜不耐受接受屈光手术，这通常是由老化和眼表变化导致的，如杯状细胞丢失和睑板腺疾病，可能属于长期或过度佩戴隐形眼镜所引起的疾病。既往干眼史是术后慢性干眼和干眼恶化的一个高危预测因素，同时它可延迟角膜敏感性恢复，增加了发展为神经营养性上皮疾病的风险 [4,23,24]。许多术前有干眼症状的患者在 LASIK 术后几个月症状有所改善；然而，一小部分术前无症状的患者在术后发展为中度或重度干眼 [25]。因此，即使无干眼症状，对所有患者进行术前干眼评估也是必要的。

患者术后可能导致神经营养性角膜病的相关既往史，主要包括带状疱疹角膜炎和单纯疱疹病毒性角膜炎病史。此外，术前还应追踪包括干燥综合征和类风湿关节炎等自身免疫性疾病的线索。此类患者，即使术前无症状且辅助检查正常，随着年龄的增长也有可能发展为难治性干眼，而 LASIK 手术能加速这一进程[26]。

术前还应询问用药史，尤其是异维 A 酸的使用史。已知异维 A 酸有许多的眼部不良反应，因此术前应该与患者讨论药物对眼表和干眼症状的潜在影响，包括睑板腺萎缩和功能障碍、泪液不稳定性、眼部不适感、睑结膜炎和畏光症状[27, 28]。其他用药史还包括使用抗胆碱能药物，如抗组胺药和抗抑郁药。

术前有必要稳定泪膜以确保治疗方案的正确实施。与近视相比，矫正远视需要削除更多的神经末梢区域，这增加了角膜知觉减退和干眼的风险[29]。较高度数的屈光矫正和较深的削除深度均会增加术后发生干眼的风险[3, 30, 31]。

术前应采用如图 14-1 所示的系统路径以诊断泪腺功能障碍。裂隙灯检查可以对干眼的病因和严重程度提供有助于判断的信息。

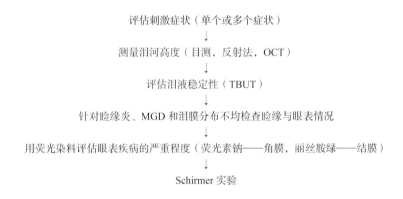

图 14-1　对考虑做角膜屈光手术或白内障手术患者建议的检查路径

眼睑的检查应注意睫毛结痂和睑板腺疾病的相关体征，包括腺体分泌物异常、睑板腺口堵塞、边缘血管增多和不规则，以及由于脂质缺乏导致的泪液不稳定，这可能导致泪液蒸发增加和眼表炎症。

应评估泪膜的体积和稳定性，并用诊断性染料密切检查眼表疾病的严重程度。荧光素是观察角膜疾病的最佳染料，丽丝胺绿被推荐用于结膜染色检查。角膜和结膜的染料着色区域增加与疾病严重程度一致，可参与使用分级量化方案评估，如 SICCA 眼表染色评分（SICCA ocular staining score）[32]。如果发现泪膜破裂时间（TBUT）<10s 则提示泪膜不稳定，可以推迟数月后进行 LASIK 手术[3, 11]。泪液体积可以用反射弯液面比色法进行量化，还可使用光学相干断层扫描（OCT）和泪液生成实验 Schirmer 进行检测。无麻醉情况下，5min 的 Schirmer 评分≤ 10mm 被认为是异常的[26,33]。用于定量测定角膜敏感性的 Cochet-Bonnet 触觉器也可用于术前决策。

准确的角膜地形图是患者屈光手术的术前评估手段，它可以协助识别和发现亚临床及明显体征，以及其他异常的眼表体征，是使患者安全地接受手术的重要组成部分[34]。值得注意的是，为获得准确的角膜测量和眼表检查结果，患者在术前的筛查和检查前应在足够时间内避免佩戴软性隐形眼镜。因为佩戴不同隐形眼镜产品的患者其角膜恢复自然形态所需的时间各不相同，每日佩戴软性隐形眼镜者一般需要 2 ~ 7d 角膜才能恢复自然形态，长期佩戴软性隐形眼镜者需要 1 ~ 2 周，而佩戴硬性隐形眼镜者则需要 6 周或更长时间 [35, 36]。佩戴隐形眼镜或干眼可导致角膜不规则散光、不对称或存在假性圆锥角膜，这样可能误导临床决策 [37, 38]。角膜地形图还可以提供泪膜和眼表质量的相关信息。当 Klyce 眼表规则性指数（SRI）≥ 0.80 时，或眼表非对称指数（SAI）≥ 0.50 时，利用荧光素染色在测定角膜上皮疾病的严重程度方面才具有敏感性和特异性 [37]。

在 LASIK 手术前的评估中，AS-OCT 是一种有效性和敏感性兼备的辅助检查，用于获得角膜厚度图，以筛查角膜是否存在扩张的风险 [39]。测量泪河高度可以替代泪液体积的测量，且泪河高度已被证明与泪液破裂时间和角膜荧光素染色的严重程度相关 [40,41]。当泪河高度 >300μm 已被证明对诊断干眼具有敏感性和特异性 [42]。

另外，泪液渗透压已成为一种较为客观、广泛应用的评价干眼的工具。荟萃分析已经确定了诊断的推荐阈值为 316mOsm/L（有些专家提出要 <308mOsm/L）或双眼差异值 >8mOsm /L [43]。尽管泪膜渗透性作为一种单一、独立的干眼检查手段并不理想，也与治疗后症状和体征的变化无关，但与裂隙灯检查和其他检查联合分析时，它可能是一种有效的辅助检查手段 [44,45]。

三、临床研究结果

我们再回到这位远视并有意愿接受 LASIK 手术的患者体征上来，泪液和眼表状况的全面检查提示她存在睑板腺相关疾病，包括睑板腺没有睑脂分泌，睑板腺口周围有毛细血管扩张；荧光素 TBUT 检查右眼 3s，左眼 6s；双眼角膜下方可见点状上皮糜烂；双眼角膜下方荧光素轻度（3 级 /15 级）染色；结膜丽丝胺绿存在轻度染色区；Schirmer I 试验双眼得分均为 9 分；双眼使用 Cochet-Bonnet 触觉计测量角膜敏感度均为 4；AS-OCT 测量泪河高度，右眼 230μm，左眼 240μm；右眼泪液渗透压 315mOsm/L，左眼泪液渗透压 305mOsm/L；角膜地形图显示每只眼存在轻度（<1D）规则散光，眼表规则性指数右眼 0.28，左眼 0.2。

有证据表明，患者的泪液体积减小和泪膜不稳定可导致一定程度的角膜上皮疾病，因此屈光手术前应该进行必要治疗。虽然术前干眼并不会影响手术过程的有效性和安全性，但它是引起术后干眼体征和症状加重的危险因素 [46]。本例中角膜敏感性降低可能是导致房水性泪液缺乏的原因。睑板腺疾病可能与异维 A 酸使用有关，导致了脂质缺乏和蒸发过强型干眼。

对于该患者，初始治疗应考虑使用人工泪液润滑眼表和行泪小点栓塞。许多复合人工泪液含有毒的苯扎氯铵防腐剂，所以应主要考虑选择不含防腐剂的人工泪液以尽可能地减少毒性。

也可以考虑泪小点栓塞来增加这位患者的泪液体积，泪小点栓塞已被证明可以改善 LASIK 手术后的刺激症状和眼表疾病 [47]。患者可以使用可溶解的泪小点栓塞。

四、治疗注意事项

患者在 1 个月后复查，症状有轻微改善，检查也有相应变化。循证医学的治疗结果如表 14-1 所示。目前已有越来越多的治疗泪腺功能障碍症状和体征的方法、相应的作用机制和最终疗效的报道可供选择参考。如图 14-2 所示，积极采用一种或多种联合治疗方法可以在改善角膜表面光滑度方面产生很好的效果，这些疗法可用于角膜屈光手术或白内障手术的患者。这位患者的眼表疾病程度比其他考虑 LASIK 手术的患者更为严重，然而治疗前后进行的地形图检查对比结果显示治疗对于角膜平滑性的改善是显而易见的。

表 14-1　循证医学对于泪液功能障碍的治疗建议

项目	人工泪液 [51]	补充必需脂肪酸 [52-56]	四环素类抗生素 [57-60]	糖皮质激素 [61-65]	环孢素 [66-68]	5% 立他司特 [69-72]
刺激症状	+	+	+	+	+	
泪液不稳定性	+	+	+	+	+	
角膜上皮疾病	+		+	+	+	
结膜杯状细胞			+	+	+	

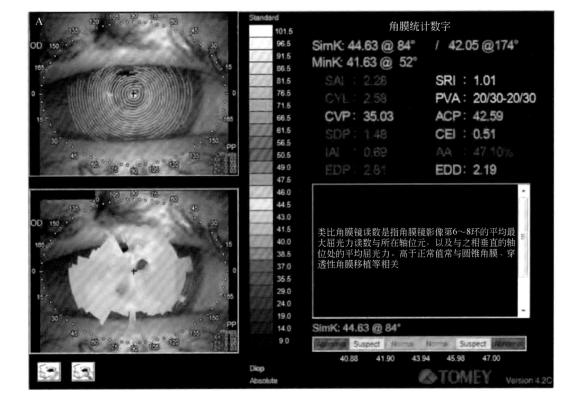

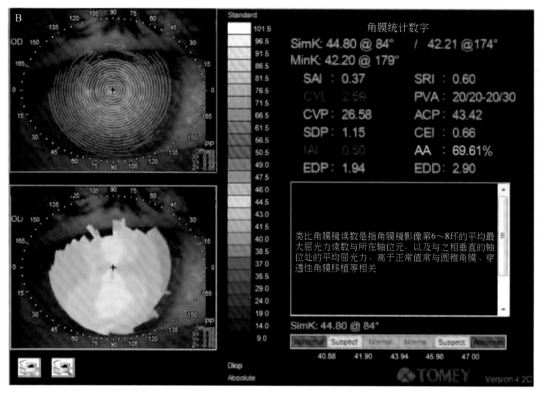

图 14-2 患者干眼治疗前后进行了一系列角膜地形图检查，显示有明显的核性白内障，伴有 2s 的 TBUT 和一定程度的角膜上皮疾病

A. 治疗前的初始角膜地形图检查，显示高 SRI 的 Placido 环显明不规则、曲率图不规则、不对称，散光轴倾斜；B. 局部使用环孢素 A 滴剂，口服多西环素和必需脂肪酸补充剂治疗 9 个月后进行的角膜地形图检查，显示反射环、SRI 和散光轴的规律性有明显改善

Sim K，类比角膜镜读数；SAI，眼表非对称指数；MinK，最小角膜读数；SRI，眼表规则性指数；CYL，角膜散光大小；PVA，预期视力；CVP，角膜屈光力的变异系数；ACP，平均角膜屈光力；SDP，角膜屈光力图准差；CEI，角膜形状偏心指数；IAI，不规则散光指数；AA，测定分析面积率；EDP，中央岛隆起 / 沉陷平均屈光力；EDD，隆起 / 沉陷径距，模拟奇偶阿莫曲率柱镜改变

在外用环孢素 A 滴剂 2 个月后，患者眼表状况改善，干眼症状消失。患者双眼行 LASIK 手术中无并发症发生。术后使用类固醇激素和抗生素滴注 1 周，继续使用环孢素 A 乳剂。术后 3 个月复查，患者恢复良好，无干眼或其他不适症状发生。

五、治疗结局

许多已患有干眼的患者在经过适当的积极治疗后，均可成功完成白内障或角膜屈光手术。由此证实干眼的积极治疗可以改善屈光结果，减少回退和补救的需要[15,23]。现已有研究表明，在白内障和角膜屈光手术中，辅以 0.05% 环孢素 A 滴剂治疗是有益的。在 LASIK 手术前后使用人工泪液和环孢素 A 滴剂的干眼患者中，眼表疾病指数评分在第 1 周的初始阶段虽然增加，但比单纯使用人工泪液的患者下降得更快[48,49]。同样如果术前和术后都使用 0.05% 的环孢素 A 亦可改善多焦点人工晶状体置入术后的视力结果[50]。在围术期干眼患者的治疗中应采取逐步使用多种药物的方法，如果积极治疗，大多数患者可以获得理想的结果。

六、小结

临床医师在诊断和治疗屈光性角膜及白内障手术患者的干眼和泪腺功能障碍时应保持警惕，尤其是对考虑使用环状或多焦点人工晶状体置入的患者。泪液不稳定和角膜上皮疾病会影响角膜测量的读数和人工晶状体度数计算的准确性，并对视力结果和患者满意度产生不利影响。目前有越来越多的治疗方法改善泪液稳定性和干眼症状体征。

（李宗源 译；陈铭雄 校）

参 考 文 献

[1] Pflugfelder SC. Tear dysfunction and the cornea: LXVIII Edward Jackson Memorial Lecture. AmJ Ophthalmol. 2011;152(6):900-909.e901.

[2] Li XM, Hu L, Hu J, Wang W. Investigation of dry eye disease and analysis of the pathogenic factors in patients after cataract surgery. Cornea. 2007;26(9 Suppl 1):S16-20.

[3] Battat L, Macri A, Dursun D, Pflugfelder SC. Effects of laser in situ keratomileusis on tear production, clearance, and the ocular surface. Ophthalmol. 2001;108(7):1230-1235.

[4] Chao C, Golebiowski B, Stapleton F. The role of corneal innervation in LASIK-induced neuropathic dry eye. Ocul Surf. 2014;12(1):32-45.

[5] Epitropoulos AT, Matossian C, Berdy GI, Malhotra RP, Potvin R. Effect of tear osmolarity on repeatability of keratometry for cataract surgery planning. J Cataract Refract Surg. 2015;41(8):1672-1677.

[6] Jabbur NS, Sakatani K, O'Brien TP. Survey of complications and recommendations for management in dissatisfied patients seeking a consultation after refractive surgery. J Cataract Refract Surg 2004;30(9):1867-1874.

[7] Lee JB, Ryu CH, Kim J, Kim EK, Kim HB. Comparison of tear secretion and tear film instability after photorefractive keratectomy and laser in situ keratomileusis. J Cataract Refract Surg. 2000;26(9):1326-1331.

[8] Woodward MA, Randleman JB, Stulting RD. Dissatisfaction after multifocal intraocular lens implantation. J Cataract Refract Surg. 2009;35(6):992-997.

[9] McNeely RN, Pazo E, Millar Z, et al. Threshold limit of postoperative astigmatism for patient satisfaction after refractive lens exchange and multifocal intraocular lens implantation. I Cataract Refract Surg. 2016;42(8):1126-1134.

[10] Bower KS, Sia RK, Ryan DS, Mines MJ, Dartt DA. Chronic dry eye in photorefractive keratectomy and laser in situ keratomileusis: Manifestations, incidence, and predictive factors. J Cataract Refract Surg.

2015;41(12):2624-2634.

[11] Nettune GR, Pflugfelder SC. Post-LASIKtear dysfunction and dysesthesia. OculSurf. 2010;8(3):135-145.

[12] Hovanesian JA, Shah ss, Maloney RK. Symptoms of dry eye and recurrent erosion syndrome after refractive surgery. J Cataract Refract Surg. 2001;27(4):577-584.

[13] Ryan DS, Bower KS, Sia RK, et al. Goblet cell response after photorefractive keratectomy and laser in situ keratomileusis. J Cataract Refract Surg. 2016;42(8):1181-1189.

[14] Quinto GG, Camacho W, Behrens A. Postrefractive surgery dry eye. Curr Opin Ophthalmol. 2008;19(4):335-341.

[15] Albietz JM, Lenton LM, McLennan SG. Chronic dry eye and regression after laser in situ keratomileusis for myopia. J Cataract Refract Surg. 2004;30(3):675-684.

[16] Kim P, Plugfelder S, Slomovic AR. Top 5 pearls to consider when implanting advanced-technology IOLs in patients with ocular surface disease. Int Ophthalmol Clin. 2012;52(2):51-58.

[17] Cetinkaya S, Mestan E, Acir NO, Cetinkaya YF, Dadaci Z, Yener HI. The course of dry eye after phacoemulsification surgery. BMC Ophthalmol. 2015;15:68.

[18] Pepose JS, Qazi MA, Davies J, et al. Visual performance of patients with bilateral vs combination Crystalens, ReZoom, and ReSTOR intraocular lens implants. Am J Ophthalmol. 2007;144(3):347-357.

[19] Montes-Mico R, Espana E, Bueno I, Charman WN, Menezo JL. Visual performance with multifocal intraocular lenses: mesopic contrast sensitivity under distance and near conditions. Ophthalmol. 2004;111(1):85-96

[20] Martinez Palmer A, Gomez Faina P, Espana Albelda A, Comas Serrano M, Nahra Sad D, Castilla Cespedes M. Visual function with bilateral implantation of monofocal and multifocal intraocular lenses: a prospective, randomized, controlled clinical trial. J Refract Surg. 2008;24(3):257-264.

[21] de Vries NE, Webers CA, Touwslager WR, et al. Dissatisfaction after implantation of multifocal intraocular lenses. J Cataract Refract Surg. 2011;37(5):859-865.

[22] Solomon R, Donnenfeld ED, Perry HD. The effects of LASIK on the ocular surface. Ocul Surf. 2004:2(1):34-44.

[23] Albietz JM, McLennan SG, Lenton LM. Ocular surface management of photorefractive keratectomy and laser in situ keratomileusis. J Refract Surg. 2003;19(6):636-644.

[24] Toda I, Asano-Kato N, Hori-Komai Y, Tsubota K. Laser-assisted in situ keratomileusis for patients with dry eye. Arch Ophthalmol. 2002;120(8):1024-1028.

[25] Eydelman M, Hilmantel G, Tarver ME, et al. Symptoms and Satisfaction of Patients in the Patient Reported Outcomes With Laser In Situ Keratomileusis(PROWL)Studies. JAMA Ophthalmol. 2017;135(1):13-22.

[26] Garcia-Zalisnak D, Nash D, Yeu E. Ocular surface diseases and corneal refractive surgery. Curr Opin Ophthalmol. 2014;25(4):264-269.

[27] Fraunfelder FT, Fraunfelder FW, Edwards R. Ocular side effects possibly associated with isotretinoin usage. Am J Ophthalmol. 2001; 132(3):299-305.

[28] Mathers WD, Shields WJ, Sachdev MS, Petroll WM, Jester JV. Meibomian gland morphology and tear osmolarity: changes with Accutane therapy. Cornea. 1991;10(4):286-290.

[29] Bragheeth MA, Dua HS. Corneal sensation after myopic and hyperopic LASIK: clinical and confocal

microscopic study. Br J Ophthalmol. 2005;89(5):580-585.

[30] Shoja MR, Besharati MR. Dry eye after LASIK for myopia: Incidence and risk factors. Eur J Dphthalmol. 2007;17(1):1-6.

[31] Tuisku IS, Lindbohm N, Wilson SE, Tervo TM. Dry eye and corneal sensitivity after high myopic LASIK. J Refract Surg. 2007;23(4):338-342.

[32] Whitcher JP, Shiboski CH, Shiboski SC, et al. A simplified quantitative method for assessing keratoconjunctivitis sicca from the Sjögren's syndrome international registry. Am Ophthalmol. 2010;149(3):405-415.

[33] Raoof D, Pineda R. Dry eye after laser in-situ keratomileusis. Semin Ophthalmol. 2014;29(5-6):358-362.

[34] Randleman JB, Woodward M, Lynn MJ, Stulting RD. Risk assessment for ectasia after corneal refractive surgery. Ophthalmol. 2008;115(1):37-50.

[35] Tsai PS, Dowidar A, Naseri A, McLeod SD. Predicting time to refractive stabilit after discontinuation of rigid contact lens wear before refractive surgery. J Cataract Refract Surg. 2004;30(1):2290-2294.

[36] Budak K, Hamed AM, Friedman NJ, Koch DD. Preoperative screening of contact lens wearers before refractive surgery. J Cataract Refract Surg. 1999;25(8):1080-1086.

[37] de Paiva CS, Lindsey JL, Pflugfelder SC. Assessing the severity of keratitis sicca with videokeratoscopic indices. Ophthalmol. 2003;110(6):1102-1109.

[38] De Paiva CS, Harris LD, Pflugfelder SC. Keratoconus-like topographic changes in keratoconjunctivitis sicca. Cornea. 2003;22(1):22-24.

[39] Qin B, Chen S, Brass R, et al. Keratoconus diagnosis with optical coherence tomography-based pachymetric scoring system. J Cataract Refract Surg. 2013;39(12):1864-1871.

[40] Ibrahim OM, Dogru M, Takano Y, et al. Application of visante optical coherence tomography tear meniscus height measurement in the diagnosis of dry eye disease. Ophthalmol. 2010;117(10):1923-1929.

[41] Tung CI, Perin AF, Gumus K, Pflugfelder SC. Tear meniscus dimensions in tear dysfunction and their correlation with clinical parameters. AmJ Ophthalmol. 2014;157(2):301-310.e301.

[42] Alkharashi M, Lindsley K, Law HA, Sikder S. Medical interventions for acanthamoeba keratitis. Cochrane Database Syst Rev. 2015;2:Cd010792

[43] Tomlinson A, Khanal S, Ramaesh K, Diaper C, McFadyen A. Tear film osmolarity: determination of a referent for dry eye diagnosis. Invest Ophthalmol Vis Sci. 2006;47(10):4309-4315.

[44] Amparo F, Hamrah P, Schaumberg DA, Dana R. The value of tear osmolarity as a metric in evaluating the response to dry eye therapy in the clinic and in clinical trials. Am J Ophthalmol. 2014;157(4):915-916.

[45] Amparo F, Jin Y, Hamrah P, Schaumberg DA, Dana R. What is the value of incorporating tear osmolarity measurement in assessing patient response to therapy in dry eye disease? Am Ophthalmol. 2014:157(1):69-77. e62.

[46] Toda I, Asano-Kato N, Komai-Hori Y, Tsubota K. Dry eye after laser in situ keratomileusis. Am J Ophthalmol. 2001;132(1):1-7.

[47] Alfawaz AM, Algehedan S, Jastaneiah SS, Al-Mansouri S, Mousa A, Al-Assiri A. Efficacy of punc tal occlusion in management of dry eyes after laser in situ keratomileusis for myopia. Curr Eye Res.

2014;39(3):257-262.

[48] Salib GM, McDonald MB, Smolek M. Safety and efficacy of cyclosporine 0.05% drops versus unpre served artificial tears in dry-eye patients having laser in situ keratomileusis. J Cataract Refract Surg. 2006;32(5): 772-778.

[49] Hessert D, Tanzer D, Brunstetter T, Kaupp S, Murdoch D, Mirzaoff M. Topical cyclosporine A for postoperative photorefractive keratectomy and laser in situ keratomileusis. J Cataract Refract Surg. 2013;39(4):539-547.

[50] Donnenfeld ED, Solomon R, Roberts CW, Wittpenn JR, McDonald MB, Perry HD. Cyclosporine 0.05% to improve visual outcomes after multifocal intraocular lens implantation. J Cataract Refract Surg. 2010;36(7):1095-1100.

[51] Pucker AD, Ng SM, Nichols JJ. Over the counter(OTC)artificial tear drops for dry eye syndrome. Cochrane Database Syst Rev. 2016;2:Cd009729.

[52] Sheppard JD, JIr, Singh R, McClellan AJ, et al. Long-term supplementation with n-6 and n-3 PUFAs improves moderate-to-severe keratoconjunctivitis sicca: a randomized double-blind clinical trial. Cornea. 2013;32(10):1297-1304.

[53] Deinema LA, Vingrys AJ, Wong CY, Jackson DC, Chinnery HR, Downie LE. A randomized, doublemasked, placebo-controlled clinical trial of two forms of omega-3 supplements for treating dry eye disease. Ophthalmol. 2017;124(1):43-52.

[54] Liu A, Ji J. Omega-3 essential fatty acids therapy for dry eye syndrome: a meta-analysis of randomized controlled studies. Med Sci Monit. 2014;20:1583-1589.

[55] Kawakita T, Kawabata F, Tsuji T, Kawashima M, Shimmura S, Tsubota K. Effects of dietary supple mentation with fish oil on dry eye syndrome subjects: randomized controlled trial. Biomed Res. 2013;34(5):215-220.

[56] Creuzot-Garcher C, Baudouin C, Labetoulle M, et al. Efficacy assessment of Nutrilarm®, a per os omega-3 and omega-6 polyunsaturated essential fatty acid dietary formulation versus placebo in patients with bilateral treated moderate dry eye syndrome. J Fr Ophtalmol. 2011;34(7):448-455.

[57] De Paiva CS, Corrales RM, Villarreal AL, et al. Apical corneal barrier disruption in experimental murine dry eye is abrogated by methylprednisolone and doxycycline. Invest Ophthalmol Vis Sci. 2006;47(7):2847-2856.

[58] Quarterman MJ, Johnson DW, Abele DC, Lesher JL, Jr, Hull DS, Davis LS. Ocular rosacea. Signs, symptoms, and tear studies before and after treatment with doxycycline. Arch Dermatol. 1997;133(1):49-54.

[59] Yoo SE, Lee DC, Chang MH. The effect of low-dose doxycycline therapy in chronic meibomian gland dysfunction. Korean J Ophthalmol. 2005;19(4):258-263.

[60] Xiao Q, Tan Y, Lin Z, et al. Minocycline inhibits inflammation and squamous metaplasia of conjunctival tissue culture in airlift conditions. Cornea. 2016;35(2):249-256.

[61] Marsh P, Pfugfelder SC. Topical nonpreserved methylprednisolone therapy for keratoconjunctivitis sicca in Sjögren syndrome. Ophthalmol. 1999;106(4):811-816.

[62] Pflugfelder SC, Maskin SL, Anderson B, et al. A randomized, double-masked, placebo-controlled, multicenter comparison of loteprednol etabonate ophthalmic suspension, 0.5%, and placebo for treatment of keratoconjunctivitis sicca in patients with delayed tear clearance. Am J Ophthalmol. 2004;138(3):444-457.

[63] Jonisch J, Steiner A, Udell IJ. Preservative-free low-dose dexamethasone for the treatment of chronic ocular surface disease refractory to standard therapy. Cornea. 2010;29(7):723-726.

[64] Avunduk AM, Avunduk MC, Varnell ED, Kaufman HE. The comparison of efficacies of topical corticosteroids and nonsteroidal anti-inflammatory drops on dry eye patients: a clinical and immunocytochemical study. Am J Ophthalmol. 2003;136(4):593-602.

[65] Wan PX, Wang XR, Song YY, et al. Study on the treatment of dry eye with loteprednol etabonate. Zhonghua Yan Ke Za Zhi. 2012;48(2):142-147.

[66] Sall K, Stevenson OD, MundorfTK, Reis BL. Two multicenter, randomized studies of the efficacy and safety of cyclosporine ophthalmic emulsion in moderate to severe dry eye disease. CsA Phase 3 Study Group. Ophthalmol. 2000;107(4):631-639.

[67] Rao SN. Topical cyclosporine 0.05% for the prevention of dry eye disease progression. J Ocul Pharmacol Ther. 2010;26(2):157-164.

[68] Pflugfelder SC, De Paiva CS, Villarreal AL, Stern ME. Effects of sequential artificial tear and cyclosporine emulsion therapy on conjunctival goblet cell density and transforming growth factor-beta2 production. Cornea. 2008;27(1):64-69.

[69] Holland EJ, Luchs J, Karpecki PM, et al. Lifitegrast for the treatment of dry eye disease: results of a Phase Ⅲ, randomized, double-masked, placebo-controlled trial(OPUS-3). Ophthalmol. 2017;124(1):53-60.

[70] Holland EJ, Whitley WO, Sall K, et al. Lifitegrast clinical efficacy for treatment of signs and symptoms of dry eye disease across three randomized controlled trials. Curr Med Res Opin. 2016;22:1-7.

[71] Sheppard JD, Torkildsen GL, Lonsdale JD, et al. Lifitegrast ophthalmic solution 5.0% for treatment of dry eye disease: results of the OPUS-1 phase 3 study. Ophthalmol. 2014;121(2):475-483.

[72] Tauber J, Karpecki P, Latkany R, et al. Lifitegrast ophthalmic solution 5.0% versus placebo for treatment of dry eye disease: results of the randomized Phase Ⅲ OPUS-2 study. Ophthalmol. 2015;122(12):2423-2431.

第 15 章

应该采用什么治疗模式

第一节 干眼的诊断和治疗模式

Ashley R. Brissette, Christopher E. Starr

【本节要点】

- 干眼患者的体征和症状可能并不一致（症状体征分离）。
- 泪液渗透压和基质金属蛋白酶 -9（MMP-9）检测是无创、快速、简单的即时性诊断检查。
- 最近睑板腺成像和热脉动治疗被添加到干眼患者的诊疗常规中。

随着对干眼病理生理学机制研究的深入，干眼的诊断和治疗模式在过去几年内发生了巨大的变化。多因素导致的干眼在过去很难诊断和治疗，但随着诊断性检查及治疗方式的增加，干眼已经不再是一个眼科医师不愿面临的棘手难题，而逐渐变成了一个眼科研究与应用实践领域的热门话题。有关干眼的专著、论文呈指数级增长，而且这一发展势头似乎今后也不会放缓[1]。近年来，被批准的诊断性检查也逐渐增加，这进一步提高了我们正确诊断这一复杂疾病的能力。尽管目前干眼仍被人们认为是一种单一疾病（a singular condition），但我们更愿意将其视为多种眼表疾病（ocular surface disease，OSD）的一个组成部分。对干眼和眼表疾病（OSD）术语的不断细化及再修订将会更好地指导我们寻找干眼患者的潜在病因，制订诊断和治疗方案。建立一套系统诊断干眼和眼表疾病的病理生理学潜在病因的规范是完善诊断方案和治疗范式的关键。

当前使用的干眼与眼表疾病的诊疗方法主要基于 2007 年国际干眼研讨会（International Dry EYE Workshop, DEWS）上的报告[2]。在第一版发布 10 年之后，我们终于迎来这份报告的更新，2017 年国际干眼研讨会发布了关于干眼与眼表疾病的最新、最全面的报告（DEWS Ⅱ）[3]。我们的治疗方案均围绕干眼的定义而制定，因为定义是理解疾病过程的一个重要因素。DEWS Ⅰ 和 DEWS Ⅱ 都将泪液高渗、眼表炎症与损伤纳入了干眼的定义[2,3]，其中炎症是干眼与眼表疾病病理生理学机制的一个关键因素。一项系统综述发现许多研究都支持炎症是干眼病理生理过程中的核心因素[1]，因此，识别和治疗这种潜在的炎症在治疗范式的选择上是极其重要的，尤其是在疾病早期就应该积极控制眼表炎症。一旦忽略这一点，炎症和炎症相关的损伤会随之进展加剧，从而影响患者的治疗效果、舒适度，甚至生活质量。

同大多数治疗方案一样，第一步是识别有症状的患者。临床常用的干眼问卷量表，如眼表疾病指数（OSDI）、干眼症状评估（symptoms assessment in dry eye，SANDE）或标准干眼评估量化评分（standard patient evaluation of eye dryness，SPEED）都有助于筛选有临床症状的患者[4-6]。这些问卷可以在患者就诊时或事先通过互联网提供给患者，然后由眼科技师或一线工作人员进行审核。除非用于调查研究，书面问卷并不需要强制患者填写，因为经过良好训练的技师可以在采集病史时引导患者描述出干眼与眼表疾病的特征性症状。

患者在叙述病史时，所提及的不适症状应该包括视力波动、视觉质量下降、异物感、眼部不适、发痒、畏光、结膜充血、睑缘碎屑和长时间使用电子产品导致眼部不适等。当患者确实有干眼的特征性症状时，技师应详细询问相关病史及与干眼和眼表疾病相关的危险因素暴露史，如有无眼前节的疾病与手术史、使用引起眼表损伤加重干眼的药物、佩戴角膜接触镜、应用人工泪液，有无全身自身免疫性或皮肤疾病。根据诊疗方案，当患者描述出任何与干眼与眼表疾病相关的症状时，接诊医师应该仔细记录这些眼部和全身的症状，并应在点用滴眼液或进行可改变眼表微环境的操作之前，尽早对患者进行干眼与眼表疾病的相关检查。

研究和临床经验表明，上述问卷量表及对病史的询问有助于鉴别干眼，但是患者表述的主观症状通常与反映干眼严重程度的临床客观评估指标并不总有很好的相关性[7]。干眼患者体征和症状的不对等使我们建立有效诊断和治疗方案存在很大的挑战性（图 15-1）。一项白

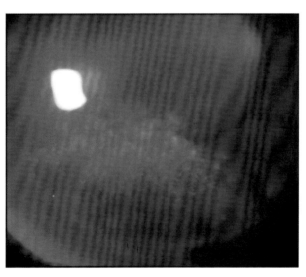

图 15-1　1 例钴蓝光下裂隙灯检查可见明显的角膜下部点状上皮糜烂的患者，但其并无临床症状，表明干眼的症状和体征的一致性较差

内障患者眼表情况的前瞻性健康评估（PHACO）表明，在白内障患者中64%的泪膜破裂时间（TBUT）异常，77%的有角膜荧光素染色异常，但是仅有13%的患者报道了典型的干眼症状[8]。Weill Cornell医学院的研究团队进行了另一项相似的研究，评估了在白内障手术前有轻微临床症状或无症状的患者，发现75%的患者MMP-9检测结果异常，45%的患者泪液渗透压异常，40%的患者两项检测结果均异常[9]。因此，我们强烈推荐对所有准备进行屈光手术，如白内障、角膜屈光手术的患者进行干眼与眼表疾病的术前筛查。无论是否合并有临床症状，了解眼表情况对判断屈光手术的效果都是极其重要的，术前忽略对干眼与眼表疾病的诊断与筛查可能导致患者术后视力差。泪液渗透压异常的患者，平均角膜曲率和角膜散光的测量误差更大，在人工晶状体屈光度的计算上会产生约0.5D的误差[10]。这一认识强调了对所有屈光手术前的患者进行泪液检测和详细临床检查的必要性，为此，我们已将泪液检测纳入所有白内障或角膜屈光手术患者的术前检查方案中。

在临床诊疗实践中，一旦发现患者存在干眼症状，技师就会立刻对患者进行无创、快速、即时的诊断性检查，如泪液渗透压检测（TearLab Osmolarity System，TearLab）和泪液MMP-9检测（InflammaDry, Quidel）（图15-2）。在许多研究中，泪液渗透压检测已被确定为一项诊断和进行干眼分期的常规检查项目[11-13]。最近发表的文献综述报道，泪液渗透压检测在干眼诊断实验中的阳性率为72%[14]，该检测为干眼分类提供了一个客观的定量结果[15]。若泪液渗透压>308mOsm/L或双眼泪液渗透压差值>8mOsm/L，则对干眼诊断具有临床价值，泪液渗透压为320～329mOsm/L可考虑中度干眼，>330mOsm/L则考虑重度干眼的可能性大。在后期的复查过程中医师也应重视泪液的重复检测，这样有益于监测治疗

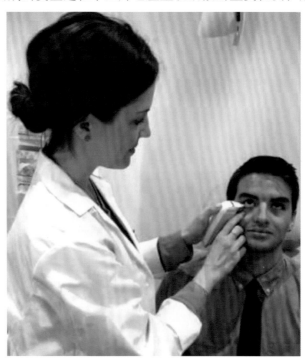

图15-2　泪液渗透压检测是一项无创、快速、简单、即时、在诊室内即可完成的检查

效果并指导进一步的治疗。

MMP-9 是上皮细胞损伤后释放的一种炎症介质[16-18]。在干眼及其他类型眼表疾病的泪膜中发现 MMP-9 水平升高。与常规临床干眼诊断标准相比，其敏感度为 85%，特异度为 94%[19]。如果患者有临床症状，且泪液渗透压和 MMP-9 检测均异常时，提示该患者为干眼并伴有明显的眼表炎症，在常规干眼的治疗方案基础上应添加抗炎药物。当泪液渗透压异常而 MMP-9 检测正常时，该患者的诊断应考虑为不伴有明显眼表炎症的干眼，在治疗方案中可不应用抗炎药物。对于泪液渗透压正常而 MMP-9 升高同时伴有眼表症状的患者，通常考虑诊断为非干眼性眼表疾病（non-dry eye ocular surface disorder, NDEOSD）。我们的研究团队评估了 100 例泪液渗透压正常但症状持续的患者，最终诊断为最常见的可引起干眼样症状的疾病，包括前部睑缘炎（26%）、过敏性结膜炎（21%）、局部应用 0.05% 环孢素 A 治疗伴症状（11%）、上皮基底膜营养不良（8%）、眼睑位置异常如眼睑闭合不全或眼睑松弛综合征（7%）（图 15-3）[19]。若两种有关泪液的检查结果都正常，引发患者干眼临床症状的潜在原因可能为早期或环境因素所致，如视频终端综合征、低湿度环境等；或考虑角膜病理性神经痛的可能，如眼表无染色的疼痛、神经性疼痛综合征和代谢性或医源性干眼。应该强调的是，虽然这些诊断性检查可以帮助临床医师诊断出轻微、早期或者症状相对隐匿的干眼，但不能够取代裂隙灯检查。还有其他诊断性检查，如泪液 IgE、乳铁蛋白、干燥综合征的检查，它们可以同前述的检查手段一起，帮助鉴别引起眼表症状的病因，从而进一步提高诊断的准确性。

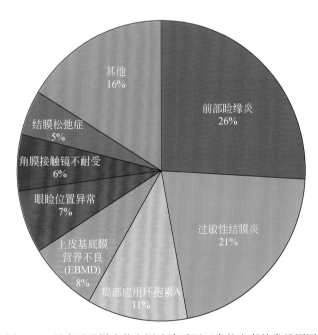

图 15-3　具有干眼样症状和泪液渗透压正常的患者的常见原因

虽然泪液渗透压检测和 MMP-9 检测有助于干眼的诊断，但它们尚无法鉴别干眼最常见的两种亚型，即蒸发过强型干眼（evaporative dry eye disease，EDED）和水液缺乏型干眼

（aqueous-deficient dry eye disease，ADDED）。因此，在诊断干眼后，下一步治疗方案拟定前要确定干眼的亚型，以调整治疗方案。虽然前面的描述中介绍了两种不同亚型的分类方法，但患者的干眼类型通常有重叠或为混合型干眼，所以临床医师应对患者进行详细的裂隙灯检查，检测如泪膜破裂时间（TBUT）、泪河高度、睑板腺形态及分泌功能、眼睑位置、瞬目质量、角结膜染色等。Schirmer 试验或酚红棉线检查可以用来评估泪液分泌。这些检查可以进一步揭示导致患者症状的潜在病理生理学机制。值得注意的是，如果裂隙灯检查、症状或其他检查结果提示为水液缺乏型干眼时，建议对具有特征性症状的患者再进一步进行全身检查，以排除干燥综合征，可选择抽血检验或转诊至风湿科，亦可选择即时的指尖血检测（Sjö，Bausch+Lomb）。

如果裂隙灯检查发现患者存在睑板腺功能障碍（MGD），或既往存在该病史，应对患者进行睑板腺成像。睑板腺成像有助于诊断睑板腺功能障碍及其严重程度，并对蒸发过强型干眼和混合型干眼进行鉴别分类。

新的诊断性检查有助于鉴别水液缺乏型干眼或蒸发过强型干眼。迪尔科学公司（TearScience）的两款机器 LipiView 和 LipiScan 能够进行高分辨率的睑板腺成像，并分析睑板腺的形态及健康状况；同时可进行泪液干涉成像，分析患者瞬目频率和完全度，自动测量泪液脂质层厚度 [20]（图 15-4）。OCULUS 公司的 Keratograph 5M 也可以进行睑板腺成像检查，并可行无创的 TBUT 和泪河高度测量，还能对结膜充血进行分级。其他成像方式，如共聚焦显微镜检查可以显示慢性阻塞性睑板腺疾病中睑板腺萎缩和腺周炎症 [21]。光学相干断层扫描（OCT）则能够测量泪河高度和体积，如果泪河高度减低，提示为水液缺乏型干眼，也说明泪腺分泌的乳铁蛋白减少 [22]。像差测量和角膜地形图是评估泪膜完整性的检查项目，尤其适宜用于激光视力矫正手术的筛查 [23]。

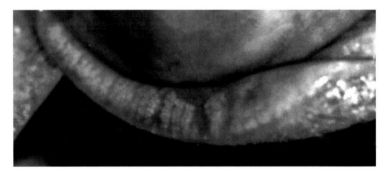

图 15-4　高分辨率睑板腺成像显示睑板腺功能障碍患者的睑板腺萎缩和丢失

当患者确诊为干眼与眼表疾病并且确定其亚型之后，医师应对患者进行个体化治疗。尽管治疗不是本节讨论的重点，但治疗方案是基于上述检查结果拟定出来的。根据患者干眼的严重程度、有无眼表炎症、病因学及干眼的亚型，可选择多因素的治疗方案。如果诊断为水液缺乏型干眼，可选择改善生活和工作环境条件、应用人工泪液、局部应用抗炎药物、行泪道栓塞或泪点封闭治疗。如果诊断为蒸发过强型干眼，可选择口服营养补剂、眼睑护理（如清洁、热敷、按摩等）、局部或全身应用抗生素、局部应用抗炎药物、热脉动治疗、睑缘去角质清洁、睑板腺探通等方法（图 15-5）。对于混合型干眼，可选择新兴的 TrueTear 设备进行神经刺激治疗。自患者接受治疗开始，后续的复查中应重复干眼问卷量表、泪液检测、睑板腺成像、裂隙灯检查及其他辅助检查，根据检查结果监控治疗的有效性并及时调整治疗方案，这有助于改善患者的预后。

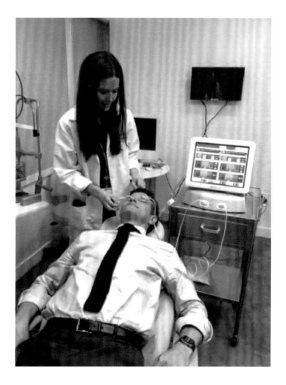

图 15-5　热脉动治疗可以改善睑板腺阻塞，有利于蒸发过强型干眼的治疗

小　　结

　　如前所述，当前的诊疗模式从通过干眼问卷量表或眼科技师探寻潜在的干眼与眼表疾病的症状开始。如果存在症状，患者需进行即时的诊断性泪液检查，包括泪液渗透压和 MMP-9 检测。我们强烈建议对所有准备进行屈光手术和白内障手术的患者，不管是否存在症状，都应接受泪液检测和其他进一步检查，以确定是否存在干眼与眼表疾病。如果症状和泪液测试均提示干眼与眼表疾病，在裂隙灯检查之后，应该进行下一步检查，如睑板腺成像、光学相干断层扫描、泪液乳铁蛋白检测来鉴别是蒸发过强型干眼还是水液缺乏型干眼。由于眼表疾病的症状通常重叠且无特异性，上述一系列检查结果和诊断策略可能导致误诊为非干眼性眼表疾病。无论诊断为干眼的某一亚型或其他某种眼表疾病，都应根据病情的严重程度为每位患者提供个体化治疗方案。复查时应对患者进行相关重复检查，并根据患者的症状、检查结果和临床表现调整治疗方案，以便更好地监控疗效。

参 考 文 献

[1] Wei Y, Asbell PA. The core mechanism of dry eye disease is inflammation. Eye Contact Lens. 2014;40(4): 248-256.

[2] The definition and classification of dry eye disease: report of the Definition and Classification Subcommittee of the International Dry Eye WorkShop(2007). Ocul Surf. 2007;5(2):75-92.

[3] Craig J, Nichols K, Akpek E, et al. TFOS DEWS Ⅱ definition and classification report. Ocul Surf. 2017;15(3):276-283.

[4] Ngo W, Situ P, Keir N, Korb D, Blackie C, Simpson T. Psychometric properties and validation of the standard patient evaluation of eye dryness questionnaire. Cornea. 2013;32(9):1204-1210.

[5] Schiffman RM, Christianson MD, Jacobsen G, Hirsch JD, Reis BL. Reliability and validity of the ocular surface disease index. Arch Ophthalmol. 2000;118(5):615-621.

[6] Schaumberg DA, Gulati A, Mathers WD, et al. Development and validation of a short global dry eye symptom index. Ocul Surf. 2007;5(1):50-57.

[7] Nichols KK, Nichols JJ, Mitchell GL. The lack of association between signs and symptoms in patients with dry eye disease. Cornea. 2004;23(8):762-770.

[8] Trattler WB, Majmudar PA, Donnenfeld ED, McDonald MB, Stonecipher KG, Goldberg DF. The prospective health assessment of cataract patients' ocular surface(PHACO)study: the effect of dry eye. Clin Ophthalmol. 2017;11:1423-1430.

[9] Gupta PK, Drinkwater OJ, VanDusen KW, Brissette AR, Starr CE. Prevalence of ocular surface dysfunction in patients presenting for cataract surgery evaluation. J Cataract Refract Surg. 2018;44(9):1090-1096.

[10] Epitropoulos AT, Matossian C, Berdy GJ, Malhotra RP, Potvin R. Effect of tear osmolarity on repeatability of keratometry for cataract surgery planning. J Cataract Refract Surg. 2015;41(8):1672-1677.

[11] Lemp MA. Advances in understanding and managing dry eye disease. Am J Ophthalmol. 2008;146(3):350-356.

[12] Lemp MA, Bron AJ, Baudouin C, et al. Tear osmolarity in the diagnosis and management of dry eye disease. Am J Ophthalmol. 2011;151(5):792-798.e1.

[13] Liu H, Begley C, Chen M, et al. A link between tear instability and hyperosmolarity in dry eye. Invest Ophthalmol Vis Sci. 2009;50(8):3671-3679.

[14] Potvin R, Makari S, Rapuano CJ. Tear film osmolarity and dry eye disease: A review of the literature. Clin Ophthalmol. 2015;9:2039-2047.

[15] Benelli U, Nardi M, Posarelli C, Albert TG. Tear osmolarity measurement using the TearLab osmolarity system in the assessment of dry eye treatment effectiveness. Cont Lens Anterior Eye. 2010;33(2):61-67.

[16] Solomon A, Dursun D, Liu Z, Xie Y, Macri A, Pflugfelder SC. Pro- and anti-inflammatory forms of interleukin-1 in the tear fluid and conjunctiva of patients with dry-eye disease. Invest Ophthalmol Vis Sci. 2001;42(10):2283-2292.

[17] Chotikavanich S, de Paiva CS, Li DQ, et al. Production and activity of matrix metalloproteinase-9 on the ocular surface increase in dysfunctional tear syndrome. Invest Ophthalmol Vis Sci. 2009;50(7):3203-3209.

[18] Luo L, Li D, Doshi A, Farley W, Corrales RM, Pflugfelder SC. Experimental dry eye stimulates production of inflammatory cytokines and MMP-9 and activates MAPK signaling pathways on the ocular surface. Invest Ophthalmol Vis Sci. 2004;45(12):4293-4301.

[19] Sambursky R, Davitt WF3, Latkany R, et al. Sensitivity and specificity of a point-of-care matrix metalloproteinase 9 immunoassay for diagnosing inflammation related to dry eye. JAMA Ophthalmol. 2013;131(1):24-28.

[20] Blackie CA, Solomon JD, Scaffidi RC, Greiner JV, Lemp MA, Korb DR. The relationship between dry eye symptoms and lipid layer thickness. Cornea. 2009;28(7):789-794.

[21] Ibrahim OMA, Matsumoto Y, Dogru M, et al. In vivo confocal microscopy evaluation of meibomian gland dysfunction in atopic-keratoconjunctivitis patients. Ophthalmology. 2012;119(10):1961-1968.

[22] Shen M, Li J, Wang J, et al. Upper and lower tear menisci in the diagnosis of dry eye. Invest Ophthalmol Vis Sci. 2009;50(6):2722-2726.

[23] Wang Y, Xu J, Sun X, Chu R, Zhuang H, He JC. Dynamic wavefront aberrations and visual acuity in normal and dry eyes. Clin Exp Optom. 2009;92(3):267-273.

第二节　基于循证理论的干眼治疗

Walt Whitley, John sheppard

【本节要点】

● 基于干眼严重程度的分步治疗包括人工泪液、睑缘清洁、抗炎治疗、泪道栓塞或泪点封闭、口服抗生素、热脉动治疗和羊膜移植。

● 指导治疗的即时检查包括泪液渗透压、MMP-9、动态睑板腺成像。

随着我们对干眼这类疾病及其致病因素、潜在病因及对当前和新兴治疗方案认识的不断加深，干眼的治疗也在不断发展。共识指南提供了基于干眼严重程度的治疗建议，并增加了一些范例。如同其他慢性病管理一样，即时检测提供了一些客观数据以证实初始治疗的合理性、有效性。基于疾病的严重程度，干眼的治疗包括初始治疗和长期治疗两类，包括补充人工泪液、口服营养品、睑缘清洁、睑板腺护理和抗炎治疗等。本节将提供一个基于循证理论的治疗方案来解决这一慢性、进展性疾病。

一、干眼治疗理念的改变

近些年来，对干眼患者是否需要治疗的认识已经发生了明显的变化。通过 Delphi 国际专家小组（International Task Force Delphi Panel）、DEWS 和睑板腺功能障碍国际研讨会（International Workshop on Meibomian Gland Dysfunction）的建议，我们对干眼治疗的理解有了极大的提升[1-4]。随着人们越来越意识到睑板腺功能障碍可能是引起干眼发病的主要原因，干眼的治疗模式也随之发生了转变[3]。

在治疗干眼患者时，首先要识别导致干眼的潜在病因，并通过分析确定治疗的顺序，不可凭直觉盲目进行治疗。此外，要注意评估和管理并发症，鉴别典型的可引起眼表疾病的病因，如睑板腺功能障碍、泪腺功能障碍和过敏并采取合适的治疗方案。不管干眼的病因是什么，早期积极治疗对于重建健康的眼表是必要的。

二、根据临床情况进行治疗

临床医师识别和治疗干眼通常可归入以下 3 个场景。

（1）一个经常转诊的新患者，提出要进行干眼治疗，通常该患者已经看过多位医师，并接受过几项治疗，但病情并无好转。对这样的患者需要认真评估、诊断，一步一步地、合理地、科学地依次引入每一种治疗方法，并保证治疗有足够的时间（至少 6 周）来充分显示疗效的发挥。该患者的治疗方法可以先采用一种快速起效的疗法，如局部使用糖皮质激素或泪道栓塞，再加上一种起效较慢的疗法，如口服营养品、眼睑清洁或热脉动治疗，从而让患者和临床医师能够评估这两种干预措施的效果。

（2）有其他原发病的患者被诊断为干眼。对他们要谨慎地引进新的治疗方法，同时要注意尽量减少滴眼液的用量，尤其是青光眼患者。由于这些患者病情复杂，可能需要提高复诊频率，从而避免出现严重的点状角膜上皮病变或引起其他不适。对于那些具有明显眼表损伤但不适症状很少的患者，更应该充分解释并给予人文关怀。

（3）处于围术期的新近诊断干眼或干眼患者。为了优化术前生物测量、术后愈合和手术结果，必须始终关注患者的眼表屈光状态。在这种情况下，加速眼表康复是首选方案，因此可同时启动多种辅助治疗。白内障、角膜屈光手术、青光眼、视网膜手术、眼整形和角膜移植患者都应接受以下建议，以便缩短治疗时间，如口服营养品、应用不含防腐剂的人工泪液、使用次氯酸清洁睑缘、泪道栓塞或泪点封闭、口服多西环素、热脉动治疗，以及局部应用氯替泼诺、环孢素 A 或 5% 立他司特。

总之，以患者为中心的治疗建议应该反映出对每位患者不同临床表现处置的紧迫性、病因学特征和不同的严重性。

三、根据干眼严重程度进行治疗

几份共识指南都提供了基于疾病严重程度的治疗标准。2006 年，Delphi 专家组提出了功能失调性泪液综合征（DTS），临床表现为伴睑缘疾病的 DTS、伴泪液分布异常的 DTS 和无睑缘疾病的 DTS，后者在临床上最为常见，并根据其严重程度提出了相关的治疗建议。专家组的建议同其他多个共识提出的一样，应根据干眼患者的症状和体征，如是否存在睑缘疾病和泪液分布异常，以及疾病的严重程度进行治疗，而不能主要依靠客观检查。当疾病进展时，就需要考虑引入新的治疗方法[1]。

2007 年，DEWS 在 Delphi 提出的干眼严重程度的 4 个分级基础上添加了一些新的标准及更特异性的体征和症状，也引入了一些国际工作组指南中未提及的辅助治疗方法。这些建议可以根据临床医师的经验和患者的个体情况做出补充或修改[2]。2011 年，睑板腺功能障碍工作组凭借《睑板腺功能障碍报告》走在了临床研究和临床护理的第一线，该报告提供了一个以循证为基础的睑板腺功能障碍的临床管理方法。如果对当前治疗无效，则进入到下一等级的治疗[3]。

2017 年，DEWS Ⅱ 被发表。DEWS Ⅱ 把干眼定义为以泪膜稳态失衡为主要特征并伴有眼部不适症状的多因素眼表疾病，泪膜不稳定、泪液渗透压升高、眼表炎性反应和损伤及神经异常是其主要的病理生理学机制[3]。

大量的研究和循证文献证实了这些报告内容，每一位临床医师都可根据患者临床表现修改当前的治疗范式，为患者提供更个体化治疗。在临床实践中，一些干眼患者通常并不能诊断出确切的亚型或不能排除过敏性疾病的影响，因此需要对其进行综合治疗，并基于疾病的严重程度选择合适的治疗方案。

四、Ⅰ期干眼（水液缺乏型 ± 蒸发过强型）

向患者宣教：了解致病因素，如环境因素、全身或局部用药、有无过敏和睑板腺功能障碍。目前补充人工泪液仍然是治疗干眼的一线用药，人工泪液的选择应注意有无防腐剂、黏稠度及脂类或水液类三个问题。另一值得注意的治疗方法是，保持睑缘清洁，包括热敷、用次氯酸擦洗清洁、促进睑板腺的分泌。

（一）补充人工泪液

润滑类滴眼液或人工泪液仍然是治疗干眼的重要手段。无论患者是从药店购买、听从亲朋的推荐或是随意从柜台购买，值得注意的是，人工泪液治标不治本，无法从病因学方面去除或减少水液缺乏型干眼或蒸发过强型干眼的病因。这些患者通常在就医之前就已经自行应用了多种人工泪液或血管收缩剂。因为目前还没有大规模的、双盲法的比较性临床试验来评价各种各样的人工泪液，所以临床上人工泪液的选择主要依赖于医师的评估和患者的偏好。

（二）睑缘清洁

保持睑缘清洁也是主要的治疗方法，包括 45℃ 热敷、睑缘擦洗和促进睑板腺分泌。热敷通常建议至少持续 4min，敷料应与眼睑充分接触，使睑板腺温度达到 40 ~ 45℃，2min 更换一次。促进睑板腺分泌的方法有很多种，从轻轻按摩眼睑促进分泌到挤压睑板腺开口排出黏稠的脂栓解决阻塞，手法轻重不一 [5]。清洁睑缘可选用睑缘清洁湿巾（如 Avenova、NovaBay Pharmaceuticals、Hypochlor、OCuSOFT）或浓度稀释的婴儿沐浴露 [6]。

五、Ⅱ期干眼（水液缺乏型 ± 蒸发过强型）

对于中度干眼患者的治疗应在Ⅰ期治疗的基础上加用抗生素类药物。可选择应用黏稠度更高的滴眼液或无防腐剂的软膏。无论伴或不伴炎症体征的患者，都可以局部应用糖皮质激素、环孢素 A、5% 的立他司特和口服营养品以控制进展性眼表炎症损伤。对于中度的睑板腺功能障碍，可以局部或全身应用抗生素。Ⅱ期干眼的治疗方案中也推荐使用暂时或永久性泪道栓来封闭泪点或泪小管，以部分或全部封闭泪液流出通道。

（一）抗炎治疗

在此阶段的治疗方案中，抗炎治疗成了主要的治疗手段。糖皮质激素是治疗急性和慢性干眼的有效抗炎药物。在一项双盲、随机的研究中，64 例有慢性角膜结膜炎和泪液清除延迟的患者局部应用氯替泼诺滴眼液，每天 4 次，维持 4 周后患者的一些体征和症状得到明显改善 [7]。局部应用环孢素 A 治疗干眼已经有 13 年的历史了，在临床研究中，环孢素 A 被认为能抑制 T 细胞的激活，降低泪液中细胞因子浓度，增加杯状细胞密度 [8]。环孢素 A 的载体中还含有蓖麻油成分，可以补充泪液脂质层。此外，在长期应用环孢素 A 治疗慢性干眼的前 2 周可以考虑加用糖皮质激素作为诱导治疗，以便更快地缓解干眼的症状和体征，这比单用环孢素 A 或人工泪液的效果更佳 [9]。

最近的治疗方案中还引入了 5% 立他司特。立他司特是一种淋巴细胞功能相关抗原 -1 的拮抗剂 [10]。

对于睑板腺功能障碍或睑板腺功能障碍合并水液缺乏型干眼的患者，可考虑局部应用环孢素 A 或阿奇霉素。在一项非劣效性研究（是检验一种药物是否不劣于另一种药物的试验，临床中多用抗生素的临床终点、心血管治疗中的不良事件、肿瘤治疗中的死亡或进展客观疗效指标判定——译者注）中，联合使用妥布霉素和地塞米松与单独使用环孢素 A 相比，Schirmer 试验评分、TBUT、睑板腺分泌和临床症状均有好转 [11]。另一项单中心研究结果显示，局部应用 1% 阿奇霉素治疗 2 周和 4 周后，睑板腺功能障碍的症状和体征也有了显著改善，睑脂分泌的光谱分析结果中脂质分布和脂质相温度的改变也证实了这一结论 [12]。

营养品也在中重度干眼患者的治疗中起着重要作用。睑板腺功能障碍改变了泪膜的脂质成分，因而 DEWS 和睑板腺功能障碍国际研讨会已将膳食中添加 ω-3 脂肪酸推荐为主要的治疗方法 [2-3]。在一项多中心、双盲、随机、安慰剂对照的临床试验中，每天膳食中添加三类多不饱和脂肪酸（γ- 亚麻酸、二十碳五烯酸、DHA），6 个月后患者眼部刺激症状和中重度干眼的炎症进展均有明显改善[13]。在另一项安慰剂对照、双盲、随机试验中，研究者成功地测量了营养品对不同终点指标的改善情况，包括泪液渗透压、OSDI 指数、TBUT、角膜染色和 ω -3 指数水平[14]。

（二）泪道栓塞或泪点封闭

泪道栓塞通过阻塞泪点或泪小管而减少泪小管的引流，增加泪液的积聚，从而保持眼表的润滑。泪道栓塞可以提供即时和长期的缓解，减少了人工泪液的使用频次。尽管泪道栓塞或泪点封闭在临床上应用较少，但据报道，在接受泪道栓治疗的患者中，有74%～86% 的患者临床症状好转[15]，得到改善的客观指标包括角膜染色、TBUT、泪液渗透压、杯状细胞密度[16]。泪道栓塞并不能直接治疗干眼患者的眼表炎症，因此需要联合抗炎治疗。

六、Ⅲ期和Ⅳ期干眼（水液缺乏型 ± 蒸发过强型）

对于更严重的干眼症状和体征，应在前期治疗的基础上增加额外的治疗方法，如局部应用抗炎药和口服抗生素。其他的治疗方法包括应用自体血清；局部应用维生素 A 凝胶；佩戴绷带镜或巩膜镜、湿房镜；羊膜移植及手术治疗[1-3]。

口服抗生素

无论哪种亚型，口服抗生素对于重度干眼患者的治疗都是有益的。同时具有抗菌和抗炎特性的四环素类药物是临床上最常用的。最近，局部应用阿奇霉素已被证明与口服多西环素同样有效，且在改善患者临床症状、体征和缩短治疗时间方面效果更好[17]。

七、中重度干眼的创新治疗方法

（一）热脉动治疗

越来越多的干眼患者需要治疗睑板腺阻塞。基于一项非盲性、随机、对照、多中心研究，LipiFlow（TearScience）获得了美国 FDA 的批准[18]，单剂量疗程与热敷的疗效相同，可改善睑板腺功能和其他眼表健康的相关因素[19]。

（二）羊膜移植

人羊膜在治疗多种角结膜疾病中的作用已被充分证明。如果之前的多项治疗方法对眼表情况均无改善，可选择羊膜移植治疗。羊膜中包含促进愈合的生长因子、胶原蛋白、纤连蛋白和层粘连蛋白，还具有抗炎、抗菌、抗血管生成和抗瘢痕生成的作用，可改善眼表健康[20-21]。羊膜通常低温冻存或冷冻干燥保存，可以通过手术缝合及绷带镜或如PROKERA 无缝线生物垫固定在眼表使其发挥修复作用。

八、应用即时检测结果指导临床治疗

（一）泪液渗透压

泪液渗透压是一个了解和监测泪膜健康和泪液稳定性的生理指标。渗透压异常表明泪膜稳定性降低，可能会进一步损害眼表和角膜。泪液渗透压增加的原因包括泪液量的减少和（或）脂质的产生减少而导致泪膜蒸发加快。Lemp 等认为，泪液渗透压是鉴别早期轻中度干眼和重度干眼的最有效的客观检查指标[22]。将渗透压 308mOsm/L 作为临界值区分正常和轻中度患者具有很高的敏感度，此外，两眼间泪液渗透压差值 >8mOsm/L 也表明泪膜稳态失调，最终可能会导致眼表损伤。

泪液渗透压可用于监测治疗方案的有效性，如果一项治疗是有效的，临床上可测得泪液渗透压降低[14,23,24]。一些研究表明，使用环孢素 A、羧丙基纤维素凝胶和营养品均有降低泪液渗透压的作用。

（二）基质金属蛋白酶 -9（MMP-9）

MMP-9 是眼表上皮细胞在应激状态产生的蛋白水解酶。MMP-9 是一种非特异性的炎症标志物，但在多种眼表疾病中可检测到泪液中 MMP-9 水平升高。检测 MMP-9 升高的水平有助于更好地管理干眼患者，MMP-9 升高的患者可局部应用或口服抗炎药物治疗，如糖皮质激素、环孢素 A、5% 立他司特、阿奇霉素或多西环素[25,26]。

（三）动态睑板腺成像

睑板腺成像为眼科医师提供了实用的临床信息，也可以详细准确地向患者示教、说明病情。建立连续半定量评估残余睑板腺腺体功能的方法将有助于指导临床治疗。

（四）策略分析和循证医学

通过详细询问病史、仔细地进行体格检查及获取客观临床检查指标，可以为患者提供最合理的个体化治疗方案。这一策略可快速起效、减少药物滥用、缩短患者旷工时长并能够更长时间地缓解干眼症状，减少复查次数及随之伴随的就诊路程，从而显著降低总的医疗保健费用。

总之，患者的治疗范式由症状和体征、现病史及系统回顾和即时检测结果所决定，只有这样，治疗方案才能得到优化。

参 考 文 献

[1] Behrens A, Doyle JJ, et al. Dysfunctional tear syndrome: a Delphi approach to treatment recommendations. Cornea. 2006;25:8:900-7.

[2] Dry Eye Workshop Panel. 2007 Report of the dry eye workshop. Ocul Surf. 2007;5:2:65-204.

[3] Management and therapy of dry eye disease: report of the management and therapy subcommittee of the

international dry eye workshop(2007). Ocul Surf. 2007; 5(2):163-178.

[4] Bron AJ, de Paiva CS, Chauhan SK, et al. TFOS DEWS II pathophysiology report. Ocul Surf. 2017;15(3):438-510.

[5] Blackie CA, Solomon JD, Greiner JV, Holmes M, Korb DR. Inner eyelid surface temperature as a function of warm compress methodology. Optom Vis Sci. 2008;85:675-683.

[6] Donnenfeld ED, Mah FS, McDonald MB, et al. New considerations in the treatment of anterior and posterior blepharitis. Refractive Eyecare. 2008;12:3-14.

[7] Pflugfelder SC, Maskin SL, Anderson B, et al. A randomized, doublemasked, placebo-controlled, multicenter comparison of loteprednol etabonate ophthalmic suspension, 0.5%, and placebo for treatment of keratoconjunctivitis sicca in patients with delayed tear clearance. Am J Ophthalmol. 2004;138:444-457.

[8] Sall K, Stevenson OD, Mundorf TK, et al. Two multicenter, randomized studies of the efficacy and safety of cyclosporine ophthalmic emulsion in moderate to severe dry eye disease. CsA Phase 3 Study Group. Ophthalmology. 2000;107(4):631-639.

[9] Sheppard JD, Donnenfeld, ED, Holland EJ, et al. Effect of loteprednol etabonate 0.5% on initiation of dry eye treatment with topical cyclosporine 0.05%. Eye Contact Lens. 2014;40(5):289-296.

[10] Perez, VL, Pflugfelder SC, Zhang S, et al. Lifitegrast, a novel integrin antagonist for treatment of dry eye disease. Ocul Surf. 2016; 14: 207-215.

[11] Rubin M, Rao SM. Efficacy of topical cyclosporine in the treatment of posterior blepharitis. J Ocul Pharmacol Ther. 2006;22:47-53.

[12] Foulks GN, Borchman D, Yappert M, Kim SH, McKay JW. Topical azithromycin therapy for meibomian gland dysfunction: clinical response and lipid alterations. Cornea. 2010;29:781-788.

[13] Sheppard JD, Pflugfelder SC, et al. Long-term supplementation with n-6 and n-3 PUFAs improves moderate-to-severe keratoconjunctivitis sicca: a randomized double-blind clinical trial. Cornea. 2013;32:1297-1304.

[14] Epitropoulos AT, Donnenfeld ED, Shah ZA, et al. Effect of oral re-esterified omega-3 nutritional supplementation on dry eyes. Cornea. 2016;35(9):1185-1191.

[15] Balaram M, Schaumberg DA, Dana MR. Efficacy and tolerability outcomes after punctal occlusion with silicone plugs in dry eye syndrome. Am J Ophthalmol. 2001;131(1):30-36.

[16] Brissette AR, Mednick ZD, Schweitzer KD, et al. Punctal plug retention rates for the treatment of moderate to severe dry eye: a randomized, double-masked, controlled clinical trial. Am J Ophthalmol. 2015;160(2):238-242.

[17] Kashkouli MB, Fazel AJ, Kiavash V, et al. Oral azithromycin versus doxycycline in meibomian gland dysfunction: a randomised double-masked open-label clinical trial. Br J Ophthalmol. 2015;99(2):199-204.

[18] Lane SS, DuBiner HB, Epstein RJ, et al. A new system, the LipiFlow, for the treatment of meibomian gland dysfunction. Cornea. 2012;31:396-404.

[19] Blackie C, Carlson AN, Korb DR. Treatment for meibomian gland dysfunction and dry eye symptoms with a single-dose vectored thermal pulsation: a review. Curr Opin Ophthalmol. 2015;26(4):306-313.

[20] He H, Li W, Tseng DY, et al. Biochemical characterization and function of complexes formed by hyaluronan and the heavy chains of inter-alpha-inhibitor(HC*HA)purified from extracts of human amniotic membrane. J

Biol Chem. 2009;284(30):20136-20146.

[21] He H, Zhang S, Tighe S, et al. Immobilized heavy chain-hyaluronic acid polarizes lipopolysaccharide activated macrophages toward M2 phenotype. J Biol Chem. 2013;288(36):25792-25803.

[22] Lemp MA, Bron AJ, Baudouin C, et al. Tcar osmolarity in the diagnosis and management of dry eye disease. Am J Ophthalmol. 2011;151(5):792-798.

[23] Sullivan BD, Crews LA, Sönmez B, et al. Clinical utility of objective tests for dry eye disease: variability over time and implications for clinical trials and disease management. Cornea. 2012;31(9): 1000-1008.

[24] Cömez AT, Tufan HA, Kocabıyık O, Gencer B. Effects of lubricating agents with different osmolalities on tear osmolarity and other tear function tests in patients with dry eye. Curr Eye Res. 2013;38(11):1095-1103.

[25] De Paiva CS, Corrales RM, Villarreal AL, et al. Corticosteroid and doxycycline suppress MMP-9 and inflammatory cytokine expression, MAPK activation in the corneal epithelium in experimental dry eye. Exp Eye Res. 2006;83(3):526-535.

[26] Gürdal C, Genç I, Saraç O, et al. Topical cyclosporine in thyroid orbitopathy-related dry eye: clinical findings, conjunctival epithelial apoptosis, and mmp-9 expression. Curr Eye Res. 2010;35(9):771-777.

第三节　按照干眼分型、分级的梯度治疗

Elizabeth Viriya

【本节要点】

● 干眼在病因学上是多因素的，根据亚型和严重程度来选择不同的治疗方案。

● 本节的目的是为干眼患者提供合理有效治疗方案，供私人诊所参照。

● 干眼的常见病因包括睑缘炎（睑板腺功能障碍）、水液缺乏、黏蛋白异常和暴露。

眼表暴露在干燥环境中可能导致视力障碍、眼部不适，但部分患者可无明显症状。本节将介绍提供和维持泪膜成分的眼附属器的病理过程。针对潜在病因进行治疗以恢复眼表稳态、改善临床症状、减轻眼表组织的干扰和炎症，以及防止复发。

正常情况下，泪膜由主泪腺和副泪腺分泌的正常渗透压的溶液组成，并通过黏蛋白附着于眼表。黏蛋白由角膜和结膜的杯状细胞与顶端细胞分泌[1]。泪膜最外层由一层脂质覆盖，以防止水分蒸发。这层脂质又被称为睑脂，主要由睑板腺分泌。

导致泪膜成分改变的原因是多样的。干眼又被称为功能失调性泪液综合征（DTS），根据其病因可分为以下几种：①睑缘炎（睑板腺功能障碍）；②水液缺乏型；③黏蛋白异常型；④暴露（具体见表 15-1）[2]。

表 15-1　不同原因干眼鉴别诊断

项目	睑缘炎	水液缺乏型	黏蛋白异常型	暴露
症状	晨起重	晚上重	晚上重	晨起和晚上症状相似
面部体征	睑缘睫毛根部碎屑伴酒渣鼻 面红 肥大型酒渣鼻			面神经瘫痪 面部僵硬 眼球突出 瘢痕
检查	TBUT<10s	Schirmer Ⅰ试验 　<10mm/5min 角膜知觉减退	TBUT<10s	贝尔现象 瞬目频率（正常为 7 ~ 　10 次 / 分） 瞬目不全
裂隙灯检查	**睑缘** 充血 毛细血管扩张角化 扇贝状 皮肤裂开 肥厚 碎屑（头皮屑样、柱状、袖套样） 睑板腺颜色、厚度、分泌能力 倒睫，睫毛脱落 **泪液** TBUT<10s 泡沫样分泌物 **角膜** 角膜缘新生血管浸润 角膜翳	**泪液** 泪河高度 <0.3mm 泪液黏稠 **结膜** 充血 丽丝胺绿染色（+） **角膜** 陈旧切口 荧光素钠染色（+） 上皮缺损 丝状角膜炎	**眼睑** 睑球粘连 **结膜** 穹隆前缩 角化 上皮下纤维化 倒睫 Bitot 斑 丽丝胺绿染色（+） **角膜** 荧光素钠染色（+） 角膜翳	**眼睑** 瘢痕 **结膜** 充血 丽丝胺绿染色（+） **角膜** 荧光素钠染色（+） 角膜变薄 角膜溃疡 角膜瘢痕化

一、综合治疗

最重要的治疗措施就是病因治疗。为了简化和阐明治疗方法，首先值得注意的是综合治疗。首选的一线治疗是人工泪液替代损伤的泪膜，根据患者病情还可选择应用抗炎类药物。

（一）润滑性人工泪液

润滑性人工泪液可改善临床症状，减少眼表染色，增加 TBUT，提高 Schirmer 试验评分[3]。为避免多剂量配方中防腐剂对角膜上皮的毒性，若使用频率超过 4 次 / 天，建议使用不含防腐剂的人工泪液。

润滑性人工泪液改善干眼的机制尚不清楚，可能是由于稀释泪液能降低渗透压，可以更快地清除促炎介质和眼表碎屑，并减少眼睑刷对眼表的摩擦[4]。

（二）抗炎药物

泪液功能障碍可导致泪液高渗和增加剪切应力，两者均能引起先天免疫和自身免疫[5]。眼表炎症反应可加重临床症状，导致上皮内膜退化、诱导杯状细胞凋亡，上皮细胞丧失，以及泪腺和眼表的炎症浸润[6]，且随着病情进展，最终导致泪液产生减少和眼表失代偿。为了有效治疗功能失调性泪液综合征，可以使用下列抗炎药物干扰泪腺功能障碍和炎症的周期。

1. 补充 ω-3 脂肪酸　干眼评估和管理（DREAM）试验是一项前瞻性、随机化、安慰剂对照研究，旨在确定 ω-3 补充剂（二十碳五烯酸 2mg 和 DHA 1mg）对中重度干眼症状和体征的疗效。ω-3 补充剂和安慰剂治疗都只改善了 OSDI 评分，在 3 个月、6 个月、9 个月和 12 个月时两组结果没有统计学上的显著差异[7]。更小规模的研究显示，ω-3 补充剂可改善干眼和类风湿关节炎的治疗[8]。由于 ω-3 补充剂的使用安全性，可考虑进行试验性治疗。

2. 糖皮质激素　糖皮质激素局部应用，每天 1 ～ 4 滴，维持 2 ～ 4 周，以防止功能失调性泪液综合征加重。糖皮质激素可以：①改善症状；②提高 Schirmer 试验评分；③延长 TBUT；④增加杯状细胞密度；⑤降低眼表细胞染色评分；⑥减少结膜充血；⑦改善边缘性角膜炎或水疱；⑧减少角膜瘢痕化。

糖皮质激素的两种形式是酯类糖皮质激素和酮类糖皮质激素。酮类糖皮质激素包括泼尼松龙、二氟泼尼酯、地塞米松、氟美隆和利美隆。酯类糖皮质激素如氯替泼诺代谢更快，降低了眼压升高、青光眼、后囊下白内障和感染等不良反应的风险。

如果需要更长时间的抗炎药物治疗，糖皮质激素可以逐渐减少并作为过渡治疗，直到局部应用环孢素 A 或 5% 立他司特起作用。禁忌局部应用非甾体抗炎药，如双氯芬酸，因为这样不仅会加重功能失调性泪液综合征，还可能会导致角膜溶解。

3. 5% 立他司特　是一种中性、等张、无防腐剂的滴眼液，是上皮细胞和其他抗原提呈细胞受体的拮抗剂，可阻止 $CD4^+$ T 细胞的激活和在眼表的聚集。持续使用 1 年后，它仍具有良好的安全性[9]。5% 立他司特的长期疗效仍在研究中。

4. 0.05% 环孢素 A　环孢素 A 是一类钙调磷酸酶抑制剂，具有双重抗炎作用：①抑制 T 细胞的增殖分化；②防止细胞凋亡。持续作用时间从 6 周到 4 个月不等。推荐用法为每天 2 次，每次 1 滴，对于某些严重病例最多可每天 4 次。长期用药安全性已随访至 3 年。在局部应用 0.05% 环孢素 A 12 个月后，可选择继续以当前剂量维持治疗，亦可试验性终止治疗或尝试每天减量应用。

以下部分我们将讨论每种亚型的特点及其相关的靶向治疗。

二、睑缘炎

（一）病理生理

眼睑炎是功能失调性泪液综合征患者最常见的病因[10]，其临床特征是炎症累及前、后睑缘，或同时累及。

前睑缘炎与金黄色葡萄球菌、表皮葡萄球菌、痤疮丙酸杆菌、蠕形螨和脂溢性皮炎有关。

在较严重的病例中，炎症可累及后部睑缘。

后睑缘炎与原发性或继发性 MGD 相关。受累及的睑脂混浊、变厚，上皮化生导致睑脂分泌减少，最终睑板腺开口阻塞，影响睑板腺正常的分泌功能[11]，晚期可发生睑板腺腺体丢失。MGD 主要由以下原因引起：①皮肤病（酒渣鼻和脂溢性睑缘炎）；②瘢痕性改变（特应性、多形性红斑，眼部瘢痕性类天疱疮和沙眼）；③药物（绝经后妇女的激素替代、抗组胺药、抗抑郁药和异维 A 酸）[12]。

（二）一线治疗

1. 眼睑清洁　每天 1 ~ 2 次的热敷和睑缘清洁几乎对所有的睑缘炎都有益处。热敷配合睑缘按摩，可软化睑缘碎屑，促进异常、浓稠的睑脂排出。市售的清洁产品或无刺激性的沐浴露可被用于清洁睑缘，减少碎屑和细菌潴留。

2. 润滑性人工泪液　建议使用脂质含量较高的人工泪液以补充 MGD 中睑脂量的不足。

3. 补充 ω-3 脂肪酸　研究表明，补充 ω-3 脂肪酸可以改善临床症状，提高睑脂质量和改善 TBUT[13]。

（三）二线治疗

1. 适应证　对于保守治疗无效和（或）病情加重的睑缘炎，需要进一步治疗。前睑缘炎：①眼睑毛细血管扩张、充血、溃疡；②眼表细胞染色阳性；③存在临床症状。后睑缘炎：①存在临床症状；②睑脂浓稠、混浊；③>50% 睑板腺腺体通过挤压仍无法分泌睑脂（详见睑板腺功能障碍国际研讨会的分级系统）；④眼表细胞染色阳性[14]。

2. 局部应用抗生素　由于前睑缘炎与细菌载量和毒力有关，建议外用抗生素。杆菌肽是一种针对革兰氏阳性细菌的杀菌剂，如金黄色葡萄球菌和表皮葡萄球菌。1% 甲硝唑凝胶适用于治疗酒渣鼻相关睑缘炎。20% ~ 50% 茶树油每天或每周使用，或茶树油沐浴露连续使用 6 周，可用于治疗蠕形螨相关的睑缘炎[15]。

大环内酯类药物如阿奇霉素和红霉素可适用于说明书上没有标明的前、后睑缘炎。在抑制细菌的同时，还发挥一定的抗炎特性，如减少脂肪酶的产生、抑制免疫细胞的招募、减少细胞因子和趋化因子的表达。临床试验表明，局部使用阿奇霉素可促进睑板腺表达、提高分泌物透明度、改善 TBUT 和眼表细胞染色。除局部使用外，口服也可以达到较好的疗效，但考虑到可能产生严重的心律失常和胃肠道不良反应，建议谨慎选择。

3. 全身应用抗菌、抗炎药物　对于 MGD，推荐全身应用具有抗炎作用的抗生素。四环素及其衍生物，如多西环素或米诺环素，可以不依赖于抑菌效果而发挥其抗炎作用，如降低中性粒细胞的募集和淋巴细胞的活化，减少脂肪酶和 MMP-9 的产生，但哺乳期妇女、孕妇及儿童应避免使用。不良反应包括光敏化、胃肠道不适、阴道炎、氮质血症和假性脑瘤。注意四环素的使用可降低华法林和口服避孕药的疗效。

（四）三线治疗

1. 适应证　加用抗炎药物可能对以下睑缘炎患者的治疗有效：①有中至重度临床症状；②眼表染色，NEI/ 行业分级系统 >23 级或牛津分级 >10 级；③中央角膜着色或角膜有新生血管；④结膜充血、水肿[16]。

2. 局部抗炎治疗 抗炎药物包括糖皮质激素、5% 立他司特或环孢素 A，主要用于泪液稳定性降低或水液缺乏导致的眼表炎症。研究表明，局部应用环孢素 A 可以减轻睑缘充血、毛细血管扩张和眼表细胞染色[17]。

3. 全身治疗 如果患者有皮肤或全身疾病，如严重酒渣鼻或雄激素缺乏导致的睑缘炎，可以寻求风湿病专家或皮肤病学专家进行联合治疗。

对于前睑缘炎和后睑缘炎的治疗综述，可参见表 15-2 和表 15-3。

表 15-2 前睑缘炎的治疗方案

前睑缘炎表现	治疗方案
无症状 眼表细胞染色（－） 睑缘碎屑	局部热敷每天 1 ~ 2 次，每次 >4min 擦洗睑缘，保持清洁 必要时可使用人工泪液，4 次 / 天
有临床症状 睑缘 　充血 　毛细血管扩张 　溃疡 眼表细胞染色（＋）	上述治疗措施加口服 ω-3 营养品，以及使用以下任一项进行治疗： 　杆菌肽眼用制剂：2 次 / 天或睡前 1 次 　红霉素眼膏：2 次 / 天或睡前 1 次 　阿奇霉素滴眼液：2 次 / 天连续 2d，然后维持治疗 2 ~ 4 周
水疱 睑缘炎性浸润 角膜新生血管或角膜瘢痕化	以上所有治疗措施加用以下项： 　局部应用糖皮质激素：1 ~ 4 次 / 天，维持治疗 2 ~ 4 周

表 15-3 后睑缘炎的治疗方案

后睑缘炎 /MGD 表现	治疗方案
无症状 眼表细胞染色（－） >50% 腺体可分泌睑脂 睑脂基本无改变	局部热敷每天 1 ~ 2 次，每次 >4min 擦洗睑缘，保持清洁 必要时可使用人工泪液，4 次 / 天
晨起眼部不适、瘙痒、畏光、灼热，伴以下任一 项体征： 　睑脂轻度混浊 　>50% 腺体可分泌睑脂 　暂时的眼表细胞染色（＋）	上述治疗措施加口服 ω-3 营养品及以下任一项治疗： 　红霉素眼膏：2 次 / 天或睡前 1 次 　阿奇霉素滴眼液：2 次 / 天，连续 2d，然后维持治疗 　12 ~ 26d
由于眼部症状导致眼球活动受限，伴以下任一项 体征： 　睑缘毛细血管扩张 　弥漫性睑脂混浊、黏稠、聚集呈颗粒状 　<50% 腺体可分泌睑脂 　周边角膜染色（＋）	调整为口服抗生素 　多西环素或米诺环素：50 ~ 100mg 口服，1 ~ 2 次 / 天， 　维持治疗 2 ~ 6 周，然后逐渐停药

续表

后睑缘炎 /MGD 表现	治疗方案
出现功能不全的症状和以下体征：	以上所有治疗方法，加抗炎药物
颗粒状、增厚的睑脂	糖皮质激素（氟米龙、露达舒）：4 次 / 天，维持用药 2 ~ 4 周
广泛腺体无分泌功能	可考虑以下治疗方法：
中央角膜染色（+）	环孢素 A：每次 1 滴，2 次 / 天
结膜充血、染色（+）	5% 立他司特：每次 1 滴，2 次 / 天

三、水液缺乏型干眼

（一）病理生理

水液缺乏型干眼包括一组影响泪液供应的疾病。水液缺乏可能由以下任何一种或多种因素共同导致：①神经营养性眼表疾病；②泪腺神经支配减少；③原发性或继发性干燥综合征或与年龄相关的泪腺纤维化浸润；④炎性或瘢痕性改变阻碍泪液流向眼表。

（二）一线治疗

1. 避免外源性致病因素　避免环境或个人相关的危险因素可以帮助减轻干眼的症状和严重程度。例如：①避免高温、气流、低湿度环境或佩戴湿房镜；②在长时间向上注视或完成视觉要求高的工作时，注意间歇性闭眼休息；③减少局部滴眼液的使用，特别是含有可导致上皮毒性的苯扎氯铵的滴眼液；④避免服用可减少泪液分泌的药物，如抗组胺药和抗胆碱能类的精神类药物；⑤保持睑缘清洁以降低睑缘炎的发病率；⑥戒烟或远离二手烟。

2. 使用润滑型人工泪液　另一润滑眼表方法是将一种由羟丙基纤维素制作的嵌入类物质——Lacrisert（Aton 制药公司）置入泪囊下部，该物质可缓慢溶解并增加泪膜黏度。该方法使用频率为每天 1 次，也可以选择在晚上加用 1 次。

3. 补充 ω-3 脂肪酸　研究表明，补充 ω-3 脂肪酸可以改善临床症状、TBUT、泪液渗透压和结膜充血[18]。

4. 局部抗炎　局部抗炎治疗可选择的药物包括糖皮质激素、5% 立他司特或环孢素 A。局部应用环孢素 A 能够改善眼表细胞染色，59% 的患者 Schirmer 试验评分、视力均有提高，并且可以减少人工泪液的使用[19]。用 5% 立他司特局部点眼，每天 2 次，可较其他药物提前 2 周改善干眼患者的症状和体征，荧光素染色评分也得到了提高[20]。

（三）二线治疗

1. 口服促分泌药　口服促分泌药可刺激泪腺和唾液腺的分泌，如毛果芸香碱和西维咪林是美国 FDA 批准用于治疗干燥综合征引起口腔症状的药物，用于干眼，属于适应证外用药。在口服促分泌药的患者中，约 40% 的患者感觉眼部症状有所改善。研究显示，毛果芸香碱可降低虎红染色并提高杯状细胞密度[21]，但其有不良反应，包括出汗、尿频、颜面潮红和发冷。西维咪林通常比毛果芸香碱的耐受性要更好一些。也可以推荐患者咨询风湿病科医师或初级保健医师以获取具体用药剂量。

2. 保留泪液治疗 泪道栓塞或泪点封闭可以使自然泪液在眼表停留更长时间，保证泪液在眼表的涂布，这样能够减轻症状，改善眼表细胞染色、泪液的稳定性和 Schirmer 试验评分。一些临床研究证据建议在泪道栓塞或泪点封闭之前先治疗眼表炎症。试验性使用可溶性泪道栓可排除医源性溢液。泪道栓置入 2 年后，约有一半会被自发性挤出，因而临床应用时应该谨慎，防止泪道栓向泪道系统内移动而引起鼻泪管阻塞。

3. 使用自体血清 自体血清等血液制品在润滑眼表的同时，还可提供大量的维生素 A、细胞因子、表皮生长因子、神经营养生长因子和抗炎物质，如白细胞介素受体拮抗剂、MMP-9 抑制剂[22]。局部应用自体血清能够改善症状，提高 TBUT 和虎红染色评分。根据临床反馈选用浓度为 20%～100% 的自体血清最好，每天 4～8 次。因为血清不含防腐剂，因而开封的小瓶需要冷藏保存，未开封的小瓶则需要冷冻保存。

4. 采用治疗性角膜接触镜 治疗性角膜接触镜或绷带性软性角膜接触镜可以促进严重的角膜着色、上皮缺损或丝状角膜炎病例的角膜愈合。它能保护眼表不受眼睑和周围环境的影响，保持眼表湿润、改善视力、缓解疼痛。这种接触镜 / 绷带镜必须具有高透氧性（透氧系数，Dk 值）。如果角膜接触镜的使用时间较长，可以考虑预防性添加抗生素。使用过程中应对患者密切监测，避免发生感染性角膜炎、角膜水肿或角膜溶解等情况。

硬性巩膜镜或眼表生态系统假体置换（prosthetic replacement of the ocular surface ecosystem, PROSE）是一种气体渗透性材料，它可在眼球表面潴留泪液，润滑和保护眼表。另一优势是，即使存在高度异常的角膜也能显著改善视力。注意巩膜镜应在睡前摘除，然而为了更好地促进角膜愈合，可以考虑延长佩戴时间，但需要预防性使用抗生素。

5. 羊膜移植（AMT） 羊膜移植可作为生物性抗炎绷带。其作用机制包括：①免疫细胞的诱捕和凋亡；②防止微小损伤和角膜干燥；③提供直接或间接改善角膜知觉的生长因子[23]。这一治疗方法可以通过使用一种生物组织 PROKERA（Bio-Tissue）和睑裂缝合术来防止羊膜脱落，或者选择用软性接触镜固定在眼表来防止脱落。但是，羊膜移植这种治疗方法可能会导致视物模糊。

6. 全身治疗 据报道，干燥综合征的发病率占干眼人群的 10%[24,25]。干眼患者合并有口干、关节痛、肌痛和乏力等不适症状者应怀疑干燥综合征。如诊断成立可以通过对干燥综合征和胶原血管病的全身治疗改善眼表健康。当眼科医师缺乏对系统性抗炎药物了解的情况下，可以考虑与风湿病专家一起协同治疗。

水液缺乏型干眼的治疗方式见表 15-4。

表 15-4 水液缺乏型干眼的治疗方式

临床表现	治疗方法
症状	避免接触环境相关的诱发因素
灼热感、异物感、间歇性视物模糊	润滑性滴眼液
眼表无阳性体征	可考虑口服 ω-3 营养品
泪河高度 <0.3mm	
Schirmer 试验或 Schirmer Ⅰ 试验 <10mm/5min	

续表

临床表现	治疗方法
中重度眼表细胞染色 结膜充血 泪液黏稠、拉丝	以上所有治疗方法，加： 　局部糖皮质激素：4 次 / 天，维持治疗 2 ~ 4 周 可考虑以下治疗方法： 　环孢素 A：1 滴，2 次 / 天 　5% 立他司特：1 滴，2 次 / 天
广泛的眼表细胞染色 上皮缺损 瘢痕化	以上所有治疗方法，加以下治疗方法的组合： 　使用促分泌素： 　　毛果芸香碱：5mg，4 次 / 天 　　西维美林：30mg，3 次 / 天 　20% ~ 100% 自体血清，每天 4 ~ 8 次 　治疗性接触镜 　羊膜覆盖 　泪道栓塞或泪点封闭

四、黏蛋白异常型干眼

（一）病理生理

黏蛋白的分泌依赖于分泌细胞的密度和副交感神经的支配。黏蛋白异常可导致泪液稳定性降低，TBUT 减小。其病因包括炎症、结膜瘢痕化和维生素 A 缺乏。其治疗方法类似于水液缺乏型干眼的治疗方案，注意黏蛋白异常型的干眼治疗方案也是个体化的。

（二）一线治疗

1. 避免使用刺激性药物　假性类天疱疮在停用药物，如依可碘酯、肾上腺素、毛果芸香碱或噻吗洛尔滴眼液后症状可好转。

2. 干眼　血清维生素 A 缺乏可以通过大剂量口服补充。但大量摄入维生素 A 有潜在毒性，因此需要密切监测。

3. 自身免疫性瘢痕性疾病　自身免疫性疾病，如眼部瘢痕性类天疱疮，治疗通常需要全身应用糖皮质激素和其他免疫调节剂，因此强烈推荐转诊至风湿病科进行治疗。

4. 润滑性人工泪液　泪液替代品可缓解临床症状，并且能够进一步减小瞬目时眼睑刷对角膜上皮的摩擦力。

5. 局部抗炎药物　这些药物包括 ω-3 补充剂、局部糖皮质激素、环孢素 A 或 5% 立他司特。美国 FDA 对环孢素 A 的研究表明，使用后杯状细胞密度增加了 191%。

（三）二线治疗

眼罩 / 护目镜　如果有不可逆的或严重的黏蛋白异常，可以选择佩戴湿房镜或巩膜镜。

五、暴露

（一）病理生理

眼睑闭合不全伴眼表长时间的干燥可导致眼表微环境的紊乱和眼部不适症状。鉴别点包括：①面神经瘫痪、帕金森病、核上瘫、有完成需要视觉专注任务或滥用麻醉药导致瞬目不全；②眨眼障碍，如眼表肿块、眼球突出或眼眶变浅；③眼睑位置不正，如睑裂闭合不全和睑外翻。

需要评估患者的贝尔现象，进而确定患者所需的眼表保护程度。

（二）一线疗法

1. 增加有效瞬目　正常情况下每分钟瞬目 7 ~ 10 次。瞬目能有效地清除眼表碎屑、涂布泪液并挤压睑板腺腺体以促进睑脂的分泌。关于哪种锻炼能产生肌肉记忆而持续改善眼睑瞬目的效果，目前还没有定论，但有学者认为每天多次挤压眼睑可能有效。

2. 人工泪液　同以上提到的其他干眼亚型一样，可选择应用人工泪液或选择湿房镜达到保存泪液的目的。

3. 纠正眼睑位置　为了减少暴露的眼表面积，使用眼睑贴可以作为一种临时措施。当然进行眼眶和眼整形治疗是最有效的治疗方法。

4. 局部应用抗炎药物　包括短期应用糖皮质激素和（或）应用环孢素 A 或 5% 立他司特长期控制炎症。

5. 羊膜治疗　在前述的"水液缺乏型干眼"内容中已有详细的描述。羊膜能够促进愈合，尤其是针对上皮愈合不良或角膜变薄的患者来说更是这样。

（三）二线治疗

巩膜镜可以缓解临床症状，提供眼表保护，但在长期使用时应严格监测，可考虑预防性使用抗生素。

六、小结

危险因素的持续存在会导致眼表干燥，需要长期管理以防止复发。多因素的致病过程可以应用基于改变泪膜成分的靶向治疗方法使其得以控制。到目前为止，对于干眼的治疗还没有标准的治疗规范。临床医师可根据患者的病情自行确定最佳治疗方案。学习国际睑板腺功能障碍研讨会、DEWS 和 DEWS Ⅱ 的指南汇编，可以加深临床医师对功能失调性泪液综合征的理解，从而指导临床实践。

（王　群　杨艳峰　译；陈铭雄　校）

参 考 文 献

[1] Ablamowicz AF, Nichols JJ. Ocular Surface Membrane-Associated Mucins. Ocul Surf. 2016;14(3):331-341.

[2] Milner MS, Beckman KA, Luchs JI, et al. Dysfunctional tear syndrome: dry eye disease and associated tear film disorders new strategies for diagnosis and treatment. Curr Opin Ophthalmol. 2017;28:3-47.

[3] Management and therapy of dry eye disease: report of the management and therapy subcommittee of the international dry eye workshop(2007). Ocul Surf. 2007;5(2):163-178.

[4] Moshirfar M, Pierson K, Hanamaikai K, Santiago-Caban L, Muthappan V, Passi SF. Artificial tears potpourri: a literature review. Clin Ophthalmol. 2014;8:1419-1433.

[5] The definition and classification of dry eye disease: report of the definition and classification subcommittee of the international dry eye workshop(2007). Ocul Surf. 2007;5:75-92.

[6] Perez VL, Pflugfelder SC, Zhang S, Shojaei A, Haque R. Lifitegrast, a novel integrin antagonist for treatment of dry eye disease. Ocul Surf. 2016;14:207-215.

[7] Wei Y, Asbell P. The core mechanism of dry eye disease is inflammation. Eye Contact Lens. 2014;40:248-256.

[8] Dry Eye Assessment and Management Study Research Group, Asbell PA, Maguire MG, et al. n-3 fatty acid supplementation for the treatment of dry eye disease. N Engl J Med. 2018;378(18):1681-1690.

[9] Donnenfeld E, Karpecki PM, Majmudar PA, et al. Safety of lifitegrast ophthalmic solution 5.0% in patients with dry eye disease: a 1-year, multicenter, randomized, placebo-controlled study. Cornea. 2016;35:741-748.

[10] Nichols KN, Foulks GN, Bron AJ, et al. The international workshop on meibomian gland Dysfunction: executive summary. Invest Ophthalmol Vis Sci. 2011;52:922-1929.

[11] Tomlinson A, Bron AJ, Korb DR, et al. The international workshop on meibomian gland dysfunction: report of the diagnosis subcommittee. Invest Ophthalmol Vis Sci. 2011;52(4):2006-2049.

[12] Schaumberg DA, Nichols JJ, Papas EB, Tong L, Uchino M, Nichols KK. The international workshop on meibomian gland dysfunction: report of the subcommittee on the epidemiology of, and associated risk factors for, MGD. Invest Ophthalmol Vis Sci. 2011;52(4):1994-2005.

[13] Macsai, MS. The role of omega-3 dietary supplementation in blepharitis and meibomian gland dysfunction(an AOS thesis). Trans Am Ophthalmol Soc. 2008;106:336-356.

[14] Geerling G, Tauber J, Baudouin C, et al. The international workshop on meibomian gland dysfunction: report of the subcommittee on management and treatment of meibomian gland dysfunction. Invest Ophthalmol Vis Sci. 2011;52(4):2050-2064.

[15] American Academy of Ophthalmology. Blepharitis Preferred Practice Pattern. American Academy of Ophthalmology Web site. https://www.aaojournal.org/article/S0161-6420(18)32645-9/pdf. Updated October, 2018.

[16] Bron A, Evans VE, Smith JA. Grading of corneal and conjunctival staining in the context of other dry eye tests. Cornea. 2003;22(7):640-650.

[17] Perry HD, Doshi-Carnevale S, Donnenfeld ED, Solomon R, Biser SA, Bloom AH. Efficacy of commercially available topical cyclosporin A 0.05% in the treatment of meibomian gland dysfunction. Cornea. 2006;25:171-175.

[18] Deinema LA, Vingrys AJ, Wong CY, Jackson DC, Chinnery HR, Downie LE. A randomized, double masked, placebo-controlled clinical trial of two forms of omega-3 supplements for treating dry eye disease. Ophthalmology. 2017;124(1):43-52.

[19] Stevenson W, Chauhan SK, Dana R. Dry eye disease: an immune-mediated ocular surface disorder. Arch Ophthalmol. 2012;130:90-100.

[20] Semba C, Gadek T. Development of lifitegrast: a novel T-cell inhibitor for the treatment of dry eye disease. Clin Ophthalmol. 2016;10:1083-1094.

[21] Foulks GN, Forstot SL, Donshik PC, et al. Clinical guidelines for management of dry eye associated with sjögren disease. Ocul Surf. 2015;13(2):118-132.

[22] Ambroziak A, , Szaflik J, Szaflik JP, Ambroziak M, Witkiewicz J, Skopiński P. Immunomodulation on the ocular surface: a review. Cent Eur J Immunol. 2016;41:195-208.

[23] Cheng AM, Zhao D, Chen R, et al. Accelerated restoration of ocular surface health in dry eye disease by self-retained cryopreserved amniotic membrane. Ocul Surf. 2016;14:56-63.

[24] Akpek EK, Klimava A, Thorne JE, et al. Evaluation of patients with dry eye for presence of underlying Sjögren syndrome. Cornea 2009;28(5):493-497.

[25] Liew MS, Zhang M, Kim E, Akpek EK. Prevalence and predictors of Sjögren's syndrome in a prospective cohort of patients with aqueous-deficient dry eye. Br J Ophthalmol. 2012;96(12):1498-1503.

第四部分

治疗干眼的设备和手术

第 16 章

治疗性接触镜的研究进展

绷带镜，眼表生态系统假体置换

Christos Theophanous, Deborah S. Jacobs

【本章要点】

● 软性接触镜和大直径硬性透气性接触镜均可作为一种治疗手段用于创伤后或手术后的伤口修复及眼表疾病的治疗。

● 佩戴接触镜是引起感染性角膜炎的一个危险因素。目前尚没有标准指南来指导治疗性接触镜佩戴期间预防性抗生素的使用。是否给予抗生素主要参考以下因素：患者手术后的需要、患者存在药物因素所致的上皮缺损及长期使用抗生素可能导致的细菌耐药。

● 治疗性接触镜已用于治疗眼部慢性移植物抗宿主病、干燥综合征和持续性上皮缺损。

● 眼表生态系统假体置换（prosthetic replacement of the ocular surface ecosystem，PROSE）的假体替代物可用于治疗标准疗法（如佩戴绷带式软性接触镜）无效的眼表疾病。

接触镜并不仅仅是框架眼镜的美容性替代品，更是创伤或手术后及眼表疾病治疗的一种手段。软性接触镜和大直径硬性透气性接触镜都可以发挥这样的作用。

部分种类的接触镜已被美国 FDA 认定具有治疗性适应证，其中有一类为有机硅 - 水凝胶（silicone-hydrogel, Si-Hy）软性接触镜，还有一类为美沙非康水凝胶接触镜，以及用于眼表生态系统假体置换（PROSE）的巩膜接触镜修复设备。具有治疗性适应证（indication of use, IFU）的接触镜通常具有高透气性，能够确保氧气渗透至眼表。然而，临床医师常常会超适应证地将常规用于矫正健康眼屈光不正的接触镜给眼病患者使用以达到治疗目的。

接触镜的使用是可以引起并发症的，如角膜新生血管的形成和感染性角膜炎的发生。临床医师必须对接触镜的设计、材质和佩戴方式做出科学的选择，才可以降低具有危险因素的患者发生并发症的风险。

一、发展历史：绷带式接触镜

接触镜是于 19 世纪晚期在欧洲发展起来的[1]，镜片与框架眼镜的镜片相类似。它们由玻璃吹制而成，用于矫正重度屈光不正。接触镜传统上主要用于美容的目的，也为矫正屈光不正提供了一种替代框架眼镜的方法。随着塑料（聚甲基丙烯酸甲酯）的引入，硬性接触镜可以做得更小、更轻，从而被应用得越来越广泛。但是，即使到了 20 世纪 70 年代，接触镜的一个关键的缺陷仍然存在，即氧气几乎无法透过镜片。大直径的接触镜会使患者面临角膜水肿、混浊和新生血管形成的高风险，而小直径的接触镜需要佩戴者逐步适应并耐受镜片的异物感，并且仅适用于具有健康眼表的患者。

20 世纪 70 年代后，随着水凝胶软性接触镜的问世，接触镜的研制取得了重大突破，其较高的水分含量使氧气得以渗透。而透气性塑料也被应用于硬性接触镜，使其兼具了刚性与透气性。

接触镜材料方面的进展为接触镜在治疗方面的应用奠定了基础。制造商开始销售专门用于治疗目的的接触镜，于是绷带式接触镜应运而生并成功进入市场，用于创伤后的眼表保护，促进伤口愈合并可减轻疼痛。其中 Plano T（Bausch + Lomb）是一种早期的绷带式接触镜，用于促进上皮形成和密封伤口渗漏。Permalens（CooperVision）是一种厚度与硬度更高的接触镜，已被批准用于无晶状体眼的矫正治疗，可以长期佩戴（extended wear，EW）并每月更换。

现在，绷带式接触镜被进一步应用于缓解眼部疼痛，如发现其可以应用于无晶状体眼和人工晶状体眼伴发的大疱性角膜病变（bullous keratopathy, BK），减轻患者的疼痛发作。随着激光屈光手术的出现，外科医师及患者迅速认识到水凝胶软性接触镜在准分子激光表面消融术后具有缓解症状和促进愈合的作用。透气性塑料、现代车床技术和计算机辅助设计与制造（computer aided design and manufacture, CAD / CAM）为设计巩膜接触镜奠定了基础，如应用于 PROSE 治疗中的巩膜接触镜亦可作为绷带使用。

如今，治疗性接触镜已成为干眼、各种眼表疾病、创伤后、准分子激光表面消融术后和去上皮角膜交联术后的常规治疗。软性绷带式接触镜更常用于短期治疗，而 PROSE 治疗更适合长期使用。

二、规范管理事项

接触镜被认为是一种医疗设备。在美国，FDA 负责确保市场上所有医疗设备（包括接触镜）的安全性和有效性，在接触镜方面，这种保障体现在对其适应证和佩戴方式的批准和限定上。例如，批准为 EW（长期佩戴，仅作为一种佩戴方式）并不意味着批准该接触镜可用于治疗，反之亦然。市售的接触镜特征体现在其制作材质（如其水含量和是否具有气体渗透性的特征）、设计（接触镜的形状及直径）及光学特点上。一般接触镜推广销售的适应证是用于矫正健康眼睛的屈光不正。也有几种带有治疗性适应证的接触镜，通常被标明适用于角膜保护、角膜止痛及用作绷带促进伤口愈合，但多数没有指出适应的特定疾病类型。临床上不乏医师们超适应证范围采用仅标注用于矫正健康眼屈光不正的接触镜来治疗患者。

如上所述，接触镜的佩戴或使用方式常独立于美国 FDA 限定的适应证范围。特定的接触镜应该会被标注，如长期佩戴（EW，即可在闭合的眼睑下使用），与之相对的是规律性每日更换镜片（DW，即每次佩戴 <24h，然后在指定的时间间隔内进行清洁、消毒和重复使用），或日抛镜片（DD，使用 <24h，然后丢弃）。在 PROSE 治疗中所使用的巩膜接触镜假体装置常被标记用于治疗用途。这些装置是经过个性化定制的大直径、刚性、透气的接触镜，它们被放置在巩膜表面的结膜上，拱起于角膜之上，帮助重建患病眼表的生理功能。佩戴时应在巩膜镜的储液器中充满无菌生理盐水。该设备多以 DW 方式佩戴，睡觉前取出进行清洁和过夜消毒。PROSE 治疗中使用的装置被标明用于治疗变形的角膜和眼表某些特定异常。当然，临床上仍不乏医师们出于治疗目的采用其他类型标明用于矫正健康眼不规则角膜形态的巩膜接触镜 [2, 3]。

目前尚没有已被标明可以专门针对干眼的软性接触镜。但是，Proclear（CooperVision）系列接触镜通常带有 FDA 标签，标明可以为佩戴接触镜过程中出现轻度不适或干燥症状的接触镜佩戴者提供更高的舒适度 [4]。在软性接触镜的使用中，一个误解是含水量较高的接触镜会减轻接触镜佩戴者的干眼症状。临床经验是，含水量高的水凝胶可以起到类似海绵的作用，并且在干眼中具有异常的黏附性。除水分含量外，泪液交换率、接触镜贴合性、镜片边缘设计和润滑性都是与接触镜舒适度相关的因素。对于与干眼有关的接触镜不耐受患者，值得考虑的治疗措施包括泪小点封闭或更换为 DD 接触镜来改变护理方式。目前接触镜行业又引入了一些创新内容，如采用梯度接触镜、材料优化和表面改性等方法用以进一步改善软性接触镜的舒适性，不过这些创新只有等到干眼被纳入软性接触镜适应证的时候才更有意义 [5]。

三、接触镜的选择

当软性接触镜用于治疗创伤或术后佩戴时，通常多在短时间内以 EW 方式佩戴。10 多年前推出的 Si-Hy 接触镜是少数带有治疗标签和 EW 标签的接触镜，因此使用它是一个不错的选择。此类接触镜通过引入可增加透氧性的硅氧烷聚合物来改善水凝胶接触镜的性能。最初开发此类接触镜是为了与同类 EW 佩戴模式的传统水凝胶相比可以进一步降低感染的风险。早期关于 Si-Hy 接触镜在各种情况下的治疗应用报道结果多是正面的 [6]，但也有流行病学数据显示，与一般的 EW 水凝胶接触镜相比，此类接触镜的感染率基本没有降低 [7, 8]，这表明低氧只是使用接触镜后发生感染的危险因素之一。

目前有 3 个 Si-Hy 接触镜标有 EW 和治疗性适应证（表 16-1），这使它们成为治疗性接触镜的选择对象。DD 接触镜虽然价格便宜，但并未设计或批准用于 EW，也就是说，治疗中并不提倡使用。

表 16-1　具有治疗性适应证的隐形眼镜比较

生产商	商品名	镜片材料	使用周期	渗透性（DK）	含水量（%）
Vistakon	Acuvue Oasys	Senofilcon A	7d	147	38
Bausch + Lomb	PureVision2	Balafilcon A	30d	130	36
Alcon	Air Optix Night & Day Aqua	Lotrafilcon A	30d	175	24
Unilens	Sof-Form 55 EW	Methfilcon A	7d	18.8	55
United Contact Lens	UCL 55/46	Ocufilxon C/A	7d	18.8/15/25	55/46
BostonSight	BostonSightPD	Equalens Ⅱ XO2	每天佩戴	85	N/A
		Optimum Extra		141	
		Optimum Extreme		100	
				125	

Kontur 接触镜（Kontur contact lens）是大直径水凝胶镜片，当标准直径（约 14mm）的 Si-Hy 接触镜无法很好固定时，它是一个不错的选择。尽管具有相同材料的其他接触镜已带有治疗性标签，但 Kontur 接触镜并未标记用于治疗性用途（见表 16-1）。16mm、18mm 和更大直径的 Kontur 接触镜通常可以使患者得到很好的耐受，并且是维持波士顿人工角膜水合作用的常规选择 [9, 10]。现在还有更大的直径可供选择，且不受限于中央光学区域的基弧和周围区的基弧，这样较大直径的接触镜有利于保持更好的对位和在位性能。值得注意的是，Kontur 接触镜的氧气渗透率低，对于需要避免新生血管的角膜来说，并不是一个好的选项。

对于因外伤、手术或疾病而变得脆弱的眼睛，应谨慎使用适合于 EW 的接触镜。因为过夜佩戴接触镜会增加感染和低氧刺激的风险。EW 的持续时间应限制在最短的时限内。临床医师应在适当的时间间隔内更换或清洁软性接触镜。对于需要长期佩戴治疗性接触镜以治疗慢性眼表疾病的患者，患者或护理人员都应当接受有关接触镜佩戴、摘除和消毒的培训，从而实现在家中能够自行进行日常清洁或更换，并最终实现良好的日常佩戴。

四、并发症和风险因素

接触镜的佩戴是感染性角膜炎的一个危险因素。病原菌可以通过多种机制侵入，如来自佩戴过程中佩戴者的手指、眼睑边缘、镜片保存容器或相关的镜片护理液体 [11]。上皮完整性的缺乏及同时伴有局部或全身使用类固醇者也有增加感染的风险。

目前尚没有关于在治疗性接触镜佩戴期间是否预防性使用抗生素的标准指南。在一项较早的 BK 研究中，感染的危险因素与 BK 持续时间、类固醇使用和绷带式接触镜的使用有关。使用局部抗生素无保护作用 [12]。预防性应用抗生素时常用氟喹诺酮类、多黏菌素 / 甲氧苄啶或氨基糖苷类药物，每天 2 ~ 4 次。对于具有潜在眼表疾病的患者，应考虑使用低毒性或不含防腐剂的抗生素。笔者的做法是仅在术后病例或具有上皮地图形缺损的情况下使用局部抗生素预防感染，点状角膜炎的情况则不使用，因为长期使用抗生素可导致药物毒性并引起微生物耐药。

角膜新血管形成和混浊是使用接触镜的潜在并发症。对于有潜在眼表疾病的患者，可能很难区分这些并发症是所患疾病的进展所致还是佩戴接触镜的反应。氧气渗透性低或贴合性差的接触镜导致新生血管形成概率高，在这种情况下，如果不适宜停用则必须更换其他材料或不同设计的接触镜。

五、使用接触镜治疗干眼的研究

关于治疗性接触镜在干眼治疗中的作用，相关的文献报道日益增多。

（一）慢性移植物抗宿主病

眼部慢性移植物抗宿主病（chronic graft-versus-host disease，cGVHD）特别适合采用治疗性接触镜进行治疗，尤其是对于一大部分无法在标准干眼疗法下获得有效缓解的患者。一些研究报道了软性接触镜[13, 14]、巩膜接触镜[15] 和 PROSE 治疗[16-18]，这些方法对 cGVHD 患者的眼部舒适度和视力有显著的积极作用。

上述两篇有关软性接触镜的报道均预防性地应用了抗生素，但 PROSE 治疗的研究中除存在上皮地图形缺损的患者外均未采用抗生素。对于有角膜上皮缺损的患者，选择添加一滴不含防腐剂的莫西沙星于储液器中。长期不改善的症状和体征可能提示全身治疗不充分，需要与患者的肿瘤科医师共同协调管理[19]。

（二）干燥综合征

绷带式软性接触镜在干燥综合征患者中的治疗价值已被阐明[20]。在关于巩膜接触镜和 PROSE 治疗的报道中，干燥综合征也都被囊括在眼表疾病的队列中[21-24]。治疗性接触镜可为干燥综合征患者提供眼表保护、促进愈合、减少干燥并减轻疼痛。

（三）持续性上皮缺损

在治疗持续性上皮缺损（persistent epithelial defect，PED）中，保护眼表免受环境和眼睑的刺激尤其重要。标有 EW 或具有高透氧性的接触镜是最适合此类患者的。对于此类病例，尤其需要争取最佳的接触镜适配度以提高患者的舒适度并促进愈合。预防性抗生素的使用是必要的，但应选用毒性和防腐剂暴露最低的治疗方案。已有研究证明绷带式软性接触镜与自体血清的结合有利于治疗 PED[25, 26]。

PROSE 治疗也可以促进 PED 的愈合。如果其他治疗方式均不成功，则可以考虑采用持续佩戴 PROSE 装置的治疗。早期有研究报道称佩戴 PROSE 后感染性角膜炎的发生率增高[27]，但现在已通过采用标准治疗方案来解决，即在佩戴时将无防腐剂的氟喹诺酮加入储液器[28-31]。PROSE 治疗结果显示在绷带式软性接触镜治疗失败后可成功治疗 PED[30]。

六、小结

在过去的 20 年中，治疗性接触镜领域已发生重大创新。高氧气透过率的软性接触镜可用于保护角膜、促进愈合，以及减轻创伤后、手术后及某些临床情况下的疼痛。对于眼表疾病标准方案（如使用绷带式软性接触镜）治疗无效的患者，PROSE 治疗在其疾病管理中可以发挥一定的作用。治疗性接触镜是临床医师管理有干眼和眼表疾病患者的重要选择。

（吴　洁　译；杨　哲　校）

参 考 文 献

[1] Fick AE. A contact lens. 1888. Arch Ophthalmol. 1997;115(1):120-121.

[2] Schornack MM. Scleral lenses: a literature review. Eye Contact Lens. 2015;41(1):3-11.

[3] van der Worp E, Bornman D, Ferreira DL, et al. Modern scleral contact lenses: a review. Cont Lens Anterior Eye. 2014;37(4):240-250.

[4] CooperVision. US Food and Drug Administration Web site. https://www.accessdata.fda.gov/cdrh_ docs/pdf6/ K061948.pdf. Published November 22, 2006.

[5] Papas EB, Ciolino JB, Jacobs D, et al. The TFOS International Workshop on Contact Lens Discomfort: report of the management and therapy subcommittee. Invest Ophthalmol Vis Sci. 2013;54(11):TFOS183-203.

[6] Kanpolat A, Ucakhan OO. Therapeutic use of focus night & day contact lenses. Cornea. 2003;22(8):726-734.

[7] Stapleton F, Keay L. Edwards K, et al. The incidence of contact lens-related microbial keratitis in Australia. Ophthalmology. 2008;115(10):1655-1662.

[8] Dart JK, Radford CF, Minassian D, Verma S. Stapleton F. Risk factors for microbial keratitis with contemporary contact lenses: a case-control study. Ophthalmology. 2008:115(10):1647-1634.

[9] Dohlman CH, Dudenhoefer EJ, Khan BF, Morneault S. Protection of the ocular surface after keratoprosthesis surgery: the role of soft contact lenses. CLAO J. 2002;28(2):72-74.

[10] Beyer J, Todani A, Dohlman C. Prevention of visually debilitating deposits on soft contact lenses in keratoprosthesis patients. Cornea. 2011;30(12):1419-1422.

[11] Fleiszig SM, Evans DJ. Pathogenesis of contact lens-associated microbial keratitis. Optom Vis Sci. 2010;87(4):225-232.

[12] Luchs JI, Cohen EJ, Rapuano CJ, Laibson PR. Ulcerative keratitis in bullous keratopathy. Ophthalmology. 1997;104(5):816-822.

[13] Inamoto Y, Sun YC, Flowers ME, et al. Bandage soft contact lenses for ocular graft-versus-host disease. Biol Blood Marrow Transplant. 2015;21(11):2002-2007.

[14] Russo PA, Bouchard CS, Galasso JM. Extended-wear silicone hydrogel soft contact lenses in the management of moderate to severe dry eye signs and symptoms secondary to graft-versus-host disease. Eye Contact Lens. 2007;33(3):144-147.

[15] Schornack MM, Baratz KH, Patel SV, Maguire LJ. Jupiter scleral lenses in the management of chronic graft versus host disease. Eye Contact Lens. 2008;34(6):302-305.

[16] Theophanous C, lrvine JA, Parker P, Chiu GB. Use of prosthetic replacement of the ocular surface ecosystem scleral lenses in patients with ocular chronic graft-versus-host disease. Biol Blood Marrow Transplant. 2015;21(12):2180-2184.

[17] Jacob DS, Rosenthal P. Boston Scleral Lens prosthetic device for treatment of severe dry eye in chronic graft-versus-host disease. Cornea. 2007;26(10):1195-1199.

[18] DeLoss KS, Le HG, Gire A, Chiu GB, Jacobs DS, Carrasquillo KG. PROSE treatment for Ocular chronic graft-versus-host disease as a clinical network expands. Eye Contact Len. 2016 4214:262-266.

[19] Chiu GB, Theophanous C, lrvine JA. PROSE treatment in atypical ocular graft-versus-host disease. Optom Vis Sci. 2016;93(11):1444-1448.

[20] Li J, Zhang X, Zheng Q, Zhu Y, Wang H, Ma H, Jhanji V, Chen W. Comparative evaluation of silicone hydrogel contact lenses and autologous serum for management of sjögren syndrome-associated dry eye. Cornea. 2015;34(9):1072-1078.

[21] Dimit R, Gire A, Pflugfelder SC, Bergmanson JP. Patient ocular conditions and clinical outcomes using a PROSE scleral device. Cont Lens Anterior Eye. 2013;36(4):159-163.

[22] Romero-Rangel T, Stavrou P, Cotter J, Rosenthal P, Baltatzis S, Foster CS. Gas-permeable scleral contact lens therapy in ocular surface disease. Am J Ophthalmol. 2000;130(1):25-32.

[23] Pullum K, Buckley R. Therapeutic and ocular surface indications for scleral contact lenses. Ocul Surf. 2007;5(1):40-48.

[24] Stason WB, Razavi M, Jacobs DS, Shepard DS, Suaya JA, Johns L, Rosenthal P. Clinical benefits of the Boston Ocular Surface Prosthesis. Am J Ophthalmol. 2010;149(1):54-61.

[25] Lee YK, Lin YC, Tsai SH, Chen WL, Chen YM. Therapeutic outcomes of combined topical autologous serum eye drops with silicone-hydrogel soft contact lenses in the treatment of corneal persistent epithelial defects: A preliminary study. Cont Lens Anterior Eye. 2016;39(6):425-430.

[26] Schrader S, Wedel T, Moll R, Geerling G. Combination of serum eye drops with hydrogel bandage contact lenses in the treatment of persistent epithelial defects. Graefes Arch Clin Exp Ophthalmol. 2006;244(10):1345-1349.

[27] Rosenthal P, Cotter JM, Baum J. Treatment of persistent corneal epithelial defect with extended wear of a fluid-ventilated gas-permeable scleral contact lens. Am J Ophthalmol. 2000;130(1):33-41.

[28] Lim P, Ridges R, Jacobs DS, Rosenthal P. Treatment of persistent corneal epithelial defect with overnight wear of a prosthetic device for the ocular surface. Am J Ophthalmol. 2013;156(6):1095-1101.

[29] Gumus K, Gire A, Pflugfelder SC. The successful use of Boston ocular surface prosthesis in the treatment of persistent corneal epithelial defect after herpes zoster ophthalmicus. Cornea. 2010;29(12):1465-1468.

[30] Ling JD, Gire A, Pflugfelder SC. PROSE therapy used to minimize corneal trauma in patients with corneal epithelial defects. Am J Ophthalmol. 2013;155(4):615-619.

[31] Ciralsky JB, Chapman KO, Rosenblatt MI, Sood P, Fernandez AG, Lee MN, Sippel KC. Treatment of refractory persistent corneal epithelial defects: a standardized approach using continuous wear PROSE therapy. Ocul Immunol Inflamm. 2015;23(3):219-224.

第 17 章

羊膜与干眼治疗

Elyse J. McGlumphy, Bennie H. Jeng

【本章要点】

● 羊膜（amniotic membrane，AM）治疗眼表疾病能起到抗炎、抗血管新生、抗瘢痕的作用。

● 羊膜能作为眼表的物理屏障，可阻止眼睑对角膜上皮的机械性损伤，并且营造一个促愈合的保护性环境。

● 商业化羊膜产品既可以作为简易处置使用（自主贴附，免缝合），也可在手术室使用。

干眼综合征（dry eye syndrome，DES）是人们寻求眼保健最常见的疾病之一。干眼在女性的发病率较高，但随着年龄的增长，两性的发病率都有随之增高的趋势。据保守估计 80 ~ 90 岁人群中，9.8% 的女性和 7.7% 的男性都曾患过干眼，凸显出干眼在公共卫生中的重要性 [1]。迄今为止较大型的研究表明，在美国超过 50 岁的人群中有 500 万人患有干眼 [2]。根据 2008 年的研究估计，每年干眼诊疗的财政投入需要 38.4 亿美元 [3]。视病情的严重程度，个人在干眼治疗的年花费为 678 ~ 1267 美元 [4]。在过去 10 年里，干眼发病机制的深入研究揭示，炎症参与多种干眼的发生。因此，干眼治疗也明确针对炎症反应。

一、羊膜

羊膜是胎盘中最里面的一层，由无血管的基质层和厚基底膜组成。在活体，羊膜是维持整个孕期胎膜完整性的关键，因为羊膜能够阻止因蛋白酶分泌导致的炎症，避免胎膜的过早破裂 [5]。

（一）医学用途

羊膜在外科中的应用可追溯到 100 多年前，被用于皮肤移植[6]。之后羊膜被用作皮肤烧伤的伤口敷料，具有促上皮愈合、缓解疼痛和预防感染的作用[7]。自此以后，羊膜被广泛研究，因其低免疫原性、抗炎、抗纤维化的特性被视为理想的移植物。

羊膜在眼科的应用可追溯到 20 世纪 40 年代，de Rotth 第一次将其应用到结膜重建和治疗持续性角膜上皮缺损[8]，但是成功率很低[9]。此后羊膜在眼科中的应用鲜有提及，直到 Juan Batlle 在 1992 年美国眼科学会年会上再次展示了羊膜在眼科的应用。1995 年，Tseng 和 Kim 在将羊膜引入眼科研究前沿中发挥了关键作用。目前羊膜被广泛用于翼状胬肉切除、结膜重建、角膜缘干细胞缺乏的治疗中，还作为角膜溃疡的暂时性或永久性治疗方法[10]。现在羊膜也经常用来治疗难愈性的角膜上皮缺损。目前大多数羊膜的应用方式包括以黏合或缝合等形式附着到眼表上，采用无创方式治疗眼表疾病引起了人们新的兴趣。

保存的羊膜植片能够表达多种生长因子，包括高浓度的表皮生长因子、角化细胞生长因子、肝细胞生长因子和纤维细胞生长因子，这些因子在具有完整羊膜上皮的植片中表达量更高。这些因子有助于角膜上皮生长和角膜伤口愈合[11]。羊膜具有的抗蛋白酶降解作用归功于其表达金属蛋白酶抑制剂 TIMPS-1、TIMPS-2、TIMPS-4，起到阻止组织降解的作用[5]。有研究检测了羊膜的抗蛋白降解作用，以确定这些特性是否在植片中转化，结果发现化学损伤后用羊膜修补的眼睛中，角膜蛋白酶活性在伤口愈合过程中降低[12]。

（二）羊膜类型

多种类型的羊膜已经被应用到治疗眼表疾病中。为了最大限度地发挥羊膜在眼表疾病中的治疗效果，最理想的情况是使用新鲜的羊膜。但是这在逻辑上和技术上都是不现实的，因为组织获取的时间不可能相同，即使同时获得也没有足够的时间进行传染病筛查。为了使羊膜应用常态化，保存技术如冷冻法或冻干法的应用就成了最大限度提高植片存活的关键。研究表明经冷冻或冻干保存的羊膜在临床治疗效果上与新鲜羊膜相当[13, 14]。冷冻法是将羊膜置于 -80℃的环境中来延长储存时间，羊膜在 4℃的条件下可保存长达 1 个月，这用大多数市售的冰箱就能够轻松实现[15]。冻干法则更能实现灵活的储存、运输，同时无须使用专用冷箱[16]。羊膜先灭菌再经历冻干，有人担心冻干法会损坏植片，但是目前的研究显示，冻干法和冷冻法保存在保持羊膜的物理、生物、形态特征上并无差异[17]。已证实使用海藻糖预处理羊膜的改进型冻干技术在维持羊膜形态的完整性方面更具优势，不仅在结构上与新鲜羊膜相当——在生物相容性方面甚至比冷冻法更好[18, 19]。

（三）眼科的羊膜应用技术

无论是冷冻法还是冻干法，羊膜可以通过嵌入法应用于眼表，作为上皮化的支架，通过覆盖或者补片的方式作为一种生物性接触镜，经过分层法填补大的表面缺损。将羊膜应用于眼表在很大程度上依赖固定技术，通过缝合或者贴附的方式可将植片固定（图 17-1）。这种用途的羊膜植片在市面有售，而且使用最广泛。侵入性较小的羊膜产品也已商业化，属于一种较新技术。其中 AmbioDisk（商品名 Katena）是一个小的脱水植片，它可以直接被应用于眼表，也可用绷带镜使植片稳定贴附。这个商品的缺点是需要通过绷带镜或者缝合的方法进行固定。而 PROKERA（Bio-Tissue）是一种完全无须缝合且能自主贴附的商业化羊膜植片，最初在临床试验中应用，由 AmnioClip 支持发展而来。聚甲基丙烯酸甲酯环羊膜固定系统能使羊膜植片在大多数患者眼表上贴附长达 1 周，已证明对角膜疾病有很好的疗效（表 17-1）[20]。

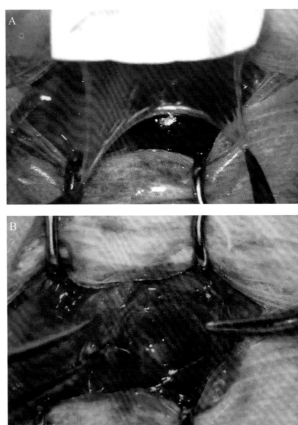

图 17-1　从滤纸上取出经冷冻保存的羊膜治疗不愈合性角膜上皮缺损（A）；将羊膜置于眼表，在手术室进行缝合固定前的准备（B）

表 17-1　各类商业化的羊膜及其特点

品牌	厂家	产品规格	处理方法	固定方法	储存方式	保存期
AmnioGraft	Bio-Tissue	1.5cm×1.0cm	冷冻法	缝合	-80℃～-4℃	2年
		2.0cm×1.5cm		贴附		
		2.5cm×2.0cm		绷带镜		
		3.5cm×3.5cm				
		5.0cm×5.0cm				
PROKERA	Bio-Tissue	标准	冷冻法	自主贴附	-80℃～-4℃	2年
		细长				
		加大				

续表

品牌	厂家	产品规格	处理方法	固定方法	储存方式	保存期
AmnioGuard	Bio-Tissue	1.0cm × 0.75cm	冷冻法	缝合 贴附 绷带镜	-80℃ ~ -4℃	2 年
Ambio5	Katena Products	1.5cm × 2.0cm 2.0cm × 3.0cm 4.0cm × 4.0cm	干燥法	缝合 贴附 绷带镜	室温	5 年
Ambio2	Katena Products	1.5cm × 2.0cm 2.0cm × 3.0cm 4.0cm × 4.0cm	干燥法	缝合 贴附 绷带镜	室温	5 年
AmbioDisk （自主贴附）	Katena Products	Ambio2 15mm 圆片 Ambio5 15mm 圆片 Ambio2 9mm 圆片 Ambio2 12mm 圆片	干燥法	自主贴附	室温	5 年
Aril	Blythe Medical	8mm 圆片 10.5mm 圆片 15mm 圆片 1.0cm × 2.0cm 椭圆片 2.0cm × 3.0cm 椭圆片	干燥法 脱细胞	缝合 贴附 绷带镜	室温	5 年
BioDOptix	BioD	1.5cm × 2.0cm 2.0cm × 3.0cm 9mm 圆片 12.0mm 圆片 15.0mm 圆片	干燥法	缝合 贴附 绷带镜	室温	5 年
VisiDisc	Skye Biologics	薄 / 厚 10.0mm 圆片 12.0mm 圆片 15.0mm 圆片	干燥法	缝合 贴附 绷带镜	室温	5 年
OculoMatrix	Skye Biologics	1.0cm × 1.0cm 2.0cm × 1.5cm 2.0cm × 2.0cm 2.0cm × 4.0cm 4.0cm × 4.0cm	干燥法	缝合 贴附 绷带镜	室温	5 年
AmnioTek-C AmnioTek	SWISSMED	AmnioTek-C 12mm 圆片 AmnioTek 3.0cm × 3.0cm	干燥法	缝合 贴附 绷带镜	室温	3 年

（四）其他应用羊膜的方法

考虑到羊膜包含多种细胞因子和生长因子，研究人员试图研发一种羊膜滴眼液，既可以最大限度地发挥其生物效益，又可以避免采用有创的方式进行固定。制造一种羊膜匀浆或者悬浮滴眼液已被证实是一种治疗角膜上皮损伤的有潜力的方法。Guo 和同事于 2011 年进行了一项研究，用羊膜匀浆治疗兔子，在促进角膜愈合上能达到和羊膜移植同样的效果[21]。经分析发现羊膜匀浆存在多种生长因子，如表皮生长因子、纤维细胞生长因子、肝细胞生长因子[22]。体外研究表明，羊膜悬浮滴眼液能促进人角膜上皮移行和增殖，且呈现浓度依赖性[23]。颗粒羊膜联合颗粒脐带能够更快促进难治性角膜上皮缺损患者的上皮愈合[24]。目前临床上通常用胶水或缝合的方式将羊膜贴附在眼表上，但也有新的无创选择，羊膜匀浆就是其中之一，能起到一定的作用。

二、羊膜和干眼综合征

将羊膜在眼表疾病中的应用扩展到干眼等情况是一种新的治疗方法，此方法具有良好的早期疗效。冷冻保存的羊膜移植于眼表被证实有抗炎、抗血管生成、抗瘢痕的效果。鉴于炎症在干眼综合征中的作用，羊膜中的抗炎成分在干眼综合征治疗中可能发挥强大的疗效。羊膜既可作为物理屏障阻止眼睑对角膜上皮的机械性损伤，又能营造促愈合的保护性环境。

尽管理论上有众多的益处，但关于羊膜治疗干眼的数据和研究至今仍有限。目前临床上关于羊膜的应用和研究大多集中于移植和（或）手术整合植片治疗晚期眼表疾病。不过目前研究人员已经开始研究羊膜在干眼中的治疗作用。最近一项由 Cheng 和同事报道的研究表明，在中重度干眼的 15 例患眼中，应用能自主贴附的羊膜植片（平均 4.9d）后出现持续 4 个月的症状改善和眼表疾病指数（OSDI）评分的降低，以及滴眼液用量减少和结膜充血减轻[25]。这项研究虽然很有效，但病例数偏少，因此不足以支持羊膜在干眼综合征治疗中有效的结论。另外一些研究表明，在 Steven-Johnson 综合征导致严重干眼的 14 例患眼中，采用无创的羊膜移植方法能够减轻所有例患眼的炎症且能改善症状[26]。

在未来，如果有足够的证据显示羊膜移植能够治疗干眼综合征，它将成为治疗严重干眼的新的治疗方案，特别是它在无创技术方面的改进。可是，截至目前仍然没有足够的研究或证据建议使用羊膜来治疗干眼综合征，但是有限的证据显示羊膜治疗还是有应用前景的。

三、羊膜治疗干眼综合征的并发症

虽然羊膜治疗干眼综合征的研究有限，但羊膜在治疗严重干眼并发症领域却有明确的作用。在羊膜移植的适应证中，角膜疾病约占 41%[27]。角膜上皮是重要的保护屏障，起到维持眼表稳态的作用。角膜上皮缺损从干眼发展而来，如果不能愈合，将导致严重的并发症，包括溃疡、后弹力层膨出，甚至穿孔。在患有持续性角膜上皮缺损伴或不伴角膜溃疡的人群中，羊膜可作为辅助的基底膜，成为再上皮化的支架[28]。

类似的羊膜移植成功案例在严重的眼表疾病，如非外伤性角膜穿孔和深层溃疡的治疗中均有报道[29]。一项回顾性研究显示，采用分层法填充因小穿孔、溃疡和后弹力层膨出导致的较深的角膜缺损，在 34 只治疗眼中伤口闭合率达 82%[29]。

四、小结

目前关于羊膜在眼表疾病中应用的研究大多是针对严重眼表疾病的，而对羊膜在轻度眼表疾病（如干眼综合征）中的研究仍缺乏足够的数据。尽管干眼综合征给公众健康带来了沉重的负担，但局部治疗的选择仍然有限。常用的治疗方案主要局限于补充局部润滑剂，对较重的患者采用局部免疫抑制剂 / 抗炎药。具有抗炎作用的抗生素如四环素和大环内酯类抗生素也已经被用来治疗干眼综合征的炎症[30]。低浓度激素的应用在短期治疗中取得了不错的效果，但是长期使用低浓度激素会带来严重的不良作用[31]。目前有两种美国 FDA 批准的作为干眼综合征的抗炎药物，即 0.05% 环孢素 A（Restasis，Allergan）和最近获批的 5% 立他司特（Xiidra，Shire）。这两种药物都以炎症反应为靶点，具有抑制 T 细胞的总体效果[32, 33]。但经常或者周期性使用滴眼液，给干眼综合征患者带来沉重的经济负担。由于羊膜贴附眼表的创伤较小，对于较轻的眼表疾病，这种疗法的应用将变得更加有可能实现。如果证实有效，干眼综合征应用羊膜治疗将成为新颖、非药物性抗炎治疗和降低患者药物负担的重要方法。治疗者应用这种移植物还可以降低对患者依从性的要求标准，特别是那些日常生活能力受限和（或）认知受损的患者，从而进一步改善治疗结果。目前需要更多的研究阐明羊膜在干眼综合征中的治疗作用并详述其在更多疾病治疗中的应用潜力，这项技术的应用前景值得期待。

（陈铭雄　译；杨　哲　校）

参 考 文 献

[1] Barabino S, Labetoulle M, Rolando M, Messmer EM. Understanding symptoms and quality of life in patients with dry eye syndrome. Ocul Surf. 2016;3:365-376.

[2] Schaumberg DA, Sullivan DA, Buring JE, Dana MR. Prevalence of dry eye syndrome among US women. Am J Ophthalmol. 2003;136:318-326.

[3] McDonald M, Patel DA, Keith MS, Snedecor SJ. Economic and humanistic burden of dry eye disease in Europe, North America, and Asia: a systematic literature review. Ocul Surf. 2016;2:144-167.

[4] Yu J, Asche CV, Fairchild CJ. The economic burden of dry eye diseasein the United States: a decision tree analysis. Cornea. 2011;30:379-387.

[5] Hao Y, Ma DH, Hwang DG, Kim WS, Zhang F. Identification of antiangiogenic and antiinflammatory proteins in human amniotic membrane. Cornea. 2000;19(3):348-352.

[6] Davis, S. Skin Transplantation: with a review of 550 cases at the Johns Hopkins hospital. Johns Hopkins Med J.

1910;15:307-396.

[7] Bose B. Burn wound dressing with human amniotic membrane. Ann R Coll Surg Engl. 1979;61(6): 444-447.

[8] Tseng SC. Amniotic membrane transplantation for ocular surface reconstruction. Biosci Rep. 2001; 21(4):481-489.

[9] de Rötth A. Plastic repair of conjunctival defects with fetal membrane. Arch Ophthalmol. 1940; 23:522-525.

[10] Meller D, Pauklin M, Thomasen H, Westekemper H, Steuhl KP. Amniotic membrane transplantation in the human eye. Dtsch Arztebl Int. 2011;108(14):243-248.

[11] Koizumi NJ, Inatomi TJ, Sotozono CJ, Fullwood NJ, Quantock AJ, Kinoshita S. Growth factor mRNA and protein in preserved human amniotic membrane. Curr Eye Res. 2000; 20(3):173-177.

[12] Kim JS, Kim JC, Na BK, Jeong JM, Song CY. Amniotic membrane patching promotes healing and inhibits proteinase activity on wound healing following acute corneal alkali burn. Exp Eye Res. 2000; 70(3):329-337.

[13] Adds PJ, Hunt CJ, Dart JK. Amniotic membrane grafts, "fresh" or frozen? A clinical and in vitro comparison. Br J Ophthalmol. 2001;85(8):905-907.

[14] Singh R, GuptaP, Kumar P, Kumar A, Chacharkar MP. Properties of air dried processed amniotic membranes under different storage conditions. Cell Tissue Banking. 2003;4(2):95-100.

[15] Visuthikosol V, Somna R, Nitiyanant P, Navikarn T. The preparation of lyophylised of fetal membrane for biological dressing. J Med Assoc Thai. 1992;75(Suppl 1):52-59.

[16] Libera RD, de Melo GB, de Souza Lima A, Haapalainen EF, Cristovam P, Gomes JAP. Assessment of the use of cryopreserved xfreeze-dried amniotic membrane (AM) for reconstruction of ocular surface in rabbit model. Arq Bras Oftalmol. 2008;71(5):669-673.

[17] Nakamura T, Yoshitani M, Rigby H, Fullwood NJ, Ito W, Inatomi T, Sotozono C, Nakamura T, Shimizu Y, Kinoshita S. Sterilized, freeze-dried amniotic membrane: a useful substrate for ocular surface reconstruction. Invest Ophthalmol Vis Sci. 2004;45(1):93-99.

[18] Nakamura T, Sekiyama E, Takaoka M, et al., The use of trehalosetreated freeze-dried amniotic membrane for ocular surface reconstruction, Biomaterials, 2008;29(27):3729-3737.

[19] Allen CL, Clare G, Stewart EA, Branch MJ, McIntosh OD, Dadhwal M, Dua HS, Hopkinson A. Augmented dried versus cryopreserved amniotic membrane as an ocular surface dressing. PLoS One. 2013;8(10):e78441.

[20] Kotomin I, Valtink M, Hofmann K, Frenzel A, Morawietz H, Werner C, Funk RHW, Engelmann K. Sutureless Fixation of Amniotic Membrane for Therapy of Ocular Surface Disorders. PLoS One. 2015;10(5):e0125035.

[21] Guo Q, Hao J, Yang Q, Guan L, Ouyang S, Wang J. A comparison of the effectiveness between amniotic membrane homogenate and transplanted amniotic membrane in healing corneal damage in a rabbit model. Acta Ophthalmol. 2011;89(4):e315-319.

[22] Stachon T, Bischoff M, Seitz B, Huber M, Zawada M, Langenbucher A, Szentmáry N. Growth Factors and Interleukins in Amniotic Membrane Tissue Homogenate. Klin Monbl Augenheilkd. 2015;232(7):858-862.

[23] Choi JA, Jin HJ, Jung S, et al. Effects of amniotic membrane suspension in human corneal wound healing in vitro. Mol Vis. 2009; 15:2230-2238.

[24] Cheng AMS, Chua L, Casas V, Tseng SCG. Morselized amniotic membrane tissue for refractory corneal epithelial defects in cicatricial ocular surface diseases. Transl Vis Sci Technol. 2016;5(3):9.

[25] Cheng AM, Zhao D, Chen R, et al. Accelerated restoration of ocular surface health in dry eye disease by self-retained cryopreserved amniotic membrane. Ocul Surf. 2016;14(1):56-63.

[26] Agrawal A, Pratap VB. Amniotic membrane transplantation (AMT) without the use of sutures/fibrin glue. Nepal J Ophthalmol. 2015:7(14):173-177.

[27] Tseng SC, Espana EM, Kawakita T, et al. How does amniotic membrane work? Ocul Surf. 2004;2(3):177-87.

[28] Seitz B. Amniotic membrane transplantation. An indispensable therapy option for persistent corneal epithelial defects. Ophthalmology. 2007;104:1075-1079.

[29] Solomon A, Meller D, Prabhasawat P, John T, Espana EM, Steuhl KP, Tseng SC. Amniotic membrane grafts for nontraumatic corneal perforations, descemetoceles, and deep ulcers. Ophthalmology. 2002;109(4):694-703.

[30] Messmer EM. The pathophysiology, diagnosis, and treatment of dry eye disease. Dtsch Arztebl Int. 2015;112(5):71-82.

[31] Marsh P, Pflugfelder SC. Topical nonpreserved methylprednisolone therapy for keratoconjunctivitis sicca in Sjögren syndrome. Ophthalmology. 1999;106(4):811-816.

[32] Mah F, Milner M, Yiu S, Donnenfeld E, Conway TM, Hollander DA. PERSIST: Physician's Evaluation of Restasis® Satisfaction in Second Trial of topical cyclosporine ophthalmic emulsion 0.05% for dry eye: a retrospective review. Clinical Ophthalmology. 2012;6(1):1971-1976.

[33] Holland EJ, Luchs J, Karpecki PM, et al. Lifitegrast for the treatment of dry eye disease: results of a Phase III, randomized, double-masked, placebo-controlled trial (OPUS-3). Ophthalmology. 2017;124(1):53-60.

第 18 章

"眼睑按摩"

睑板腺热脉动技术和强脉冲光技术综述

Morgan R. Godin, Preeya K. Gupta, Terry Kim

【本章要点】

● 热脉动技术（由 TearScience 公司研制的 LipiFlow 和由 MiBo 医疗集团研制的 MiBo Thermoflo）及强脉冲光技术（由 DermaMed 公司研制的 IPL）可以治疗睑板腺功能障碍。

● 液化睑脂的适宜温度是 41 ~ 43℃。

● IPL 可能通过消融眼睑边缘扩张的毛细血管来减少进入睑板腺的炎症介质。

睑板腺功能障碍（MGD）是睑板腺的慢性弥漫性病变，睑板腺终末导管堵塞和（或）睑板腺分泌物的质或量改变是其常见的临床特征[1]。根据睑板腺功能障碍国际研讨会得出的最新结论，睑板腺功能障碍是蒸发过强型干眼的主要原因[1]。而干眼是多种病变因素的共同病理过程，影响着全世界数百万人[2]。睑板腺功能障碍及干眼的传统治疗方式包括热敷、眼睑擦洗、应用人工泪液 / 凝胶 / 软膏、应用类固醇眼膏 / 滴眼液、口服四环素、补充 ω-3 脂肪酸、改善环境、栓塞泪小点，以及应用 0.05% 环孢素 A、5% 立他司特、自体血清等。然而，仅有这些治疗通常是不够的，一方面，患者大多数情况下不能按照规定的时间用药，更重要的是这些治疗方式的大部分仅仅能够缓解症状，并没有解决疾病的根源问题，即睑板腺的深层堵塞。新开发的非侵入性的治疗设备将为睑板腺功能障碍患者提供一种更有效、一致性更好的长期治疗手段。本章将讨论热脉动技术（LipiFlow、MiBo Thermoflo）和强脉冲光技术（IPL）等新型疗法对睑板腺功能障碍的治疗。

一、LipiFlow

LipiFlow 是一种相对较新的室内治疗装置，通过向眼睑施加安全、稳定的热量和按摩压力，缓解睑板腺的梗阻。

LipiFlow 装置包含操控系统及一次性使用的激活治疗头（每只眼睛一个）。治疗头由眼睑加热器和眼罩两部分组成（图 18-1），将眼睑加热器嵌入上下眼睑内表面，当加热器在睑结膜侧加热到 41～43℃时可液化睑脂，加热器的另一面具有隔热性，可以保护眼球不受伤害。眼罩位于眼睑外侧，充气后给予一定压力能使眼睑更好地与加热器贴合，压力起源于睑板腺基底侧并向开口处传递，以帮助彻底排尽基底部的睑脂[3]。热脉动装置的关键特征是可将热量精准地传递到睑结膜面的睑板腺，进而使睑脂实现最佳液化。

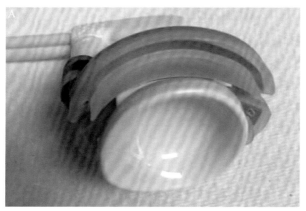

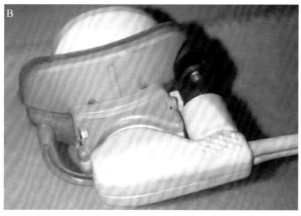

图 18-1 LipiFlow 装置的前面观（A）及后面观（B）
将眼睑加热器置于睑结膜面，而眼罩位于眼睑外侧，其充气后将作为睑板腺的外压装置

将眼睑加热器放入眼睑内表面之前，需先给患者使用局部麻醉滴眼液以确保患者舒适。目镜正确放置后，治疗开始（图 18-2）。治疗过程包括加热和压力传导，双眼可同时治疗，

时长为 12min（图 18-3）。治疗前应告知患者以下两点：①不良反应包括治疗结束后可能出现的眼部轻微刺激感、睑缘处轻微的皮下出血等；②治疗数周后症状才会有明显改善，治疗后需密切随访 2 ～ 3 个月。

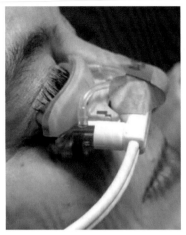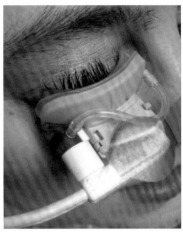

图 18-2　LipiFlow 治疗头在患者眼睑的正确安置方式

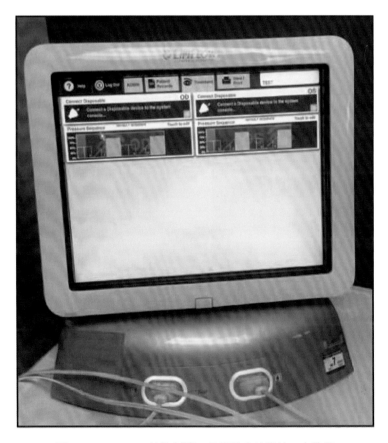

图 18-3　LipiFlow 的控制端，显示治疗过程的一个阶段

以下为评估 LipiFlow 功效的相关研究。一项包含 139 位 MGD 患者的多中心研究结果表明，LipiFlow 治疗 2 ~ 4 周后，睑板腺分泌评分、泪膜破裂时间和症状评分明显改善[3]。一项关于 21 例及 18 例患者的亚队列研究表明，治疗后对两组患者分别观察随访了 9 个月及 12 个月，结果显示两组患者的干眼症状及体征均有明显改善[4,5]。随后，他们对其中的 20 位患者进行了长达 3 年的随访研究，发现 LipiFlow 治疗对睑板腺腺体分泌评分（客观标准）和标准干眼量表评分（SPEED）（主观标准）有持久的改善作用[6]。另一研究机构的最新研究表明，LipiFlow 治疗后 1 年，MGD 患者的腺体功能和干眼症状均有持续改善[7]。一般在患者需要再次治疗之前，LipiFlow 的单次治疗效果可以维持 1 年左右（最高可达 3 年）。

二、MiBo Thermoflo

MiBo Thermoflo 通过眼睑外部加热及压力传导来治疗 MGD。MiBo Thermoflo 装置由末端带有两个衬垫的手柄构成（图 18-4）。技师将超声凝胶涂在衬垫上，嘱患者闭上双眼，而后轻柔地将衬垫贴于眼睑外部。为了达到最大功效，睫毛线通常处于衬垫之间的位置。设置完成后，手柄一边加热，一边做圆周运动，同时沿睫毛线缓慢移动。适宜的压力及

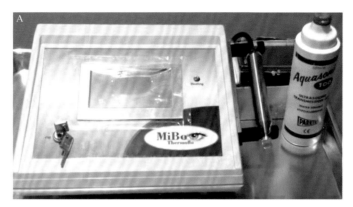
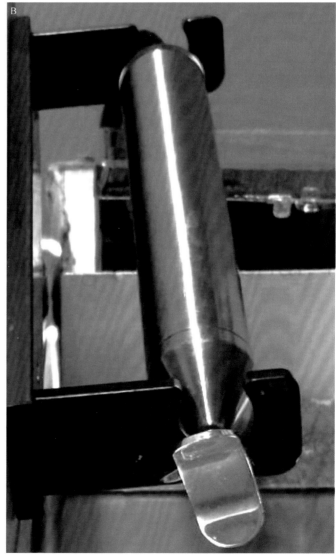

图 18-4 MiBo Thermoflo 装置由一个计算机控制终端（A）和一个末端有衬垫的手柄组成（B）

42.5℃的温度能够帮助液化睑板腺内容物并使其排出。相对 LipiFlow 而言，这个技术更依赖于操作者的手法，在治疗过程中，必须维持衬垫和眼睑皮肤的均匀接触。MiBo Thermoflo 的经典疗法是每 2 周 3 ~ 4 次，每次 24min（每只眼 12min），可帮助患者达到长期治疗的效果。

总的来说，关于 MiBo Thermoflo 的研究报道尚少。最近，在一项关于 13 例 MGD 患者的小样本研究中，所有患者均表示 MiBo Thermoflo 治疗后症状立即改善，治疗 4 周后 MGD 评分及睑缘炎评分均具有统计学意义的改善[8]。

三、强脉冲光技术——IPL

以前，IPL 设备主要用于治疗酒渣鼻和皮肤毛细血管扩张症等皮肤病。IPL 通过将光能转化为热能来消融细小的血管结构[9]。近年来 IPL 开始用于治疗干眼，其作用机制为消融睑缘处的毛细血管，进而减少由毛细血管运输到睑板腺的炎症介质。此外，治疗过程中可通过加热睑板腺排出睑板腺堵塞的内容物[10]。

IPL 治疗前，应先给患者戴上护眼罩，以保护下层眼部结构免受光能损伤（图 18-5）。操作者也需带上合适的护目镜来保护自己。初始能量的设定基于菲茨帕特里克（Fitzpatrick）量表确定的皮肤类型（设置 I ~ IV，模式 A ~ F）及患者耐受程度。需注意，IPL 仅适用于菲茨帕特里克量表里皮肤分型为 IV 型及以下的人群[10, 11]。具体见表 18-1。

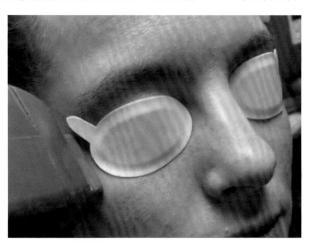

图 18-5　IPL 在佩戴护眼罩后于上脸颊、眼外眦区域进行治疗
注意当实施治疗时必须在患者皮肤上涂抹超声凝胶

治疗前操作者应在下眼睑以下区域包括眼外眦处和上脸颊处涂抹超声凝胶。操作中不能接触上眼睑，避免光能量对角膜、虹膜或其他眼内结构造成损伤。操作 IPL 手柄时需注意下眼睑边缘、上脸颊（下眼睑以下）和外眦处 3 个区域，每个区域通常要有 10 ~ 15 个治疗点，每个治疗点需进行两次 IPL。治疗后，移除眼罩，擦拭超声凝胶。随后，热敷眼睑，局部麻醉后，用棉签手动排出睑板腺内容物。通常治疗后 2 ~ 3d 需局部应用 0.5% 氯替泼

诺滴眼液，每天 2 次。对于干眼患者来说，IPL 治疗的 1 个疗程包括初始治疗及 3 ~ 6 次附加治疗，附加治疗每 4 ~ 6 周 1 次。通常 1 个疗程后患者会感觉干眼症状有所改善。之后，每 6 个月或更长时间进行一次维持治疗，一般患者的干眼症状会完全缓解。

表 18-1　菲茨帕特里克量表（Fitzpatrick scale）

类型	皮肤颜色	头发及眼睛特征性颜色	阳光下皮肤表现	是否适合 IPL
Ⅰ	浅淡黄色	金黄／红，蓝	总是晒伤，不易晒黑	是
Ⅱ	淡黄色	金黄／浅棕，蓝／绿／淡褐色	经常晒伤，有时晒黑	是
Ⅲ	介于Ⅱ和Ⅳ之间	任意颜色	有时晒伤，经常晒黑	是
Ⅳ	橄榄色	棕色，棕色	罕有晒伤，总是晒黑	是
Ⅴ	棕色	深棕色，棕色	从不晒伤，总是晒黑	否
Ⅵ	黑色	棕黑色，深棕色	从不晒伤，总是晒黑	否

　　IPL 治疗干眼已经通过同行评审研究。Gupta 等表示，在平均进行 4 个 IPL 疗程后，眼睑边缘水肿和血管化、睑脂黏度等症状可以得到明显改善，眼表疾病指数（OSDI）量表评分显著降低，睑脂流动性和泪膜破裂时间均有所增加[10]。Graig 等的一篇纳入 28 例患者的双眼对照前瞻性研究发现，IPL 治疗后水液层和泪膜破裂时间均有改善，而对侧眼没有明显改变。此外，86% 的受试者表示治疗后干眼症状明显减轻[12]。在 Toyo 等[13] 进行的一项回顾性研究报道中，91 例严重干眼患者每月进行一次 IPL 治疗直到医师认为他们的干眼症状已有足够的改善为止。平均来说，在 3 年内 7 次治疗随访和 4 次维持随访中，87% 的患者其泪膜破裂时间有所提高，93% 的患者表示对治疗效果满意。IPL 治疗只在 13% 的患者中出现了眼睑红肿等不良事件，没有严重不良反应的发生[13]。

四、小结

　　当前，对于一些 MGD 患者来说，这些现代化无创外部治疗技术的治疗费用可能较难接受，但仍需在早期将这些治疗方式告知深受 MGD 损害的患者，因为实施早期干预通常会获得更好的治疗效果，且能阻止进行性的腺体萎缩和炎症。许多关于 LipiFlow 和 IPL 治疗的研究表明，在治疗数月至数年后，干眼的症状和体征均得到明显改善。虽然治疗过程中可能伴随一些极小的不良反应，但从已有的研究结果来看，这些治疗手段均为安全有效的治疗方式。

（李晓琦　译；杨昆昆　校）

参 考 文 献

[1] Nichols KK, Foulks GN, Bron AJ et al. The international workshop on meibomian gland dysfunction: Executive

summary. Invest Ophthalmol Vis Sci. 2011;52:1922-1929.

[2] Lemp MA, Baudouin C, Baum J et al. The definition and classification of dry eye disease: reports of the Definition and Classification Subcommittee of the International Dry Eye Workshop. Ocul Surf.2007;5(2):75-92.

[3] Lane SS, DuBiner HB, Epstein RJ et al. A new system, the Lipiflow, for the treatment of meibomian gland dysfunction. Cornea. 2012;31(4):396-404.

[4] Greiner JV. A singly Lipiflow® thermal pulsation system treatment improves meibomian gland function and reduces dry eye symptoms for 9 months. Curr Eye Res. 2012;37(4):272-278.

[5] Greiner JV. Long-term(12 month)improvement in meibomian gland function and reduced dry eye symptoms with a single thermal pulsation treatment. Clin Ecp Ophthalmol. 2013;41(6):524-530.

[6] Greiner JV. Long-term(3 year)effects of a single thermal pulsation system treatment on meibomian gland function and dry eye symptoms. Eye Contact Lens. 2016;42(2):99-107.

[7] Blackie CA, Coleman CA, Holland EJ. The sustained effect(12 months)of a single-dose vectored thermal pulsation procedure for meibomian gland dysfunction and evaporative dry eye. Clin Ophthalmol. 2016;10:1385-1396.

[8] Connor, CG, Narayanan S, Miller WL. The efficacy of MiBoThermoflo in treatment of meibomian gland dysfunction. University of the Incarnate Word Web site. http://www.uiw.edu/optometry/documents/arvoabstracts.pdf. Published May 5, 2016.

[9] Kassir R, Kolluru A, Kassir M. Intense pulsed light for the treatment of rosacea and telangiectasias. J Cosmet Laser Ther. 2011;13:216-222.

[10] Gupta PK, Vora GK, Matossian C, Kim M, Stinnett S. Outcome of intense pulsed light therapy for treatment of evaporative dry eye disease. Can J Ophthalmol. 2016;51(4):249-253.

[11] Vora GK, Gupta PK. Intense pulsed light therapy for the treatment of evaporative dry eye disease. Curr Opin Ophthalmol. 2015;26:314-318.

[12] Craig JP, Chen YH, Turnbull PRK. Prospective trial of intense pulsed light for the treatment of meibomian gland dysfunction. Invest Ophthalmol Vis Sci. 2015;56(3):1965-1970.

[13] Toyos R, McGill W, Brisoce D. Intense pulsed light treatment for dry eye disease due to meibomian gland dysfunction; a 3 year retrospective study. Photomed Laser Surg. 2015;33(1):41-46.

第 19 章

针灸辅助治疗干眼

Siwei Zhou, Deepinder K. Dhaliwal

【本章要点】

● 针灸是指将细针插入称为穴位的特定的点。

● 针灸的作用机制可能主要与改变分子通路有关，用以减轻炎症和痛感。

● 尽管研究样本量小，但证据表明针灸可以改善患者的不适、角膜染色和泪膜破裂时间（TBUT）。

针灸公认起源于 3000 多年前的中国[1]。中国经典著作《黄帝内经》和明朝（1368 ~ 1644 年）的《针灸大成》奠定了针灸的基础[2]。今天，针灸被用来治疗多种疾病，包括抑郁症、功能性消化不良、不孕不育，以及偏头痛、腰痛等疼痛症状。补充替代药物、针灸在治疗青光眼等眼病[3]和干眼等炎症性眼病[4]方面越来越受到人们欢迎。

一、什么是针灸

针灸是指将细针插入称为穴位的特定的点。全身 14 条经络上有数百个穴位（图 19-1）。已有研究认为，穴位具有较高的神经末梢密度、微血管密度、肥大细胞密度，与结缔组织平面关系密切。研究还表明，在健康人的穴位上，其皮肤电阻较低[5]。

针灸针的直径为 0.12 ~ 0.35mm，长度为 13 ~ 125mm。耳穴疗法中使用的是留置时间长的耳针（图 19-2）。在典型的针灸治疗过程中，将针放置在为特定治疗目标而选择的一组穴位上。每次治疗通常需要留针 15 ~ 45min。针灸师运用捻转提插的针刺手法来"得气"[5]。也可以将电极连接到针头上，以微电流来刺激穴位达到加强治疗的目的（图 19-3）。

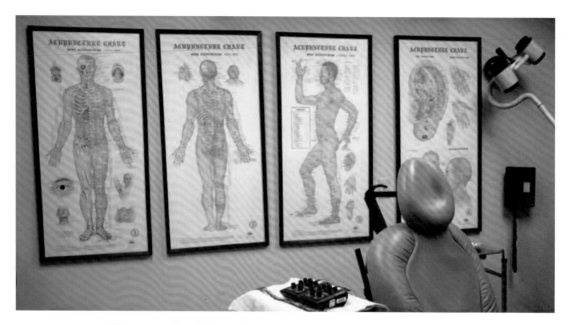

图 19-1　匹兹堡大学医学中心眼部综合护理中心展示的穴位 / 经络图

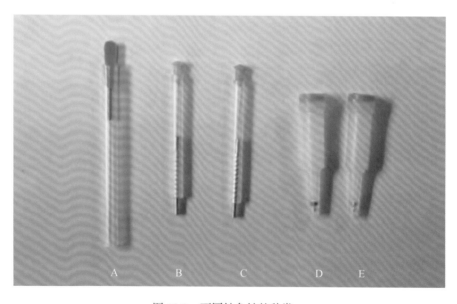

图 19-2　不同针灸针的种类

A. Seirin L 型，3 号，0.20mm×30mm；B. AcuGlide，MT1-2215，0.22mm×12mm；C. AcuGlide，MT1-2015，0.20mm×15mm；D. ASP 经典半永久针灸针；E. ASP 金质半永久针灸针

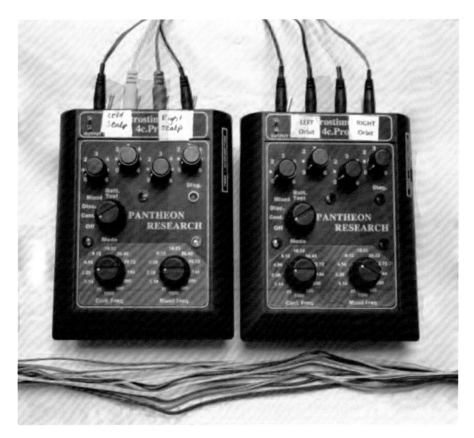

图 19-3　针灸治疗用电极

二、针灸的作用机制

针灸的作用机制已被提出数种。已发现，针灸可以减少促炎细胞因子，从而对慢性炎症性疾病具有抗炎作用，如炎症性肠病、干眼、类风湿关节炎和抑郁症[6-8]。此外，针灸增加了流入器官的血液[9]，减少了痛感[10, 11]，并在长时间的运动中以类似于肌肉收缩的机制调节交感系统[12]。已发现，电刺激组织可以通过促进成纤维细胞增殖，诱导细胞迁移，具有抗菌特性，以及通过增强血管重建来促进伤口愈合[13]。

一系列研究分析了通常用于治疗各种胃肠道疾病的足三里穴（ST-36）（此编码和后文中的 LI-1、LI-2 等均为国外对中医穴位名称的标识码——译者注），如在穴位刺激前、后人体血液、尿液和唾液中蛋白质的表达，认为刺激穴位可导致不同代谢通路的激活[14-16]。而且针灸的效果目前通过神经影像学研究也已得到了进一步验证。据 Dhond 等报道，人脑功能性磁共振结果显示，在与躯体感觉和情感功能相关的边缘和基底前脑区域，长时间的针灸刺激参与疼痛处理的过程，能够在该区域产生即时效应[17]。另有 Harris 等的研究表明，正电子发射断层扫描显示，在边缘结构上，针灸在数天内可以在某些相同脑区内

增加 μ - 阿片结合潜能，同时该针刺与假针刺（又称安慰针刺，指常在临床作为对照使用的非穴位性针刺或不刺入皮肤的虚假针刺——译者注）存在明显不同 [18]。

三、针灸治疗干眼的证据

数项研究表明针灸对干眼治疗有益。Jeon 等对 50 名患者的观察研究表明，针刺显著改善了干眼的症状评分、眼表疾病指数（OSDI）评分和 Schirmer 试验评分，但不能改善泪液破裂时间（TBUT）[19]。

在分子水平上，Qiu 等在动物模型中证明针灸前后泪液蛋白表达和泪腺功能具有差异 [20]。此外，Nepp 等测量了针灸受试者的角膜泪膜，发现他们的角膜前泪膜温度升高，TBUT 和脂层厚度的增加均有统计学意义，但 Schirmer II 试验评分没有增加 [21]。

随机对照试验表明，与人工泪液相比，针灸治疗显著改善干眼的各项指标，具有统计学意义，但效果可能延迟 [15, 22-26]。Gong 等发现，针灸组在治疗后 3 周的症状、TBUT 和 Schirmer 试验评分与人工泪液对照组相比有显著差异，但不是即刻起效 [24]。此外，Kim 等在针灸治疗后立即与人工泪液对照组相比没有改善 [24]。此外，Kim 等发现，在治疗后立即显示针刺组与人工泪液对照组相比，症状、TBUT 和 Schirmer 试验评分有显著差异 [24]。此外，Kim 等 [25] 发现，针灸组和人工泪液对照组相比治疗后即刻并没有优势，但针刺组在针刺治疗结束后 8 周 OSDI 和视觉模拟评分（VAS）（用于眼部不适的自我评估）具有明显改善。

Lin 等随机选择 96 例接受针灸治疗或人工泪液治疗的患者，将患者分为干燥综合征干眼（SSDE）、非干燥综合征干眼（non-SSDE）和泪液脂质缺乏症（LTD）[22]。采用傅里叶光学相干断层扫描（FD-OCT）测量泪膜参数，如泪液新月形高度（TMH）、泪液新月形深度（TMD）和泪液新月形面积（TMA）。研究发现，与人工泪液对照组相比，对于非 SSDE 和 LTD 患者，针灸组的 FD-OCT 泪膜参数及 OSDI、TBUT 和 Schirmer I 试验评分均有显著改善，但对于 SSDE 患者，针灸组获益不明显。这一结果表明，针灸治疗对不同类型的干眼的有效性可能不同，对原发性干燥综合征患者可能效果有限。

Tang 等对 7 个随机对照试验的数据进行了 Meta 分析，这些试验对比了针灸和人工泪液替代治疗，结果发现，与人工泪液相比，针灸治疗改善了 TBUT、Schirmer I 试验评分、角膜荧光素染色（CFS）和 VAS[27]。

总之，由于随机对照试验总数少，研究样本量小且缺乏真正的阴性对照，因此很难就针灸的疗效得出明确结论，此外研究中使用假针灸作为阴性对照的试验很少。Shin 等对 49 例患者进行的随机安慰性针刺对照试验发现，两组之间的 OSDI、VAS、TBUT 或 Schirmer I 试验评分没有显著差异 [28]。事实上，Lund 等认为，假针灸不能作为安慰性针刺对照，因为即使是表面的、最小的假针灸操作也可能导致超出安慰性针刺效应的生理变化 [29, 30]。

四、针灸的安全性

鉴于其安全性及低不良反应发生率，针灸通常是一种广受青睐的辅助治疗。大多数不良反应都是轻微而短暂的，包括针灸部位的刺痛、出血或淤伤。在 White 等 [31] 的一项大型前瞻性研究中，这些轻微不良反应的发生率为 6.7%。几种与针灸有关的严重不良反应发生在腹部和胸部，包括内脏损伤，如气胸或心脏压塞，以及感染，如丙型肝炎或 HIV 感染 [2]。一项 Ernst 等的早期调查发现，由未经医学培训的针灸师操作所发生的严重不良反应率是经医学培训的针灸师的近 3 倍，如心脏压塞、气胸、心内膜炎、肝炎和脊柱损伤 [32]。Witt 等进行的一项最大的前瞻性观察研究发现，在接受针灸治疗的近 23 万例患者中，8.6% 的患者至少经历过一次不良反应，2.2% 的患者有一次不良反应需要治疗 [33]。这些不良反应中最常见的是出血或血肿（占所有不良反应的 58%）。总之，已证明经过培训的医师操作针灸是一种比较安全的治疗，但其潜在的不良反应应告知欲行针灸治疗的患者。

五、针灸治疗干眼的方法举例

针灸治疗干眼的方法在不同的医师之间有很大不同。据报道，在 10d 到 2 个月的时间里会进行 9~30 次治疗，每次治疗持续 20~30min，涉及 8~24 个穴位，其中可包含或不包含"得气" [27,34]。

最近由 Dhaliwal 等在匹兹堡大学医学中心综合眼科护理中心进行的一项未发表的研究中 [35]，49 例患者使用 Niemtzow 方法完成了一项前瞻、随机、双盲的有假针灸对照的研究 [36, 37]，一次性无菌不锈钢针灸针在没有电或手动刺激下放置 45min。针灸治疗组是在双侧耳穴 [唾液腺 -2 穴、零点穴（又称耳中穴）、神门穴] 和双侧示指 [大肠 -1（LI-1）（中医称为商阳穴——译者注）、大肠 -2（LI-2）（中医称为二间穴——译者注）及 LI-1 和 LI-2 之间取穴] 上放置 12 根针（图 19-4）。对于假针灸对照治疗组，4 根针被放置在位于任何已知穴位或经络之外的左、右上肩区域的两侧 1cm 的圆圈内（图 19-5）。每组均接受 1 次针灸治疗并连续 2d，每名参与者共接受 2 次治疗。治疗结果通过 OSDI 调查问卷、眼表染色、泪液流量、TBUT 和一般问卷进行评估。

针灸治疗组和对照组 1 周后

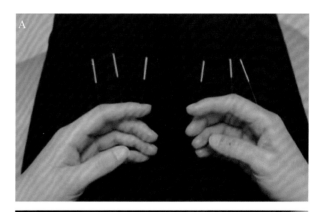

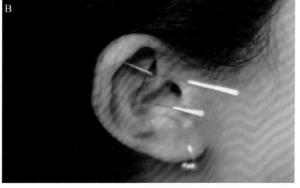

图 19-4 Dhaliwal 等使用的取得疗效的针灸疗法 [35]

A. 从左到右为 LI-2，LI-1 和 LI-2 之间取穴，LI-1；LI-1，LI-1 和 LI-2 之间取穴，LI-2；B. 上排从左到右为神门穴、唾液腺 -2 穴，下方为零点穴（耳中穴）

OSDI 评分均有改善，6 个月时治疗组 OSDI 评分较假治疗组有明显改善（*P*=0.04）。针灸治疗组与对照组在 TBUT、泪液流量、眼表评分等方面均无显著性差异。

总之，尽管干眼的客观指标没有差异，但患者在接受两次针灸治疗后，症状在至少 6 个月内有所改善。很多干眼的治疗都是对症治疗，因此干眼患者主观上眼部不适的改善对减轻干眼的社会负担有重要价值。

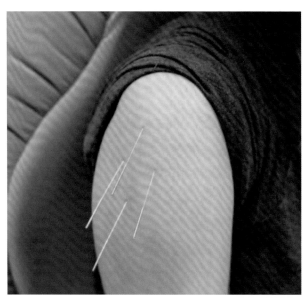

图 19-5　Dhaliwal 等使用的假针刺疗法 [35]
4 根针被放置在位于任何已知穴位或经络之外的左、右上肩区域的两侧 1cm 的圆圈内

六、小结

针灸的机制目前仍不清楚，但可能主要是改变分子通路以减少炎症和痛感。由于缺乏合适的研究力量和确切的针灸阴性对照，我们对针灸治疗的理解有限。总之，针灸疗法作为一种在目前干眼治疗基础上的补充疗法，对于已有干眼症状且愿意尝试补充治疗的患者来说是一个相对安全的选择。

（刘安琪　译；于　洋　校）

参 考 文 献

[1] White A, Ernst E. A brief history of acupuncture. Rheumatology. 2004;43(5): 662- 663.

[2] Ernst E. Acupuncture - a critical analysis. J Intern Med. 2006;259(2):125-137.

[3] Rhee DJ, Spaeth GL, Myers JS, et al. Prevalence of the use of complementary and alternative medicine for glaucoma. Ophthalmology. 2002;109:438-443.

[4] Smith JR, Spurrier NJ, Martin JT, Rosenbaum JT. Prevalent use of complementary and alternative medicine by

patients with inflammatory eye disease. Ocul Immunol Inflamm. 2004;12(3):203-214.

[5] Li F, He T, Xu Q, et al. What is the acupoint? A preliminary review of acupoints. Pain Med.2015;16(10):1905-1915.

[6] Lu J, Shao R-H, Hu L, Tu Y, Guo J-Y. Potential antiinflammatory effects of acupuncture in a chronic stress model of depression in rats. Neurosci Lett. 2016;618:31-38.

[7] Oke SL, Tracey KJ. The inflammatory reflex and the role of complenetary and alternative medical therapies. Ann N Y Acad Sci. 2009;1172:172-180.

[8] Kavoussi B, Ross BE. The neuroimmune basis of anti-inflammatory acupuncture. Integr Cancer Ther.2007;6(3):251-257.

[9] Uchida S, Hotta H. Acupuncture affects regional blood flow in various organs. Evid Based Complement Alternat Med. 2008;5(2):145-151.

[10] Bäcker M, Grossman P, Schneider J, et al. Acupuncture in migraine: investigation of autonomic effects. Clin J Pain. 2008;24(2):106-115.

[11] Nepp J, Jandrasits K, Schauersberger J, et al. Is acupuncture a useful tool for pain-treatment in ophthalmology? Acupunct Electrother Res. 2002;27(3-4):171- 182.

[12] Andersson S, Lundeberg T. Acupuncture - from empiricism to science: functional background to acupuncture effects in pain and disease. Med Hypotheses. 1995;45(3):271-281.

[13] Kloth LC. Electrical stimulation for wound healing: a review of evidence from in vitro studies, animal experiments, and clinical trials. Int J Low Extrem Wounds. 2005;4(1):23-44.

[14] Yan G, Zhang A, Sun H, et al. Dissection of biological property of chinese acupuncture point zusanli based on long-term treatment via modulating multiple metabolic pathways. Evid Based Complement Alternat Med. 2013;2013:429703.

[15] Zhang Y, Yang W. Effects of acupuncture and moxibustion on tear-film of the patients with xerophthalmia. J Tradit Chin Med. 2007;27(4):258-260.

[16] Zhang Y, Zhang A, Yan G, et al. High-throughput metabolomic approach revealed the acupuncture exerting intervention effects by perturbed signatures and pathways. Mol Biosyst. 2014;10(1):65-73.

[17] Dhond RP, Kettner N, Napadow V. Neuroimaging acupuncture effects in the human brain. J Altern Complement Med. 2007;13(6):603-616.

[18] Harris RE, Zubieta JK, Scott DJ, Napadow V, Gracely RH, Clauw DJ. Traditional Chinese acupuncture and placebo (sham) acupuncture are differentiated by their effects on mu-opioid receptors(MORs). Neuroimage. 2009;47(3):1077-1085.

[19] Jeon J-H, Shin M-S, Lee MS, et al. Acupuncture reduces symptoms of dry eye syndrome: a preliminary observational study. J Altern Complement Med. 2010;16(12):1291-1294.

[20] Qiu X, Gong L, Sun X, Guo J, Chodara AM. Efficacy of acupuncture and identification of tear protein expression changes using iTRAQ quantitative proteomics in rabbits. Curr Eye Res.2011;36(10):886-894.

[21] Nepp J, Tsubota K, Goto E, et al. The effect of acupuncture on the temperature of the ocular surface in conjunctivitis sicca measured by non-contact thermography: preliminary results. Adv Exp Med Biol.2AD;506:723-726.

[22] Lin T, Gong L, Liu X, Ma X. Fourier-domain optical coherence tomography for monitoring the lower tear meniscus in dry eye after acupuncture treatment. Evid Based Complement Alternat Med. 2015;2015:492150.

[23] Grönlund MA, Stenevi U, Lundeberg T. Acupuncture treatment in patients with keratoconjunctivitis sicca: a pilot study. Acta Ophthalmol Scand. 2004;82:283-290.

[24] Gong L, Sun X, Chapin WJ. Clinical curative effect of acupuncture therapy on xerophthalmia. Am J Chin Med. 2010;38(4):651-659.

[25] Kim TH, Kang JW, Kim KH, et al. Acupuncture for the treatment of dry eye: a multicenter randomised controlled trial with active comparison intervention(artificial teardrops). PLoS One.2012;7(5):1-9.

[26] Nepp J, Wedrich A, Akramian J, et al. Dry eye treatment with acupuncture. A prospective, randomized, double-masked study. Adv Exp Med Biol. 1998;438:1011- 1016.

[27] Yang L, Yang Z, Yu H, Song H. Acupuncture therapy is more effective than artificial tears for dry eye syndrome: evidence based on a meta-analysis. Evid Based Complement Alternat Med. 2015;2015:1438585.

[28] Shin MS, Kim JI, Lee MS, et al. Acupuncture for treating dry eye: A randomized placebo-controlled trial. Acta Ophthalmol. 2010;88(8):328-333.

[29] Lund I, Näslund J, Lundeberg T. Minimal acupuncture is not a valid placebo control in randomised controlled trials of acupuncture: a physiologist's perspective. Dtsch Zeitschrift fur Akupunkt. 2009;52(2):55-56.

[30] Lund I, Lundeberg T. Are minimal, superficial or sham acupuncture procedures acceptable as inert placebo controls? Acupunct Med. 2006;24(1):13-15.

[31] White A, Hayhoe S, Hart A, Ernst E. Adverse events following acupuncture: prospective survey of 32000 consultations with doctors and physiotherapists. Bristish Med J. 2001;323(7311):485-486.

[32] Ernst E, White A. Life-threatening adverse reactions after acupuncture? A systematic review. Pain.1997;71(2):123-126.

[33] Witt CM, Pach D, Brinkhaus B, et al. Safety of acupuncture: Results of a prospective observational study with 229,230 patients and introduction of a medical information and consent form. Forsch Komplementarmed. 2009;16(2):91-97.

[34] Lee MS, Shin BC, Choi TY, Ernst E. Acupuncture for treating dry eye: a systematic review. Acta Ophthalmol. 2011;89(2):101-106.

[35] Dhaliwal DK, Zhou S, Samudre SS, Lo NJ, Rhee MK. Acupuncture for dry eye: current perspectives. A double-blinded randomized control trial and review of the literature. In press.

[36] Niemtzow RC, C MB, P PY, A JP. Acupuncture technique for pilocarpine-resistant xerostomia following radiotherapy for head and neck malignancies. Med Acupunct. 2000;12:42-43.

[37] Johnstone PAS, Peng YP, May BC, Inouye WS, Niemtzow RC. Acupuncture for pilocarpine-resistant xerostomia following radiotherapy for head and neck lignancies. Int J Radiat Oncol Biol Phys. 2001;50(2): 353-357.

资 助 说 明

Dr. Guillermo Amescua has no financial or proprietary interest in the materials presented herein.

Dr. Alex Barsam has not disclosed any relevant financial relationships.

Dr. Ashley R. Brissette is a consultant for Carl Zeiss Meditec, Johnson & Johnson Vision, and conducts research partially funded by Shire.

Dr. Frank X. Cao has no financial or proprietary interest in the materials presented herein.

Dr. Lorenzo J. Cervantes has no financial or proprietary interest in the materials presented herein.

Dr. Audrey A. Chan has no financial or proprietary interest in the materials presented herein.

Dr. Deepinder K. Dhaliwal is a consultant for Bausch + Lomb, a member of the medical advisory board for NovaBay Pharmaceuticals, a speaker for Staar, a researcher for Imprimis for which she receives grants, and AMO Trainer for VISX and Intralase lasers.

Copyrighted material. Not for distribution.

Dr. Katherine Duncan has no financial or proprietary interest in the materials presented herein.

Dr. Marjan Farid is a consultant for Allergan, Shire, Johnson & Johnson Vision, Kala Pharmaceuticals, Bio-Tissue, and CorneaGen.

Dr. Anat Galor has no financial or proprietary interest in the materials presented herein.

Dr. Morgan R. Godin has no financial or proprietary interest in the materials presented herein.

Dr. Preeya K. Gupta is a consultant for Johnson & Johnson.

Dr. Albert S. Hazan has no financial or proprietary interest in the materials presented herein.

Dr. Kourtney Houser has no financial or proprietary interest in the materials presented herein.

Dr. Deborah S. Jacobs has no financial or proprietary interest in the materials presented herein.

Dr. Emily J. Jacobs has no financial or proprietary interest in the materials presented herein.

Dr. Bennie H. Jeng has no financial or proprietary interest in the materials presented herein.

Dr. Stephen C. Kaufman has no financial or proprietary interest in the materials presented herein.

Dr. Michelle J. Kim has no financial or proprietary interest in the materials presented herein.

Dr. Terry Kim is a consultant to Aerie Pharmaceuticals, Alcon, Allergan, Avedro, Avellino

Labs, Bausch + Lomb, Blephex, Co-Da/Ocunexus Therapeutics, Kala Pharmaceuticals, NovaBay Pharmaceuticals, Ocular Therapeutix, Omeros, PowerVision, Presbyopia Therapies, Shire, SightLife Surgical, Silk Technologies, Simple Contacts, TearLab, TearScience.

Dr. Francis S. Mah is a consultant for Aerie, Alcon, Allergan, Avedro, Avellino Group, Bausch + Lomb, BlephEx, EyePoint Pharmaceuticals, Eyevance Pharmaceuticals, iView, Johnson & Johnson, Kala Pharmaceuticals, Mallinckrodt Pharmaceuticals, Ocular Science, Ocular Therapeutix, Oculonexus, Okogen, Omeros, PMN, PolyActiva, RxSight, Shire, Sun, Sydnexis, TearLab, and TearScience.

Dr. Elyse J. McGlumphy has no financial or proprietary interest in the materials presented herein.

Dr. Sotiria Palioura has no financial or proprietary interest in the materials presented herein.

Dr. Victor L. Perez has not disclosed any relevant financial relationships.

Dr. Stephen C. Pflugfelder is a consultant for Allergan and Senju.

Dr. Nataliya Pokeza has no financial or proprietary interest in the materials presented herein.

Dr. Michelle K. Rhee has no financial or proprietary interest in the materials presented herein.

Dr. Allison Rizzuti has no financial or proprietary interest in the materials presented herein.

Dr. Kelsey Roelofs has no financial or proprietary interest in the materials presented herein.

Dr. Bryan Roth has no financial or proprietary interest in the materials presented herein.

Dr. John Sheppard is a consultant for Alcon, Allergan, Novartis, Bausch + Lomb, Aldeyra Therapeutics, Topivert, Noveome Biotheraputics, Son Pharma, Bruder Healthcare, Tracey Technologies, Hovione, EyePoint, Shire, Doctors Allergy Formula, 1-800-Doctors, Tissue Tech, Mallinckrodt Pharmaceuticals, and Santen Pharmaceutical.

Dr. Patricia B. Sierra has no financial or proprietary interest in the materials presented herein.

Dr. Christopher E. Starr is a consultant for Allergan, Shire, Bausch + Lomb, TearLab, RPS, Sun, Refocus, GlassesOff, Kala Pharmaceuticals, Bruder, Quidel, and Blephex.

Dr. Christos Theophanous has no financial or proprietary interest in the materials presented herein.

Dr. Danielle Trief has no financial or proprietary interest in the materials presented herein.

Dr. Felipe A. Valenzuela has not disclosed any relevant financial relationships.

Dr. Nandini Venkateswaran has no financial or proprietary interest in the materials presented herein.

Dr. Elizabeth Viriya has no financial or proprietary interest in the materials presented herein.

Dr. Priscilla Q. Vu has no financial or proprietary interest in the materials presented herein.

Dr. Walt Whitley is a consultant for Alcon, Allergan, Bausch + Lomb, Bio-Tissue, Beaver-Visitec, Johnson & Johnson Vision, OCuSOFT, Shire, Sun, TearCare, and TearLab.

Dr. Elizabeth Yeu has not disclosed any relevant financial relationships.

Dr. Jenny Y. Yu has no financial or proprietary interest in the materials presented herein.

Dr. Siwei Zhou has not disclosed any relevant financial relationships.

专业名词缩略语

ADDE	aqueous-tear deficient dry eye	水液缺乏型干眼
AMT	amniotic membrane transplantation	羊膜移植
AM	amniotic membrane	羊膜
AS-OCT	anterior segment optical coherence tomography	前节光学相干断层扫描
AT	artificial tears	人工泪液
BK	bullous keratopathy	大疱性角膜病变
CAD/CAM	computer aided design and manufacture	计算机辅助设计与制造
OSA	obstructive sleep apnea	阻塞性睡眠呼吸暂停
CPAP	continuous positive airway pressure	持续气道正压通气
DD	daily disposable	日抛
DED	dry eye disease	干眼
DES	dry eye syndrome	干眼综合征
DTS	dysfunctional tear syndrome	泪液功能障碍症
DW	daily wear	日戴
EDE	evaporative dry eye	蒸发过强型干眼
EW	extended wear	长期佩戴
FES	floppy eyelid syndrome	眼睑松弛综合征
FDA	Food and Drug Administration	美国食品药品监督管理局
GVHD	graft-versus-host disease	移植物抗宿主病
HRT	hormone replacement therapy	激素替代疗法
HSV	herpes simplex virus	单纯疱疹病毒
HZO	herpes zoster ophthalmicus	带状疱疹眼炎
HZV	herpes zoster virus	带状疱疹病毒
IFU	indication of use	治疗性适应证
IOL	intraocular lens	人工晶体
IPL	intense pulsed light	强脉冲光
LCSD	limbal stem cell deficiency	角膜缘干细胞缺乏症
MGD	meibomian gland dysfunction	睑板腺功能障碍

MMC	mitomycin C	丝裂霉素 C
MMP-9	matrix metalloproteinase-9	基质金属蛋白酶 -9
NASH	non-alcoholic steatohepatitis	非酒精性脂肪性肝炎
OCT	optical coherence tomography	光学相干断层扫描
OMMP	ocular mucous membrane pemphigoid	眼黏膜类天疱疮
OSDI	ocular surface disease index	眼表疾病指数
PED	persistent epithelial defect	持续性上皮缺损
PRK	photorefractive keratectomy	准分子激光角膜切削术
PROSE	prosthetic replacement of the ocular surface ecosystem	眼表生态系统假体置换
SAI	surface asymmetry index	眼表非对称指数
Si-Hy	silicone-hydrogel	有机硅 - 水凝胶
SJS	Stevens-Johnson syndrome	Stevens-Johnson 综合征
SLK	superior limbic keratoconjunctivitis	上角膜缘角结膜炎
SRI	surface regularity index	眼表规则性指数
SS	Sjögren syndrome	干燥综合征
TAO	thyroid-associated ophthalmopathy	甲状腺相关眼病
TBUT	tear break-up time	泪膜破裂时间
TED	thyroid eye disease	甲状腺眼病
TEN	toxic epidermal necrolysis	中毒性表皮坏死松解症
TMH	tear meniscus height	平均泪河高度
VAD	vitamin A deficiency	维生素 A 缺乏症
VDD	vitamin D deficiency	维生素 D 缺乏症